高级卫生专业技术资格考试用书

妇产科学全真模拟试卷与解析

（副主任医师/主任医师）

全真模拟试卷

主　编　王丽霞

副主编　刘红秀　贺　佳

编　委　戴春阳　崔　雪　杨　坤　王玮琪

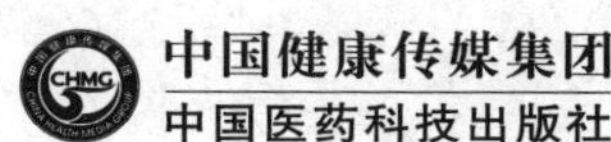

中国健康传媒集团
中国医药科技出版社

题型说明

一、单选题：每道试题由 1 个题干和 5 个备选答案组成，题干在前，选项在后。选项 A、B、C、D、E 中只有 1 个为正确答案，其余均为干扰选项。

例：正常分娩时，胎儿通过产道的径线是

A. 枕下前囟径　　B. 双顶径

C. 枕额径　　D. 双颞径

E. 枕颏径

答案：A

解析：胎头径线主要有 4 条，分别为双顶径、枕额径、枕下前囟径及枕颏径。双顶径（选项 B）可用于判断胎儿大小，胎儿一般以枕额径（选项 C）衔接，以枕下前囟径（选项 A）通过产道。枕下前囟径又称小斜径，为前囟中央至枕骨隆突下方相连处之间的距离，胎头俯屈后以此径通过产道。所以本题应选 A。

二、多选题：每道试题由 1 个题干和 5 个备选答案组成，题干在前，选项在后。选项 A、B、C、D、E 中至少有 2 个正确答案。

例：产褥期，以下器官逐渐恢复或接近正常未孕状态的是

A. 输尿管　　B. 子宫

C. 阴道　　D. 乳房

E. 外阴

答案：ABCE

解析：产褥期时，输尿管在没有受压迫后逐渐恢复；子宫在大约 6 周后逐渐恢复至未孕状态；阴道黏膜皱襞在 3 周后重新显现；外阴在 3 ~ 4 天内愈合；乳房在各种激素的刺激下出现二次发育。所以本题的正确答案为 ABCE。

三、共用题干单选题：以叙述一个以单一患者或家庭为中心的临床情景，提出 2 ~ 6 个相互独立的问题，问题可随病情的发展逐步增加部分新信息，每个问题只有 1 个正确答案，以考查临床综合能力。答题过程是不可逆的，即进入下一问后不能再返回修改所有前面的答案。

例：患者女，15 岁。排便后突发右下腹剧痛，伴恶心、呕吐，体温 37.5℃。检查左下腹部触及压痛明显肿块，以下极压痛最严重。

1. 该患者最可能的诊断是

A. 子宫浆膜下肌瘤扭转

B. 卵巢肿瘤蒂扭转

C. 卵巢肿瘤合并感染

D. 输卵管脓肿

E. 卵巢子宫内膜异位囊肿破裂

答案：B

解析：卵巢肿瘤蒂扭转是妇科常见的急腹症，多在突然改变体位或向同一方向连续转动后发生。典型症状为突发一侧下腹剧痛，伴恶心、呕吐甚至休克。双合诊可触及压痛、张力较大肿块，以蒂部最明显，伴有肌紧张。结合题干信息，初步考虑患者为卵巢肿瘤蒂扭转。

2. 为明确诊断，最有实用价值的辅助检查是

A. 血常规

B. 血激素 6 项测定

C. 血 C 反应蛋白测定

D. B 超检查

E. 血 CA125 测定

答案：D

解析：超声检查简便实用，卵巢肿瘤蒂扭转时可显示一侧附件低回声区、边缘清晰、有条索状蒂，有助于诊断和鉴别诊断。

3. 一经确诊，最恰当的处理措施是
   A. 大剂量抗生素治疗
   B. 先抗感染，待病情稳定后手术治疗
   C. 立即手术
   D. 放射治疗
   E. 暂时观察

答案：C

解析：卵巢肿瘤蒂扭转确诊后应立即手术，根据年龄决定尝试复位后保留附件还是直接切除。

四、案例分析题：每道案例分析题至少 3~12 问。每问的备选答案至少 6 个，最多 12 个，正确答案及错误答案的个数不定。考生每选对一个正确答案给 1 个得分点，选错一个扣 1 个得分点，直至扣至本问得分为 0，即不含得负分。案例分析题的答题过程是不可逆的，即进入下一问后不能再返回修改所有前面的答案。

例：患者女，32 岁，现孕 24 周，门诊化验发现尿糖（+）。既往无糖尿病史。

1. 化验空腹血糖 5.8mmol/L。下一步应进行的检查有
   A. 化验肾功能
   B. 化验糖化血红蛋白
   C. 75g OGTT
   D. 再验一次尿糖
   E. 再化验一次空腹血糖
   F. 胎儿超声检查

答案：C

解析：推荐对所有尚未被诊断为孕前糖尿病（PGDM）或妊娠期糖尿病（GDM）的孕妇，在妊娠 24~28 周及 28 周后首次就诊时行 75g OGTT。所以选项 C 正确。

2. 75g OGTT 结果：空腹血糖 5.7mmol/L，1 小时血糖 11.2mmol/L，2 小时血糖 9.0mmol/L。此患者最可能的诊断是
   A. 糖耐量正常
   B. 糖耐量异常
   C. 1 型糖尿病
   D. 2 型糖尿病
   E. 妊娠期糖尿病
   F. 妊娠期高血压疾病

答案：E

解析：75g OGTT 的诊断标准：空腹及服糖后 1 小时、2 小时的血糖值分别低于 5.1mmol/L、10.0mmol/L、8.5mmol/L。任何一点血糖值达到或超过上述标准即诊断为妊娠期糖尿病。所以题中患者最可能诊断为妊娠期糖尿病。所以选项 E 正确。

3. 患者继续妊娠，一直控制饮食及适当运动。至妊娠 32 周测空腹血糖达 8.8mmol/L。目前控制血糖最合适的药物是
   A. 胰岛素　　B. 二甲双胍
   C. 苯乙双胍　　D. 格列本脲
   E. 消渴丸　　F. 阿卡波糖

答案：A

解析：经过饮食和运动管理，不能达标的妊娠期糖尿病患者首先推荐应用胰岛素控制血糖。一般从小剂量开始，并根据病情、孕期进展及血糖值加以调整，力求控制血糖在正常水平。所以选项 A 正确。

4. 妊娠至 36 周时查体：血压 148/86mmHg，水肿（++）。B 超示胎儿双顶径 9.5cm。空腹血糖 9.2mmol/L。最恰当的处理措施是

A. 灌肠，诱发宫缩
B. 立即行剖宫产
C. 回家等待至孕37周再来就诊
D. 住院促胎肺成熟，等治疗后终止妊娠
E. 静脉滴注缩宫素引产
F. 住院观察，等待至预产期再处理

答案：D

解析：需胰岛素治疗的妊娠期糖尿病孕妇，若血糖控制不满意或出现母儿并发症，应及时收入院观察，根据病情决定终止妊娠时机。妊娠期血糖控制不佳，胎儿偏大（尤其估计胎儿体重≥4250g 者）或者既往有死胎、死产史者，应适当放宽剖宫产手术指征。根据题干信息，患者宜住院促胎肺成熟，等治疗后再终止妊娠。所以选项 D 正确。

目录

全真模拟试卷（一）

一、单选题：每道试题由1个题干和5个备选答案组成，题干在前，选项在后。选项A、B、C、D、E中只有1个为正确答案，其余均为干扰选项。

1. 维持子宫正常位置的是
   A. 盆底肌肉及筋膜的支托
   B. 膀胱和直肠的支托
   C. 子宫韧带和盆底肌肉、筋膜的支托
   D. 子宫的4对韧带
   E. 腹腔压力

2. 月经周期的长短取决于
   A. 黄体退化成白体的时间
   B. 分泌期的长短
   C. 经期的长短
   D. 黄体的寿命
   E. 增生期的长短

3. 子宫内膜活组织检查的时间，叙述正确的是
   A. 了解卵巢功能，一般在月经来潮1~2天内
   B. 疑内膜增生者，应在经前1~2天
   C. 疑内膜不规则脱落者，应于月经周期的第1~3天
   D. 原发性不孕患者，应在月经来潮前1周
   E. 疑子宫内膜结核，应在经前1~2天内

4. 关于妊娠期母体心脏的变化，以下叙述不正确的是
   A. 心率每分钟增加10~15次
   B. 心脏容量至孕末期约增加10%
   C. 心尖部闻及柔和吹风样收缩期杂音
   D. 心电图检查可出现电轴左偏
   E. 心脏向左、向下、向前移位

5. 患者女，22岁，肥胖，闭经，拟诊为多囊卵巢综合征。患者的内分泌变化应该是
   A. 雄烯二酮和睾酮增加
   B. FSH呈持续高水平，无FSH峰
   C. LH/FSH比值下降≤3
   D. 雄激素上升主要是硫酸脱氢表雄酮增加
   E. 雌酮/雌二醇比值低于正常周期

6. 初产妇，27岁，胎儿娩出后无阴道流血，胎盘娩出后阴道流血不断，时多时少，1小时内阴道流血量超过600ml，血压70/50mmHg，脉搏126次/分。此时应采取的紧急措施是
   A. 为宫颈裂伤，立即缝合
   B. 为阴道血肿，立即处理
   C. 手入宫腔探查
   D. 静注麦角新碱加强宫缩
   E. 检查凝血功能，并输纤维蛋白原

7. 下列视网膜病变不是妊娠期高血压疾病眼底改变的是
   A. 视网膜小动脉痉挛
   B. 视网膜水肿
   C. 视网膜脱离
   D. 视神经乳头萎缩
   E. 絮状渗出或者出血

8. 产后出血估测失血量的方法不包括
   A. 称重法

B. 容积法
C. 观测尿量法
D. 休克指数法（SI）
E. 血红蛋白测定法

9. 外阴左侧大阴唇鳞状细胞癌，局限于外阴，直径 2cm，浸润深度 1.5cm，最佳治疗方案是
A. 广泛外阴切除加双侧腹股沟淋巴结清扫术
B. 外阴广泛性局部切除加同侧腹股沟淋巴结清扫术
C. 外阴广泛切除术
D. 放疗
E. 化疗

10. 化疗药物外溢皮下引起皮下组织肿胀时的处理不正确的是
A. 立即冷敷
B. 立即热敷
C. 局部用生理盐水封闭
D. 局部用硫代硫酸钠封闭
E. 立即停药

11. 经产妇，28 岁，人工流产术后 8 个月。术后不断有阴道流血，量不多，阴茎套避孕。现尿妊娠试验阳性，胸部 X 线片检查见两肺中下叶散在浅淡半透明圆形阴影及棉花团影。本例最可能的诊断为
A. 先兆流产　　B. 葡萄胎
C. 绒毛膜癌　　D. 吸宫不全
E. 侵蚀性葡萄胎

12. 初产妇，23 岁，现孕 8 周。性交 3 天后出现外阴瘙痒，烧灼感，白带多，尿频、尿急、尿痛 3 天。妇科检查：外阴充血，阴道见多量脓性分泌物，宫颈充血、水肿，轻度糜烂，有脓性分泌物流出，挤压尿道口可见脓性分泌物，宫体及附件无明显压痛。该产妇最可能的诊断是
A. 妊娠合并淋病
B. 妊娠合并外阴炎
C. 妊娠合并滴虫阴道炎
D. 妊娠合并细菌性阴道病
E. 妊娠合并沙眼衣原体感染

13. 如出现胎心率变异减速，可能的原因是
A. 胎头受压　　B. 脐带受压
C. 胎儿缺氧　　D. 胎位异常
E. 过期妊娠

14. 确诊阴道炎病原体的最好方法是
A. 悬滴法　　B. PCR 法
C. 革兰氏染色法　　D. 病原体培养法
E. 免疫荧光法

15. 初产妇，26 岁，妊娠 38 周临产。查体：血压 110/70mmHg，心率 80 次/分。宫缩 3 ~ 4 分钟/次，宫口从 4cm 扩张至 7cm 用时 2 小时，骨盆各径线测量正常，估计胎儿体重 3kg。下一步处理正确的是
A. 静脉滴注缩宫素
B. 行剖宫产术
C. 抑制宫缩，使其维持至妊娠 40 周
D. 行人工破膜加速产程进展
E. 不需干涉产程进展，等待自然分娩

16. 外阴癌的常见症状是
A. 外阴瘙痒　　B. 外阴疼痛
C. 外阴溃疡　　D. 外阴部结节
E. 腹股沟淋巴结肿大

17. 患者女，60 岁，既往体健，已绝经 12 年，近半年来自觉乏力、腹胀、体重下降 5kg。内外科检查未发现明显异常，妇科检查子宫正常大小，其左后方可及 8 ~ 9cm 囊实性包块，不活动，

CA125 > 300U/ml。关于病例的诊断和处理，以下叙述正确的是

A. 考虑卵巢恶性肿瘤可能性大，首选化疗
B. 应选择手术和必要的化疗
C. 应选择放射治疗
D. 因已绝经，应首选激素治疗
E. 应给予免疫治疗

18. 患者女，45 岁，G_2P_1，继发痛经，近 3 年未做妇科检查，月经第 2 天感下腹剧痛，大汗淋漓，腹部压痛、反跳痛明显，腹肌紧张，血压正常。妇科检查子宫大小基本正常，双侧附件区囊性感，有压痛。B 超检查两侧附件区有囊性不规则包块。此时最恰当的处理是

A. 抗生素治疗
B. 后穹窿穿刺
C. 腹腔穿刺
D. 开腹或腹腔镜手术
E. 支持疗法 + 对症处理

19. 患者女，38 岁，面部痤疮 1 年，逐渐加重，伴多毛，内分泌检查示睾酮增高，最适合选用的药物是

A. 炔雌醇环丙孕酮片
B. 溴隐亭
C. 尼尔雌醇
D. 甲羟孕酮
E. 二甲双胍

20. 为预防 Rh 阴性妇女发生致敏，下列情况中不适合预防性应用抗 D 免疫球蛋白的是

A. 第 1 次分娩 Rh 阳性婴儿后，于 72 小时内应用
B. Rh（-）女婴出生时即应用
C. 流产（自然或人工流产）后
D. 在羊膜腔穿刺后
E. 产前出血、宫外孕、妊娠期高血压疾病

21. 口服避孕药后出现不规则阴道流血的处理方法是

A. 加服少量雌激素
B. 需立即停药
C. 加服少量孕激素
D. 加服少量雄激素
E. 加倍服药

22. 服用甾体避孕药后可引起对下丘脑、垂体的持续性抑制，子宫内膜不应当是

A. 萎缩型子宫内膜
B. 静止型子宫内膜
C. 分泌型子宫内膜
D. 子宫内膜腺体增生
E. 有时甚至呈腺瘤性增生

23. 初产妇，28 岁，会阴侧切经阴分娩后 6 小时，自觉会阴部疼痛剧烈，肛诊为切口处血肿，应进行的处理是

A. 硫酸镁溶液冷敷
B. 温热毛巾热敷促进血肿吸收
C. 红外线照射促进血肿吸收
D. 若血肿不继续增大，不予处理
E. 切开清除血肿

24. 确诊女性生殖道淋病奈瑟菌感染的取分泌物部位是

A. 子宫腔　　B. 宫颈管
C. 阴道口　　D. 阴道壁
E. 肛周

25. 盆腔炎性疾病的后遗症不包括

A. 不孕
B. 异位妊娠
C. 子宫内膜异位症
D. 慢性盆腔痛

E. 炎症反复发作

二、多选题：每道试题由1个题干和5个备选答案组成，题干在前，选项在后。选项A、B、C、D、E中至少有2个正确答案。

26. 关于子宫内膜层，以下叙述正确的是
A. 衬于宫腔表面
B. 有内膜下层组织
C. 分为致密层、海绵层和基底层3层
D. 内膜表面2/3为功能层
E. 基底层不发生周期变化

27. 有关卵巢囊肿蒂扭转，以下说法正确的是
A. 囊性畸胎瘤最易发生扭转
B. 骨盆漏斗韧带、卵巢固有韧带和输卵管组成
C. 扭转后肿瘤可急剧增大、坏死
D. 扭转后肿物也可能自行复位
E. 扭转后肿物不能自行复位

28. 脐带脱垂的原因有
A. 胎头高浮入盆困难
B. 胎位异常
C. 脐带过长
D. 羊水过多
E. 多胎妊娠

29. 初产妇，31岁，因“停经37周，不规律腹痛1小时”入院。入院行产科超声检查提示脐带绕颈1周。以下属于脐带绕颈原因的是
A. 脐带过长　　B. 胎动频繁
C. 羊水过多　　D. 羊水过少
E. 胎儿小

30. 初产妇，21岁，停经半年。胎动消失6周。B超检查提示：死胎。BPD 4.8cm，颅骨重叠。血纤维蛋白原1.3g/L，血小板计数84×10^9/L。入院处理措施正确的是
A. 补充凝血因子及纤维蛋白原
B. 禁用肝素治疗
C. 可以应用羊膜腔内注射依沙吖啶引产
D. 积极预防产后出血
E. 纤维蛋白原及血小板恢复到有效止血水平后引产

31. 关于横位腹部检查，以下叙述正确的是
A. 子宫轮廓呈横椭圆形
B. 胎体纵轴与母体纵轴交叉呈锐角
C. 宫体一侧可触及胎头
D. 耻骨联合上方较空虚
E. 胎心在脐旁可清楚闻及

32. 临产后疑有脐带过短，应进行的处理措施有
A. 给予缩宫素，加强宫缩尽快分娩
B. 静脉推注20%葡萄糖+维生素C
C. 静脉滴注10%葡萄糖+维生素C
D. 抬高床尾，改变体位
E. 吸氧

33. 关于滴虫阴道炎的描述，正确的是
A. 滴虫可侵入尿道、尿道旁腺、膀胱及肾盂
B. 分泌物呈稀薄脓性，泡沫状
C. 有外阴瘙痒、尿频、尿痛等症状
D. 阴道分泌物中找到滴虫即可确诊
E. 若悬滴法找不到滴虫，可用酸性液灌洗阴道后复查

34. 由于正常管道形成受阻所致的女性生殖器畸形的是
A. 先天性无阴道子宫
B. 处女膜闭锁
C. 阴道横隔

D. 阴道纵隔
E. 纵隔子宫

35. 子宫内膜异位症痛经的特点有
A. 可出现长期腹痛
B. 表现为继发性痛经、进行性加剧
C. 痛经与月经周期有明显的相关性
D. 疼痛严重程度与病灶大小呈正比
E. 部分伴有大便次数增多等消化道症状

36. 关于婴幼儿外阴阴道炎，以下叙述正确的是
A. 与婴幼儿阴道抵抗力差有关
B. 与婴幼儿外阴尚未完全发育好有关
C. 以沙眼衣原体感染最常见
D. 主要表现为阴道分泌物增多、脓性
E. 部分患儿伴有下泌尿道感染的症状

37. 随着胎盘的排出，产妇体内的激素发生的变化不正确的是
A. 胎盘生乳素在胎盘娩出后立即消失
B. 雌激素在产后 2 周下降至基线
C. 孕激素在产后 4 周达到未孕时水平
D. 催乳素水平因是否哺乳而异
E. 不哺乳产妇的催乳素于产后 4 周降到非孕水平

38. 关于绒毛膜癌，以下叙述正确的是
A. 镜下未见绒毛结构
B. 可发生在足月产以后
C. 多数发生于异位妊娠后
D. 最常见的转移部位为阴道
E. 治疗原则是化疗为主，手术和放疗为辅

39. 胎盘部位滋养细胞肿瘤常用的辅助检查有
A. hPL 测定　B. 血 hCG 测定
C. 超声检查　D. 组织学诊断
E. 宫腔镜检查

40. 关于各种流产的临床特点，以下叙述不正确的是
A. 稽留流产：子宫继续增大
B. 完全流产：腹痛继续，宫口松
C. 难免流产：阴道出血少，未破水
D. 先兆流产：宫口闭，阴道出血量少
E. 不全流产：宫口闭，阴道出血减少

41. 关于滴虫阴道炎治疗期间的注意事项，以下叙述正确的是
A. 治疗期间禁止同房
B. 夫妻双方同时治疗
C. 哺乳期不宜使用甲硝唑
D. 内裤及洗涤用的毛巾应煮沸
E. 白带检查 1 次阴性为治愈

42. 下列疾病应与良性卵巢肿瘤进行鉴别诊断的是
A. 卵巢瘤样病变
B. 子宫肌瘤
C. 妊娠子宫
D. 子宫内膜异位症
E. 腹腔积液

43. 子宫颈活检的适应证有
A. 阴道镜诊断为子宫颈 HSIL 或可疑癌者
B. 阴道镜诊断为子宫颈 LSIL，但细胞学为 ASC – H 及以上
C. 肉眼检查可疑癌
D. 阴道赘生物、阴道溃疡灶
E. 阴道特异性感染，如尖锐湿疣等

44. 曼氏手术包括
A. 阴道后壁修补术
B. 阴道前壁修补术
C. 主韧带缩短术
D. 阴式子宫切除术
E. 子宫颈部分切除术

45. 关于外阴平滑肌瘤，以下叙述不正确的有

A. 来源于外阴平滑肌、毛囊立毛肌或血管平滑肌
B. 多发生于生育期女性
C. 不适症状明显
D. 多位于阴蒂、小阴唇
E. 手术方式为单纯外阴切除术

46. 对诊断子宫内膜异位症没有帮助的是
A. 超声检查　B. 末梢血白细胞
C. 血清白蛋白　D. 腹腔镜检查
E. 宫腔镜检查

47. 产程延长对母儿的不良影响有
A. 产后出血
B. 胎儿窘迫
C. 产褥感染
D. 新生儿颅内出血
E. 尿瘘或粪瘘

48. 急性子宫颈炎的性传播疾病致病菌是
A. 葡萄球菌　B. 链球菌
C. 肠球菌　D. 淋病奈瑟菌
E. 沙眼衣原体

三、共用题干单选题：以叙述一个以单一患者或家庭为中心的临床情景，提出2~6个相互独立的问题，问题可随病情的发展逐步增加部分新信息，每个问题只有1个正确答案，以考查临床综合能力。答题过程是不可逆的，即进入下一问后不能再返回修改所有前面的答案。

（49~50题共用题干）

初孕妇，26岁，平素月经规律，4~5天/28~30天。现因“停经45天，偶有轻度下腹坠痛感”就诊。检查尿hCG（+）。

49. 此时产前检查必须检查的项目不包括
A. 双合诊软产道及内生殖器官有无异常
B. 测血压、检查心肺
C. 测尿蛋白及尿糖
D. B超检查排除异位妊娠
E. 家族史

50. 2天后孕妇下腹痛加剧，见少许阴道褐色分泌物，应首先进行的处理是
A. 住院保胎
B. 查血hCG
C. B超检查
D. 阴道后穹窿穿刺
E. 人工流产术

（51~53题共用题干）

患者女，26岁，G_0P_0，阴道分泌物增多伴瘙痒2周，性交后加重。末次月经为3周前，否认性病史及口服避孕药史。妇科查体：阴道分泌物白色稀薄样，有鱼腥味，未发现阴道红斑及病损，宫颈糜烂样改变，子宫附件未见异常。

51. 最可能的诊断是
A. 输卵管炎
B. 慢性宫颈炎
C. 细菌性阴道病
D. 念珠菌阴道炎
E. 滴虫性阴道炎

52. 实验室检查特点不包括
A. 阴道分泌物pH <4.5
B. 胺臭味试验阳性
C. 可见线索细胞
D. 乳酸杆菌明显减少
E. 阴道加德纳菌鉴定试验阳性

53. 患者最佳治疗是
A. 甲硝唑洗剂外洗
B. 中药制剂外洗
C. 外用乳酸活菌
D. 克霉唑阴道栓外用
E. 口服或阴道内应用硝基咪唑类药物

（54~56题共用题干）

患者女，33岁，婚后5年不孕，痛

经，进行性加重。妇科检查：宫骶韧带处可触及痛性结节 2 个，右侧附件区可触及 8cm×7cm×6cm 大小肿块，活动差。

54. 首选考虑的诊断是
    A. 子宫肌瘤
    B. 子宫腺肌病
    C. 原发性痛经
    D. 输卵管卵巢囊肿
    E. 子宫内膜异位症

55. 确诊首先选择的检查是
    A. 腹腔镜探查术　B. 宫腔镜检查
    C. 诊刮术　D. 监测排卵
    E. 基础内分泌检查

56. 最有效的确诊和治疗方法是
    A. B 型超声 + 导引穿刺
    B. B 超导引穿刺 + 助孕
    C. B 超导引穿刺 + 囊内注入酒精
    D. 开腹手术切除右附件
    E. 诊断性腹腔镜 + 术中治疗或 + 术后药物治疗

（57～59 题共用题干）

初产妇，28 岁，现孕 39 周。因“规律宫缩 8 小时”入院。查体：枕左前位，估计胎儿体重 3000g，胎心率 145 次/分。阴道检查：宫口开大 3cm，胎膜稍膨出，S^0，骨盆外测量未见狭窄。

57. 本例应诊断为
    A. 正常产程
    B. 胎儿窘迫
    C. 子宫收缩乏力
    D. 头盆轻度相对不称
    E. 以上都不是

58. 若 2 小时后胎心率正常，再次阴道检查：宫口开大 4cm，胎膜膨出，S^{+1}。此时恰当的处理应是
    A. 行人工破膜
    B. 肌注麦角新碱
    C. 静脉滴注缩宫素
    D. 等待自然分娩
    E. 行剖宫产术

59. 若宫缩经处理后逐渐增强，产程 13 小时，胎心 170 次/分，再次阴道检查：宫口开全，S^{+4}。此时恰当处理应是
    A. 等待自然分娩
    B. 产钳术助产
    C. 静脉滴注缩宫素
    D. 肌注麦角新碱
    E. 行剖宫产术

（60～63 题共用题干）

患者女，58 岁，绝经 6 年。因“腹胀伴消瘦 1 个月”就诊。查体：全腹部膨隆。妇科检查：后穹窿触及结节，子宫附件触诊不满意。盆腔 B 超提示：大量腹腔积液，右附件区 12cm×10cm×8cm 实性包块，边界不规则。

60. 最可能的诊断是
    A. 子宫肌瘤
    B. 卵巢良性肿瘤
    C. 卵巢恶性肿瘤
    D. 肝硬化腹腔积液
    E. 慢性肾炎

61. 进一步确诊手段为
    A. 立即剖腹探查
    B. 肝功能、甲胎蛋白检查
    C. 淋巴造影检查
    D. 胸部 X 线检查
    E. 腹腔穿刺细胞学检查，后再次妇检

62. 最恰当的处理方法为
    A. 双附件切除术
    B. 剖腹探查术
    C. 行门脉分流术
    D. 卵巢肿瘤剥除术
    E. 全子宫 + 双附件切除术

63. 根据病史，手术后最有可能的治疗选择是
   A. 随访观察　B. 免疫治疗
   C. 激素治疗　D. 化疗
   E. 放疗

(64～65 题共用题干)

患者女，26 岁，婚后 3 年未孕，月经量中等，无痛经。经夫妇双方检查，男方精液常规正常，女方阴道通畅。宫颈红呈颗粒状，宫口见透明分泌物，宫体后位、正常大小、活动，附件未及异常，基础体温测定单相。

64. 该患者不孕的可能原因是
   A. 子宫肌瘤　B. 子宫腺肌症
   C. 无排卵　D. 黄体萎缩不全
   E. 黄体发育不全

65. 应采取的治疗手段是
   A. 应用维生素 E 提高生育能力
   B. 应用氯米芬促排卵治疗
   C. 月经后半期应用孕激素使内膜呈分泌期变化
   D. 应用雌激素
   E. 应用 E－P 序贯疗法

四、案例分析题：每道案例分析题至少 3～12 问。每问的备选答案至少 6 个，最多 12 个，正确答案及错误答案的个数不定。考生每选对一个正确答案给 1 个得分点，选错一个扣 1 个得分点，直至扣至本问得分为 0，即不含得负分。案例分析题的答题过程是不可逆的，即进入下一问后不能再返回修改所有前面的答案。

(66～70 题共用题干)

初产妇，31 岁，现孕 37 周。查体：子宫底部触及圆而硬的胎头，在耻骨联合上方触到较软而宽、不规则的胎臀，胎背位于母体腹部右前方。胎心音在脐上右侧，产妇孕期未做系统的检查。

66. 该产妇的胎位可能是
   A. 枕右前　B. 枕左前
   C. 枕左横　D. 枕左后
   E. 骶左前　F. 骶右前

67. 臀先露常见的病因是
   A. 羊水过多
   B. 经产妇腹壁松弛
   C. 骨盆狭窄阻碍产道
   D. 双胎妊娠
   E. 子宫畸形
   F. 高龄初产

68. 该产妇需要做的进一步检查是
   A. B 型超声检查　B. CT 检查
   C. 血液分析　D. 优生五项
   E. 唐氏筛查　F. 糖尿病筛查

69. B 超示臀先露，双顶径 8.9cm，股骨长 6.8cm，羊水指数 140mm，宫高 29cm，腹围 88cm，入院 5 小时后，宫缩规律，宫缩间歇 3～4 分钟，持续 30 秒，宫口开大 2.5cm。决定试产。关于臀先露阴道分娩的条件，以下叙述正确的是
   A. 单胎臀位
   B. 孕龄≥36 周
   C. 胎儿体重为 2500～3500g
   D. 骨盆大小正常
   E. 有胎头仰伸
   F. 无其他剖宫产指征

70. 针对该产妇，第一产程的处理措施正确的是
   A. 灌肠
   B. 人工破膜
   C. 缩宫素静脉滴注
   D. 侧卧休息
   E. 给予营养支持
   F. 多行阴道检查，以明确宫口扩张情况

（71 ~75 题共用题干）

初产妇，34 岁，现孕 40 周。规律宫缩 21 小时，现宫口开大 3cm/半小时，胎膜未破，先露头，S^{-0}，宫缩 5 ~6 分钟/次，持续 20 ~30 秒，弱，规律。

71. 以下诊断恰当的是

A. 滞产　B. 活跃期延长

C. 活跃期停滞　D. 潜伏期延长

E. 第二产程延长　F. 第二产程停滞

72. 产妇目前的子宫收缩情况是

A. 子宫收缩过强

B. 高张性子宫收缩乏力

C. 低张性子宫收缩乏力

D. 子宫痉挛性狭窄环

E. 生理性缩复环

F. 病理性缩复环

73. 产妇目前的处理措施应为

A. 缩宫素静脉滴注加强宫缩

B. 口服沙丁胺醇

C. 消除紧张，鼓励多进食

D. 卧床休息，顺其自然

E. 剖宫产术

F. 人工破膜，观察宫缩，必要时缩宫素静脉滴注

74. 若出现频繁晚期减速，最佳处理方法是

A. 抑制子宫收缩

B. 继续监测，明确原因

C. 静脉滴注硫酸镁

D. 补充能量，加强产力

E. 行剖宫产术终止妊娠

F. 行人工破膜术，了解羊水性状

75. 不属于正常分娩的临床表现有

A. 生理缩复环自腹部不易见到

B. 宫口扩张速度呈持续均匀较快水平

C. 胎膜破裂多在第一产程末

D. 第三产程需 30 分钟 ~1 小时

E. 胎头以枕下前囟径通过产道

F. 潜伏期应注意听诊胎心

（76 ~79 题共用题干）

已婚妇女，26 岁。因“人工流产术后 1 周，发热 4 日，右下腹痛 3 日”入院。有术后性交史。查体：体温 39℃，血压 90/60mmHg，心率 102 次/分，右下腹有压痛、反跳痛；妇科检查：阴道有粉红色少量液体，子宫颈举痛（+），宫口闭，子宫正常大，压痛明显，双附件稍增厚，压痛轻度，白细胞总数 16×10^9/L，中性 0.90。

76. 最可能的诊断是

A. 急性阑尾炎

B. 子宫穿孔

C. 急性肾盂肾炎

D. 急性肠炎

E. 急性膀胱炎

F. 盆腔炎性疾病

77. 对治疗最有价值的辅助检查是

A. 血常规　B. 血沉

C. 尿常规　D. 病原体检查

E. 尿妊娠试验　F. 妇科超声

78. 本例紧急处置应选用

A. 理疗

B. 腹部置冰袋

C. 少量输新鲜血

D. 后穹窿穿刺注药

E. 静脉滴注广谱抗生素

F. 放疗

G. 腹腔镜检查

H. 宫腔镜检查

79. 若治疗不及时，常出现的情况有

A. 不孕

B. 子宫内膜异位症

C. 慢性盆腔痛

D. 异位妊娠

E. 泌尿系感染

F. 输卵管积水、积脓

G. 输卵管卵巢囊肿

（80～82 题共用题干）

初产妇，26 岁，现孕 39 周。因“不规律宫缩 2 日，阴道有少许血性黏液”入院。查体：血压 136/96mmHg，子宫长度 38cm，腹围 106cm，胎心 158 次/分，宫缩持续 32 秒，间隔 6 分钟，肛门检查宫口未开，OCT 出现早期减速。

80. 以下诊断不恰当的是

A. 临产　　B. 巨大胎儿

C. 足月活胎　　D. 宫内足月妊娠

E. 胎儿窘迫　　F. 先兆临产

81. 产妇 1 小时前阵缩频发，宫缩持续 40 秒，间隔 2～3 分钟，胎心 140 次/分，宫口开大 2cm，血压 130/88mmHg。此时处理措施不恰当的是

A. 鼓励进食，增加营养

B. 注意监测胎心

C. 检查有无头盆不称

D. 测量产妇生命体征并记录

E. 静脉滴注缩宫素加速产程

F. 行人工破膜

82. 临产 20 小时再查宫缩减弱变稀，胎心 150 次/分，肛查宫口开大 2cm，先露为 0，血压 120/90mmHg，尿蛋白（±），无自觉症状。此时恰当的诊断是

A. 第一产程潜伏期延长

B. 第一产程活跃期延长

C. 原发性子宫收缩乏力

D. 胎儿窘迫

E. 妊娠期高血压

F. 正常产程

G. 活跃期阻滞

（83～85 题共用题干）

患者女，45 岁。既往月经规律，4～5 日/28～30 日，量多、痛经。因“白带多 2 年，近半年出现性交后出血”就诊。子宫颈刮片细胞学检查：巴氏Ⅳ级。

83. 以下病史中，对诊断具有重要意义的是

A. 白带增多　　B. 性交后出血

C. 月经量多　　D. 痛经

E. 性生活紊乱　　F. 巴氏Ⅳ级

84. 宫颈细胞学检查结果为鳞状上皮的高度病变（HSIL），为明确诊断，首选的检查是

A. 搔刮

B. 子宫颈锥形切除

C. 染色体检查

D. 电切除术

E. 阴道镜下子宫颈活检

F. 宫颈碘实验

85. 为防止该病发生，以下措施不合适的有

A. 治疗慢性子宫颈炎等疾病

B. 定期行防癌普查

C. 建立健康的生活方式

D. 大力提倡晚婚多育

E. 推广 HPV 预防性疫苗接种

F. 开展预防子宫颈癌知识宣教

（86～90 题共用题干）

患者女，32 岁，月经稀发 3 年，3～5 天/2～6 个月。现因“停经近半年”就诊。患者既往月经规律，15 岁初潮，3～7/28～32 天，已婚 5 年，未避孕，G_1P_0，4 年前人工流产 1 次，无痛经。

86. 患者可能的诊断有

A. 多囊卵巢综合征

B. 子宫腺肌症

C. 高催乳素血症

D. 早孕
E. 原发性不孕
F. 继发性不孕

87. 为进一步确诊，首先应进行的检查有
A. 宫腔镜检查
B. 盆腔B超
C. 尿妊娠试验
D. 血CA125测定
E. 内分泌激素测定
F. 输卵管造影

88. 若检查结果是：尿妊娠试验阴性，FSH 3.6U/L，LH 12.1U/L，E_2 23pmol/L，P 0.23ng/ml，T 0.96nmol/L，PRL 21μg/L。B超检查显示：子宫正常大小，内膜厚0.7cm，双侧卵巢被膜下均见多个直径<1cm的卵泡。应诊断为
A. 宫腔粘连
B. 子宫腺肌症
C. 多囊卵巢综合征
D. 早孕
E. 子宫内膜异位症
F. 卵巢囊肿

89. 患者出现以下哪些体征可辅助诊断为该病
A. 潮热、出汗
B. 多毛、痤疮
C. 毛发脱落
D. 黑棘皮症
E. 肥胖
F. 外阴皮肤变薄

90. 可采用的治疗药物有
A. 溴隐亭
B. 氯米芬
C. 螺内酯
D. 炔雌醇环丙孕酮
E. 甲睾酮
F. 糖皮质激素

（91~93题共用题干）

患者女，34岁，已婚未育。因“经量增多、经期延长1年”就诊。妇科检查：子宫如孕3个月大，表面不平，宫底触及鸡蛋大质硬结节，子宫右侧触及鸭蛋大质硬肿物，活动度大，似与宫体相连。

91. 首选有价值的辅助检查为
A. 盆腔X线平片
B. B型超声检查
C. 腹腔镜检查
D. 宫腔镜检查
E. 测定血清CA125
F. CT

92. 若该患者突然出现右下腹剧痛，最可能的疾病为
A. 急性阑尾炎
B. 卵巢瘤蒂扭转
C. 黄体破裂
D. 右侧输尿管结石
E. 右侧输卵管妊娠破裂
F. 子宫浆膜下肌瘤蒂扭转

93. 应采取的治疗措施为
A. 对症处理
B. 口服米非司酮
C. 肌瘤切除术
D. 子宫次全切除术
E. 子宫全切除术
F. 右卵巢切除术

（94~96题共用题干）

初产妇，36岁。因“胎膜已破24小时，临产8小时，胎动明显减少1日”入院。查体：体温39℃，脉搏120次/分，血压90/60mmHg，枕右前位，S^{+2}，胎心100次/分。胎心监测出现多个晚期减速。宫体压痛，宫口开大3cm。血常规：白细胞计数18×10^9/L，中性粒细胞0.95，淋巴细胞0.05。

94. 以下诊断不恰当的是
A. 高龄初产

B. 胎膜早破
C. 产时感染
D. 胎儿窘迫
E. 先兆子宫破裂
F. 妊娠合并急性胆囊炎

95. 以下措施处理不恰当的是
A. 吸氧
B. 静脉滴注广谱抗生素
C. 静脉滴注缩宫素促进产程进展
D. 10%葡萄糖液内加维生素C静脉滴注
E. 行剖宫产术
F. 使用降压药

96. 2小时后产妇体温高达40℃，心率140次/分，血压66/40mmHg，子宫压痛明显，下腹反跳痛轻度。此时最恰当的处理应是
A. 静脉滴注大剂量广谱抗生素抗感染，阴道助产
B. 使用大剂量肾上腺皮质激素抗休克
C. 纠正酸中毒和抗感染
D. 抗休克抗感染同时输注白蛋白
E. 抗休克抗感染同时行剖宫产术
F. 输血治疗

(97～100题共用题干)

患者女，14岁。体格及智力发育与同龄人相似，已出现第二性征3年，一直无月经来潮。近1年常感下腹胀痛，每1～2个月发作1次，每次持续3～4日，可自然缓解，近来偶于腹痛时伴有腰骶部胀痛及肛门坠胀，亦可自然缓解。2月前无意间发现下腹部有一包块。查体：身高160cm，体重50kg，乳房发育良好，女性体态，其他系统查体未发现异常。

97. 该患者首先可考虑的诊断是
A. 子宫内膜异位症
B. 盆腔炎
C. 先天性处女膜闭锁
D. 卵巢肿瘤
E. 先天性无阴道
F. 子宫肌瘤

98. 为明确诊断，该患者首先应做的检查有
A. 腹部B超
B. 胸部X线平片
C. 妇科检查
D. 染色体检查
E. 血常规检查
F. 心电图检查
G. 肿瘤标志物检查
H. 肝肾功能检查

99. 该患者经检查见阴阜、大小阴唇、阴蒂均发育正常，前庭内未见阴道开口，仅于相应位置见直径约1cm的紫蓝色组织向外膨出，直肠－腹部检查于阴道相应部位可扪及直径约3cm的条索状物，盆腔内可扪及直径约10cm的圆形包块，边界尚清晰，无压痛。双附件区均未扪及异常。该患者诊断考虑为
A. 外阴肿瘤
B. 阴道肿瘤
C. 子宫内膜异位症
D. 先天性处女膜闭锁
E. 先天性无阴道
F. 两性畸形
G. 卵巢肿瘤
H. 子宫肌瘤

100. 对该患者的治疗是
A. 腹腔镜探查手术
B. 剖腹探查术
C. 宫腔镜手术
D. 处女膜切开术
E. 阴道成形术
F. 外阴肿瘤切除术
G. 子宫肌瘤剥除术
H. 卵巢肿瘤剥除术

全真模拟试卷（二）

一、单选题：每道试题由 1 个题干和 5 个备选答案组成，题干在前，选项在后。选项 A、B、C、D、E 中只有 1 个为正确答案，其余均为干扰选项。

1. 关于月经来潮前的生理变化，以下叙述正确的是
A. 子宫内膜缺血、坏死、脱落
B. 子宫螺旋动脉扩张，造成出血
C. 出现雌、孕激素高峰
D. 宫颈黏液拉丝度变长
E. 子宫内膜增厚，糖原分泌增加

2. 关于子宫动脉，以下叙述不恰当的是
A. 是髂内动脉前干的分支
B. 约距宫颈内口处水平与输尿管交叉
C. 在宫颈阴道部分为上、下两支
D. 子宫动脉的上支可营养子宫体、卵巢和输卵管
E. 子宫动脉的下支可营养子宫颈和阴道上部

3. 不能用来估计孕周的是
A. 测量腹围值
B. 末次月经第 1 日
C. 开始觉察胎动的日期
D. 测量子宫长度值
E. 早孕反应开始出现的日期

4. 在雌、孕激素作用下，出现周期性变化最显著的是
A. 子宫内膜　　B. 宫颈上皮
C. 输卵管黏膜　　D. 阴道黏膜
E. 卵巢表面上皮

5. 关于妊娠期生殖系统的变化，正确的是
A. 输卵管肌层增厚
B. 卵泡发育及排卵活跃，可见多个黄体形成
C. 阴道皱襞增多并伸展性增加
D. 子宫峡部逐渐变硬并延长
E. 宫颈管内的腺体肥大增生并黏液减少

6. 孕妇，28 岁，现孕 30 周，产前检查一切正常，以下方法不能作为预测其早产发生的是
A. 高危评分法
B. 羊水 L/S
C. B 超检查
D. 胎儿纤维连接蛋白
E. 胰岛素样生长因子结合蛋白 -1

7. 硫酸镁治疗妊娠期高血压疾病，以下叙述不正确的是
A. 硫酸镁可以减低颅内压
B. 硫酸镁有镇静、抗痉挛作用
C. 硫酸镁可增强中枢神经细胞的兴奋性
D. 镁离子可使血管内皮合成前列环素增多
E. 镁离子抑制运动神经末梢释放乙酰胆碱，阻断神经肌肉接头间的信息传导，使骨骼肌松弛

8. 患者女，30 岁，原发不孕 3 年，月经不规律，周期 25 ~ 60 天，量中等，无痛经，妇科检查未发现特殊症状。应首选的进一步检查是
A. 输卵管通液
B. B 型超声检查

C. 性交后试验
D. X 线腹部平片检查
E. 经前或见红 12 小时内诊刮病理检查

9. 子宫颈息肉的最佳治疗方法是
A. 息肉摘除并送病理检查
B. 电熨
C. 子宫颈锥形切除
D. 局部应用消炎药
E. 子宫全切术

10. 初产妇，28 岁，临产后静脉滴注缩宫素，破膜后不久突然出现烦躁不安、呛咳、呼吸困难、发绀，数分钟后死亡。本例最可能的诊断应是
A. 羊水栓塞
B. 子宫破裂
C. 重度子痫前期
D. Ⅲ度胎盘早剥
E. 低纤维蛋白原血症

11. 晚期产后出血的原因不包括
A. 子宫胎盘附着面复旧不全
B. 继发性子宫收缩乏力
C. 产后子宫滋养细胞肿瘤
D. 子宫黏膜下肌瘤
E. 宫腔异物

12. 关于产褥感染，以下说法正确的是
A. 指分娩及产褥期生殖道受病原体侵袭，引起局部和全身感染
B. 分娩 24h 以后的 10 日内每次测量体温 4 次，有两次高于 38℃
C. 是产妇死亡的首要原因
D. 包括生殖道感染及生殖道以外的感染
E. 是全身的炎症变化

13. 有关产褥期抑郁症的说法正确的是
A. 停止哺乳
B. 最常见于产后 2 周
C. 只用心理治疗不用药物治疗
D. 再次妊娠 70% 复发率
E. 1 年内 20% 治愈

14. 经产妇，30 岁，经阴道分娩，新生儿重 4200g，胎盘娩出后阴道持续出血，色较暗，有血块，时多时少，首先考虑导致产后出血的原因是
A. 羊水栓塞　　B. 胎盘残留
C. 会阴裂伤　　D. 宫缩乏力
E. 凝血功能障碍

15. 关于羊齿状结晶和椭圆体的叙述正确的是
A. 羊齿状结晶可用于胎膜早破的确诊
B. 在孕激素作用下形成羊齿状结晶，在雌激素作用下形成椭圆体
C. 异常子宫出血患者流血前宫颈黏液涂片见到羊齿状结晶提示排卵性异常子宫出血
D. 羊齿状结晶如树枝着雪后的形态，分支直而粗
E. 有羊齿状结晶时宫颈黏液拉丝度可达 10cm 以上

16. 关于子宫内膜癌以下叙述正确的是
A. 多见于围绝经期和绝经后女性
B. 最常见的病理类型是浆液性乳头样腺癌
C. 早期症状是阴道流血
D. 宫腔冲洗液查癌细胞可做出早期诊断
E. 早期症状多为浆液血性白带或脓血性排液

17. 患者女，51 岁，因“子宫肌瘤”行子宫切除术，术后 5 年出现潮热、出汗，严重影响工作和生活，在无禁忌的情况下最佳的治疗方案是
A. 单用雌激素
B. 单用孕激素

C. 单用雄激素
D. 雌、孕激素序贯用药
E. 雌、孕激素联合用药

18. 垂体兴奋试验用于鉴别
A. 丘脑性与垂体性闭经
B. 卵巢性与垂体性闭经
C. 卵巢性与子宫性闭经
D. 闭经溢乳综合征与多囊卵巢
E. 垂体肿瘤与原发性垂体促性腺功能低下

19. 常规对女性不孕症进行卵巢功能检查不必要的项目为
A. 阴道细胞学检查
B. 宫颈黏液涂片检查
C. 基础体温测定
D. 经前刮宫病理学检查
E. 腹腔镜检查

20. 患者女，35 岁，月经量少伴经前、经期下腹坠痛 3 个月，经前乳房胀痛，$G_4P_1A_3$，月经规律，现月经干净 3 天来诊。为进一步诊断，不需要做的检查是
A. 询问既往流产史和月经情况
B. B 超检查
C. 子宫输卵管造影
D. 妇科内分泌检查
E. 宫腔镜检查术

21. 不能预防尿瘘发生的是
A. 术时严格遵守操作规程
B. 临产后应用抗生素
C. 正确处理分娩过程
D. 术后常规检查生殖道和泌尿道有无损伤
E. 对产时软组织压迫过久，疑有损伤可能者留置导尿管 10 天保持膀胱空虚

22. 患者女，30 岁，经阴道分娩后 5 天，出现急性下腹痛伴发热 1 天，腹部肿块增大至脐部。孕前查体曾发现合并子宫肌瘤，未治疗。该患者最可能的诊断是
A. 产褥期感染
B. 卵巢肿瘤蒂扭转
C. 子宫肌瘤红色变
D. 胎盘残留并感染
E. 子宫肌瘤玻璃样变

23. 卵巢生殖细胞来源的肿瘤发生率最高的是
A. 成熟畸胎瘤
B. 未成熟畸胎瘤
C. 卵黄囊瘤
D. 颗粒细胞瘤
E. 无性细胞瘤

24. 患者女，45 岁。患Ⅱ度子宫脱垂伴阴道前、后壁明显膨出。两个月前患乙型肝炎住院治疗 50 天，现来院咨询避孕方法。应选用的避孕措施为
A. 使用宫内节育器
B. 口服避孕药
C. 安全期避孕
D. 使用外用避孕药膜
E. 使用男用阴茎套

25. 复方短效口服避孕药的不良反应，下列正确的是
A. 能引起经血量增加，不适用于经量偏多的妇女
B. 孕激素引起宫颈黏液量增多致白带增多
C. 孕激素刺激胃黏膜致类早孕反应
D. 体重减轻系因食欲不佳、进食少
E. 能使水钠潴留

二、多选题：每道试题由 1 个题干和 5 个备选答案组成，题干在前，选项在后。选项 A、B、C、D、E 中至少有 2 个正确答案。

26. 关于女性邻近器官，以下叙述正确

的有

A. 女性的尿道短而直，易引起泌尿系感染

B. 增大的子宫常压迫左侧的输尿管

C. 异常分娩时最多见的损伤为膀胱阴道瘘

D. 阑尾炎和右侧的附件炎可以相互影响

E. 施行子宫切除结扎子宫动脉时容易损伤输尿管

27. 关于胎儿血液系统的特点，以下叙述不正确的是

A. 胎儿在受精后3周末开始造血

B. 妊娠10周肝是红细胞的主要生成器官

C. 妊娠足月时，胎儿的骨髓产生全部的红细胞

D. 妊娠前半期均为胎儿血红蛋白

E. 妊娠16周以上，胎儿血液循环出现粒细胞

28. 符合女性青春期生理特点的有

A. 月经初潮是青春期的标志

B. 青春期后卵巢表面变得凹凸不平

C. 第二性征发育

D. 月经初潮提示开始有周期性排卵

E. 此期初步具备生育能力，但整个生殖器官发育尚未完善

29. 诊断无排卵性异常子宫出血时，需先排除

A. 血液病　B. 心功能不全

C. 异位妊娠　D. 滋养细胞肿瘤

E. 卵巢肿瘤

30. 胎盘剥离征象包括

A. 子宫收缩变硬，宫体变窄变长，宫底上升

B. 阴道少量流血

C. 子宫收缩，宫体变硬，宫底下降

D. 露于阴道外的脐带向外延伸脱出

E. 按压宫底可见脐带向外延伸

31. 产后出血的原因有

A. 胎盘因素　B. 宫缩乏力

C. 软产道损伤　D. 凝血功能障碍

E. 子宫破裂

32. 下列药物中可以治疗子宫内膜异位症的是

A. 雌二醇

B. 甲地孕酮（妇宁片）

C. GnRH - a

D. 达那唑

E. 孕三烯酮

33. 原发性输卵管癌的病理学标准包括

A. 肿瘤来源于输卵管内膜

B. 组织学类型可以产生输卵管黏膜上皮

C. 可见由良性上皮向恶性上皮转变的移行区

D. 卵巢和子宫内膜可以正常，也可以有肿瘤

E. 卵巢和子宫内膜肿瘤体积可以大于输卵管肿瘤

34. 关于胎盘早剥的临床表现，以下叙述正确的是

A. 主要症状是无痛性反复阴道出血

B. 属于妊娠晚期严重并发症

C. 可以导致DIC

D. 阴道流血特征为陈旧不凝血

E. 典型症状为阴道出血、腹痛

35. 输卵管妊娠化学药物治疗的指征是

A. 妊娠囊直径＜4cm

B. 血hCG 1800U/L

C. 无明显内出血征象

D. 输卵管妊娠未发生破裂

E. 异位妊娠破裂

36. 关于产褥感染的处理原则，以下叙述正确的有
A. 选用有效的抗生素
B. 血栓静脉炎应用大量抗生素同时，加用肝素钠
C. 半卧位以利引流
D. 禁用肾上腺皮质激素，以免感染扩散
E. 在有效抗感染同时清除宫腔内残留物

37. 异位妊娠时，受精卵可着床的部位有
A. 输卵管　　B. 卵巢
C. 子宫颈　　D. 腹腔
E. 阔韧带

38. 外阴鳞状细胞癌发病的有关因素有
A. 单纯疱疹病毒Ⅰ型
B. HPV 感染
C. 吸烟
D. 外阴硬化性苔藓
E. 分化型外阴鳞状上皮内瘤变

39. 经腹输卵管结扎术的禁忌证有
A. 患有严重全身疾患或遗传性疾病而不宜生育者
B. 全身状况不良不能耐受手术者
C. 患严重的神经官能症者
D. 处于各种疾病的急性期者
E. 腹部皮肤有感染灶者

40. 关于输卵管因素不孕症的治疗，以下说法正确的是
A. 可行体外受精与胚胎移植
B. 可行宫腔配子移植
C. 一定可行人工授精
D. 可行输卵管造口或输卵管吻合术
E. 可行输卵管通液术

41. 恶性卵巢肿瘤的特点是
A. 肿瘤生长迅速、病程短
B. 多为双侧、实性或囊实性
C. 有腹水，多为血性
D. 肿瘤标记物多是降低的
E. 肿瘤生长缓慢、病程长

42. 阴道黏膜层的组织结构和生理特点有
A. 高柱状上皮
B. 复层鳞状上皮
C. 无腺体
D. 黏膜上皮不受性激素影响
E. 阴道壁有很多横行皱襞

43. 下列属于子宫收缩乏力病因的是
A. 子宫肌纤维过度伸展
B. 高龄产妇
C. 第一产程 7 小时
D. 胎位异常
E. 内分泌失调

44. 经子宫颈淋巴播散的急性输卵管炎的病理特征是
A. 输卵管黏膜不受累或受累极轻
B. 输卵管肌层变厚
C. 病变以输卵管间质炎为主
D. 输卵管腔多在某段出现闭锁
E. 输卵管不通畅

45. 关于滴虫阴道炎，以下叙述不正确的是
A. 阴道毛滴虫的检查，主要是用革兰氏染色
B. 甲硝唑有效
C. 配偶也应同时治疗
D. 白带是白色凝乳状或豆腐渣样
E. 未婚妇女没有

46. 治疗黄体功能不足的方法有
A. 黄体功能补充疗法
B. 促进卵泡发育
C. 黄体功能刺激疗法
D. 促进月经中期 LH 峰形成

E. 口服避孕药

47. 手术流产的并发症有
A. 体重增加
B. 人工流产综合反应
C. 子宫穿孔
D. 吸宫不全
E. 色素沉着

48. 经阴道后穹窿穿刺术的指征是
A. 疑有腹腔内出血
B. 疑盆腔内有积液、积脓
C. 盆腔肿块位于直肠子宫陷凹内
D. 卵巢囊肿
E. 休克

三、共用题干单选题：以叙述一个以单一患者或家庭为中心的临床情景，提出2~6个相互独立的问题，问题可随病情的发展逐步增加部分新信息，每个问题只有1个正确答案，以考查临床综合能力。答题过程是不可逆的，即进入下一问后不能再返回修改所有前面的答案。

（49~51题共用题干）

初孕妇，28岁，现孕36周。产检时取左侧卧位，右腿伸直，左腿屈曲，测量第5腰椎棘突下至耻骨联合上缘中点的距离为18cm，坐骨结节间径7.5cm，对角径13cm，尺桡周径13cm。

49. 该孕妇骨盆入口前后径值约为
A. 10cm　B. 11cm
C. 11.5cm　D. 12cm
E. 12.5cm

50. 该孕妇不正常的径线是
A. 对角径　B. 骶耻外径
C. 真结合径　D. 尺桡周径
E. 坐骨结节间径

51. 该孕妇应进一步测量
A. 耻骨弓角度
B. 出口前矢状径
C. 出口后矢状径
D. 坐骨棘间径
E. 坐骨切迹宽度

（52~53题共用题干）

患者女，28岁。产后18日出现寒战、发热，下肢出现肿胀、疼痛，皮肤紧张，发白。

52. 首先考虑的诊断是
A. 子宫肌炎
B. 盆腔内血栓性静脉炎
C. 下肢血栓性静脉炎
D. 弥漫性腹膜炎
E. 急性盆腔结缔组织炎

53. 关于本病的治疗，以下叙述不正确的是
A. 尿激酶　B. 止血药
C. 可加用肝素　D. 中药活血化瘀
E. 应用广谱抗生素

（54~56题共用题干）

初产妇，35岁，现孕24周，孕后体重增加15kg。

54. 病史询问与孕期保健无关的是
A. 有无子宫内膜异位症病史
B. 有无糖尿病家族史
C. 有无高血压家族史
D. 孕产史
E. 月经史

55. 如果孕妇有糖尿病家族史，应首选的检查是
A. 糖耐量试验
B. 50g葡萄糖糖筛查
C. 糖化血红蛋白检查
D. 24小时动态血糖监测
E. 胰岛素分泌试验

56. 若50g 葡萄糖糖筛查为8.5mmol/L，应进行的下一步检查为
A. 行75g 糖耐量试验
B. 行胰岛素释放试验
C. 酌情应用对胎儿影响小的降糖药物
D. 应用胰岛素
E. 以上都不对

(57～58 题共用题干)

患者女，33 岁，G_2P_0，现孕 12 周。行钳刮术，术中见清出物里有黄色脂肪组织，患者觉剧烈腹痛、恶心呕吐，脉搏 110 次/分，血压 70/50mmHg。

57. 首先考虑的诊断为
A. 子宫穿孔　B. 葡萄胎
C. 异位妊娠　D. 人流综合征
E. 羊水栓塞

58. 下列处理措施不正确的是
A. 立即停止手术操作
B. 静脉或肌注缩宫素
C. 抗生素预防感染
D. 观察内出血情况，内出血多立即行剖腹探查术
E. 观察阴道出血情况，出血不多暂不开腹手术

(59～63 题共用题干)

患者女，57 岁，绝经 3 年。因“近 2 个月出现少量阴道流血，伴下腹胀痛”就诊。妇科检查：阴道无异常，宫颈光滑，子宫稍大、略软，双附件正常。

59. 对诊断需要追加采集的病史，最重要的是
A. 生育史　B. 近期体重变化
C. 有无低热　D. 饮食、睡眠情况
E. 既往病史

60. 为进一步诊断，门诊常用的辅助检查方法首选
A. 超声检查
B. MRI 检查
C. 宫颈细胞学检查
D. 分段刮宫活组织检查
E. 宫腔镜检查

61. 为了确诊行分段诊刮术，探查宫腔深度 9cm，刮出少许烂肉样内膜组织，提示可能为子宫内膜癌，其临床分期是
A. 0 期　B. Ⅰ期
C. Ⅱ期　D. Ⅲ期
E. Ⅳ期

62. 该患者术前 MRI 检查示病灶直径为 3cm，浸润深度为 1/3 肌层，最佳处理方案是
A. 筋膜外子宫切除及双附件切除
B. 广泛子宫切除术 + 双附件切除 + 盆腔及腹主动脉淋巴结切除术
C. 筋膜外子宫切除 + 双附件切除 + 盆腔及腹主动脉淋巴结切除术
D. 筋膜外子宫切除 + 双附件切除，送快速病理检查后决定是否清扫淋巴结
E. 放疗 + 化疗同步，辅以醋酸甲羟孕酮

63. 术中取盆腔冲洗液查到癌细胞，快速病理结果为透明细胞癌，肿瘤占位直径 > 50%，则按照 FIGO 2018 正确的临床分期应当是
A. ⅠA 期　B. ⅠB 期
C. Ⅱ期　D. Ⅲ期
E. 0 期

(64～65 题共用题干)

患者女，32 岁，已婚，因“外阴肿物，伴外阴坠感 3 天”求诊。妇科检查：右侧处女膜缘阴道口 7 点处可触及一直径 4cm 的包块，有波动感，轻度压痛，略红肿。

64. 最可能的诊断是
A. 前庭大腺脓肿
B. 前庭大腺囊肿
C. 大阴唇脓肿
D. 小阴唇脓肿
E. 梅毒硬下疳

65. 最佳处理方案是
A. 应用抗生素
B. 1∶5000 高锰酸钾坐浴
C. 观察，休息
D. 局麻下肿物切除术
E. 应用抗生素，行切开引流并放置引流条

四、案例分析题：每道案例分析题至少3~12问。每问的备选答案至少6个，最多12个，正确答案及错误答案的个数不定。考生每选对一个正确答案给1个得分点，选错一个扣1个得分点，直至扣至本问得分为0，即不含得负分。案例分析题的答题过程是不可逆的，即进入下一问后不能再返回修改所有前面的答案。

（66~72 题共用题干）

患者女，47 岁。因“白带增加伴外阴瘙痒 3 日”就诊。体型肥胖，妇科检查：外阴部充血，阴道黏膜充血，分泌物呈黄色泡沫状，子宫颈充血，轻度糜烂，附件未及包块等异常。

66. 初步的诊断是
A. 滴虫阴道炎
B. 淋菌性阴道炎
C. 阿米巴性阴道炎
D. 外阴阴道假丝酵母菌病
E. 萎缩性阴道炎
F. 细胞溶解性阴道病

67. 首选的辅助检查是
A. 血常规
B. 尿常规
C. 阴道分泌物涂片细胞学检查
D. 阴道分泌物细菌培养
E. 子宫颈分泌物查衣原体、支原体
F. 血培养
G. 子宫颈刮诊找癌细胞

68. 已确诊的治疗方法为
A. 制霉菌素片阴道塞药
B. 青霉素肌内注射
C. 甲硝唑口服
D. 喹碘片口服
E. 己烯雌酚片阴道塞药
F. 其配偶同服甲硝唑片

69. 滴虫阴道炎的传播方式及特征是
A. 经性交直接传播
B. 男性感染滴虫后常无症状，易成感染源
C. 经公共浴池、浴盆、浴巾传播
D. 经游泳池传播
E. 坐式便器传播
F. 拥抱、握手传播
G. 污染器械、敷料的传播

70. 查滴虫的正确取材及检测方法是
A. 在阴道分泌物中找到滴虫即可确诊
B. 取分泌物前 24~48 小时避免性交、阴道灌药
C. 最简便的方法是生理盐水悬滴法
D. 取分泌物时窥器不涂润滑剂
E. 取分泌物时注意保暖、及时送检
F. 对可疑患者，若多次湿片法未能发现滴虫时，可送培养

71. 阴道毛滴虫的特点是
A. 阴道毛滴虫能在 25~40℃ 条件下生长繁殖
B. 阴道毛滴虫能在 50~60℃ 条件下生长繁殖
C. pH <5 适宜毛滴虫生长

D. pH >7.5 适宜毛滴虫生长
E. 生存力较强
F. 在半干燥环境中生存约 10 小时
G. 阴道毛滴虫还可以侵入膀胱、肾盂

72. 关于甲硝唑治疗滴虫阴道炎，以下叙述正确的是
A. 初次治疗选择甲硝唑 2g，单次口服
B. 初次治疗也可选择甲硝唑 400mg，每日 2 次，连服 7 日
C. 口服药物的治愈为 90% ~95%
D. 口服药物偶见胃肠反应，如食欲减退、恶心、呕吐
E. 可见头痛、皮疹、白细胞减少
F. 甲硝唑不能通过乳汁排泄

（73 ~75 题共用题干）

患者女，36 岁。因“停经 37 日，阴道出血量增多”就诊。B 超提示难免流产。急诊清宫，未见绒毛组织。清宫后仍有少量阴道流血、无腹痛及发热。停经 55 日时阴道出血量明显增多伴头昏，急诊入院。B 超：宫腔内 2.2cm ×15cm 不规则团块，内有不规则液性暗区，子宫颈明显增大，回声欠均匀，前后径 4.2cm，盆腔有 0.6cm 液性暗区，估计出血量超过 1000ml。2 年前曾剖宫产一女活婴。

73. 可能的诊断是
A. 绒毛膜癌
B. 子宫颈妊娠
C. 胎盘部位滋养细胞肿瘤
D. 上皮样滋养细胞肿瘤
E. 失血性休克
F. 人流不全

74. 应给予的处理是
A. 再次清宫
B. 止血药
C. 输血
D. 快速补液
E. 缩宫素 10U 静脉滴注、肌注
F. 多巴胺 20mg +5% 葡萄糖 500ml 静脉滴注

75. 经抢救后仍有阴道流血，可以采取的措施是
A. 栓塞后宫腔镜下吸出胎囊，电凝止血
B. MTX20mg，每日肌注连用 5 日
C. MTX50mg 肌注
D. 双侧子宫动脉栓塞术
E. 子宫次全切除术
F. 巴曲亭 1000U 静点
G. 急诊行全子宫切除术

（76 ~80 题共用题干）

孕妇，27 岁，现宫内妊娠 35 周。因“头昏、头痛 3 日”就诊。查体：血压 160/110mmHg，水肿（+ +），宫高 35cm，腹围 90cm，LOA，胎心音 140 次/分，无宫缩，尿蛋白定性（+ + +），定量 7.5g/24h。

76. 孕妇最可能的诊断为
A. 慢性高血压合并子痫
B. 肾性高血压疾病
C. 产前子痫
D. 重度子痫前期
E. 妊娠合并慢性高血压
F. 妊娠期高血压

77. 检查眼底 A∶V =1∶3，心电图检查：ST 段下移，红细胞比容 >38%，尿比重 1.025。孕妇首选的治疗措施是
A. 解痉、镇静、降压
B. 利尿
C. 剖宫产
D. 给予去痛片止痛
E. 迅速用冬眠药降压
F. 暂观察，不予处理

78. 上述患者治疗过程中，孕妇突感阵发

性腹痛，阴道少量流血。此时可能的诊断是

A. 先兆早产
B. 胎盘早剥
C. 前置胎盘
D. 羊膜腔感染
E. 完全性子宫破裂
F. 先兆子宫破裂

79. 进一步查血压下降至80/50mmHg，脉搏110次/分，宫底升高且有固定压痛，胎方位不清，胎心音消失。孕妇最大可能的并发症是

A. 前置胎盘　B. 胎盘早剥
C. 子宫破裂　D. 临产
E. 子宫胎盘卒中　F. 先兆子宫破裂

80. 立即抽血，交叉配血，测出凝血时间、血小板计数、纤维蛋白原等检查。以下处理恰当的是

A. 严密观察尿量
B. 待B超确诊后处理
C. 导尿
D. 继续观察宫底升高
E. 做好抢救新生儿准备
F. 立即抗休克治疗，同时准备行剖宫产，抢救大人

（81～84题共用题干）

初产妇，26岁，现孕39周。因“2小时前出现阵发性下腹痛”入院待产，入院后产程进展快，20分钟前顺利娩出一活男婴，产后随即出现阴道大量流血不止，约1000ml，遂急诊。查体：血压89/40mmHg，脉搏110次/分，神情淡漠，口唇苍白，脉搏细弱，四肢厥凉，双肺听诊无明显异常，心率110次/分，律齐，各听诊区未闻及杂音。腹部稍膨隆，下腹部轻压痛，全腹无反跳痛及肌紧张，肝脾肋下均未扪及。双下肢轻度水肿。

81. 该患者诊断应考虑为

A. 胎盘早剥　B. 产后出血
C. 失血性休克　D. 贫血
E. 前置胎盘　F. 羊水栓塞
G. 子宫破裂

82. 若追问病史，该患者系胎儿娩出后，胎盘娩出前即开始出现阴道流出大量鲜红色的血液，并有大块血凝块，则考虑

A. 胎盘滞留
B. 宫缩乏力
C. 阴道壁严重撕伤
D. 凝血功能障碍
E. 胎盘剥离不全
F. 子宫下段撕伤
G. 子宫颈严重撕伤

83. 入院后立即于外阴及阴道消毒下检查产道，见胎盘尚未娩出，仍有较多鲜红色血液及血凝块自阴道内流出，右侧阴道壁可见长约3cm、深约2cm的裂伤，可见活动性出血，部分见血凝块覆盖，子宫轮廓尚清楚。应立即采取的处理措施有

A. 立即设法娩出胎盘
B. 给予止血剂
C. 建立静脉通道
D. 保暖、吸氧
E. 输血、补液等抗休克治疗
F. 监测生命体征
G. 修补软产道

84. 若患者胎盘娩出、产道修补后仍有较多暗红色血自宫腔内流出，此时检查胎盘见胎盘虽完整，但胎膜边缘有一较粗的血管断端，且此时子宫轮廓不清。此时应采取的紧急处理有

A. 给予止血剂
B. 给予宫缩剂

C. 给予抗生素
D. 立即清宫
E. 再次检查软产道
F. 按摩子宫
G. 立即手术切除子宫

（85～91 题共用题干）

患者女，47 岁。因“近 2 年月经量增多，无腹痛”就诊。妇科检查：子宫增大如孕 2 个月大小，不规则。

85. 此患者可能的诊断是
A. 子宫肌瘤　B. 子宫腺肌瘤
C. 卵巢囊肿　D. 妊娠子宫
E. 盆腔炎性肿块　F. 子宫畸形

86. 最可能引起月经不规则的子宫肌瘤是
A. 黏膜下子宫肌瘤
B. 浆膜下子宫肌瘤
C. 肌壁间子宫肌瘤
D. 多发性子宫肌瘤
E. 阔韧带子宫肌瘤
F. 子宫内膜异位症

87. B 超示子宫肌瘤，以下与月经量增多关系很大的是
A. 子宫肌瘤的大小
B. 子宫肌瘤的数目
C. 子宫肌瘤的生长部位
D. 子宫肌瘤伴变性
E. 子宫肌瘤伴感染
F. 与患者的年龄有关

88. 子宫肌瘤常见的变性不包括
A. 钙化　B. 囊性变
C. 玻璃样变　D. 水样样变
E. 红色样变　F. 肉瘤样变性

89. 引起子宫肌瘤的病因可能有
A. 细胞遗传学的异常
B. 分子生物学显示子宫肌瘤是由单克隆平滑肌细胞增殖而成，多发性子宫肌瘤由不同克隆平滑肌细胞增殖形成
C. 子宫肌瘤中雌激素受体和组织中雌二醇的雌酮转化较正常子宫肌组织高
D. 肌瘤组织局部对雌激素具有高敏感性
E. 孕激素可刺激子宫肌瘤细胞核分裂、促进肌瘤的生长
F. 可能与女性激素相关

90. 观察 2 年，药物治疗未见明显好转，子宫肌瘤增大如孕 3 个月大小，妇检子宫颈肥大，中度糜烂。最佳治疗方案是
A. 子宫肌瘤剔除术
B. 子宫次全切除术 + 双侧附件切除术
C. 宫腔镜下肌瘤剔除术
D. 子宫全切除术
E. 子宫全切除术 + 双侧附件切除术
F. 腹腔镜下子宫肌瘤剔除术

91. 关于妊娠合并子宫肌瘤，以下叙述不正确的是
A. 黏膜下肌瘤由于机械阻碍引起宫腔畸形易导致流产
B. 生长位置较低的肌瘤可妨碍胎先露下降引起胎位异常
C. 较大肌壁间肌瘤由于机械阻碍也易引起流产
D. 妊娠子宫肌瘤迅速增大可发生红色变性
E. 胎儿娩出后易因胎盘附着面大导致产后出血
F. 妊娠合并子宫肌瘤多能自然分娩，若肌瘤阻碍胎儿下降应行剖宫产术

（92～94 题共用题干）

患者女，54 岁。肌瘤病史 13 年，绝经 3 年。因“阴道不规则流血水样物近 5

个月，伴下腹疼痛和便秘”入院。查体：阴道通畅，黏膜润泽。子宫颈增粗，质硬，表面光滑。宫口扩张，可见暗红色息肉样赘生物，质脆、触之出血。子宫增大如孕4个月大小，质稍软，后壁明显突向直肠，活动度尚可。双侧附件区正常，双侧主韧带、骶韧带无明显增厚。直肠黏膜光滑，检查时指套干净。胸部X线平片未见异常。

92. 可能的诊断是
    A. 子宫肌瘤肉瘤变
    B. 卵巢恶性肿瘤
    C. 输卵管恶性肿瘤
    D. 直肠癌
    E. 绒毛膜癌
    F. 子宫内膜癌

93. 应做的检查有
    A. 血C反应蛋白　B. 血CA125
    C. 分段诊刮　D. 阴道镜
    E. 血hCG　F. 子宫颈活检
    G. 妇科超声

94. 关于该病的临床表现，以下叙述不恰当的是
    A. 腹部包块
    B. 不规则阴道出血是常见症状
    C. 晚期可有血性腹水及压迫症状
    D. 早期症状即很明显
    E. 无腹水出现
    F. 合并感染坏死时可有大量脓性分泌物及组织碎片排出，伴有恶臭

(95～97题共用题干)

初产妇，31岁，现孕40周。临产10小时，破水7小时，宫缩20秒，间隔8～10分钟，胎心180次/分，羊水Ⅱ度污染。阴道检查：宫口开大5cm，S^{-0}，矢状缝在右斜径上，小囟门在7点处，坐骨棘突，坐骨切迹<2横指，骶骨浅弧型。

95. 以下诊断正确的是
    A. 胎膜早破
    B. ROP
    C. 中骨盆狭窄
    D. 胎儿窘迫
    E. 继发性宫缩乏力
    F. 40周妊娠临产

96. 应立即采取的措施为
    A. 严密观察产程，等待自然分娩
    B. 立即剖宫产
    C. 小剂量滴注缩宫素
    D. 持续吸氧
    E. 地西泮10mg静推
    F. 手法转胎位，产钳助产

97. 关于羊水污染，以下叙述不正确的是
    A. 孕周越大羊水胎粪污染的概率越高
    B. 胎儿宫内缺氧可能促发胎儿排出胎粪
    C. 羊水中胎粪污染一定是胎儿窘迫所致
    D. Ⅰ度羊水污染浅绿色
    E. Ⅱ度羊水污染黄绿色、浑浊
    F. Ⅲ度羊水污染稠厚、呈棕黄色
    G. 出现羊水胎粪污染时，不用处理

(98～100题共用题干)

患者女，66岁，绝经10年。因“绝经后阴道不规则出血半年”就诊。检查：子宫颈呈菜花样，病变累及阴道，但未达下1/3，宫旁（-），患者肥胖。

98. 为确定诊断，应做的检查是
    A. 阴道脱落细胞检查
    B. 子宫颈碘试验
    C. 宫腔镜检查
    D. 腹腔镜检查
    E. 阴道镜检查+子宫颈活组织检查
    F. 红细胞沉降率检查

99. 已明确的临床分期是

A. ⅠA 期　　B. ⅠB 期
C. Ⅱ期　　D. ⅢA 期
E. ⅢB 期　　F. Ⅳ期

100. 子宫颈活检提示：子宫颈鳞癌，为明确临床分期，应做的辅助检查包括
A. 胸片
B. 淋巴造影
C. 膀胱镜
D. 直肠镜
E. 盆腔增强 CT
F. 消化道造影
G. B 超

全真模拟试卷（三）

一、单选题：每道试题由 1 个题干和 5 个备选答案组成，题干在前，选项在后。选项 A、B、C、D、E 中只有 1 个为正确答案，其余均为干扰选项。

1. 以下不属于孕激素生理作用的是
   A. 使子宫内膜由增生期转变为分泌期
   B. 使宫颈黏液黏稠，拉丝度降低
   C. 排卵后使基础体温上升 0.3℃ ~0.5℃
   D. 对下丘脑有负反馈作用
   E. 促进钠水潴留

2. 在孕妇腹壁上听诊，节律与母体心率相一致的声音是
   A. 胎心音　　B. 胎动音
   C. 脐带杂音　　D. 子宫血流杂音
   E. 肠蠕动音

3. 正常分娩时，胎儿通过产道的径线是
   A. 枕下前囟径　　B. 双顶径
   C. 枕额径　　D. 双颞径
   E. 枕颏径

4. 关于妊娠期母体的生理变化，以下叙述不正确的是
   A. 妊娠期间卵巢不排卵
   B. 黄体功能于妊娠第 10 周后由胎盘替代
   C. 妊娠 32 ~34 周时血容量达高峰
   D. 妊娠期促肾上腺皮质激素（ACTH）分泌减少
   E. 妊娠期肺活量不受影响

5. 卵巢畸胎瘤的组织分化来源于
   A. 卵巢表面的生发上皮
   B. 卵巢内的间质细胞
   C. 卵巢内的生殖细胞
   D. 生殖腺的内胚胎组织
   E. 生殖腺以外的中胚叶组织

6. 足月妊娠阴道出血孕妇，为明确前置胎盘诊断，首选的辅助检查为
   A. MRI 检查
   B. 超声检查
   C. X 线软组织摄影
   D. 放射性核素扫描
   E. 输液备血阴道检查

7. 腹部 X 光平片检查发现内有牙齿或骨片影子，应首先考虑的诊断是
   A. 直肠内食物残留
   B. 卵巢多胚瘤
   C. 卵巢成熟畸胎瘤
   D. 中期引产后胎儿骨片残留
   E. 钳刮术后胎骨残留

8. 羊水栓塞确诊需要
   A. 患者有典型临床表现
   B. 患者心电图检查提示右侧房室增大
   C. 患者产后血液不凝，符合 DIC
   D. 患者胸片提示双肺弥散性点片状浸润阴影，沿肺门周围分布，右心扩大
   E. 腔静脉取血查羊水有形物质并 DIC 各项试验阳性

9. 初产妇，27 岁，现妊娠 38 周。半月前产前检查未见异常。近 1 周自觉头痛、眼花，测血压 160/108mmHg，尿蛋白（2g/24h），下肢水肿。查体：子宫高度 33cm，胎心 168 次/分。B 超示胎头双顶径 8.0cm，羊水最大直径 2.0cm，随意尿 E/C 比值为 8。以下诊断不正确

的是

A. 轻度子痫前期　B. 胎儿生长受限
C. 胎儿窘迫　D. 羊水过少
E. 胎盘功能减退

10. 初产妇，29 岁，产后 12 小时。查体：体温 38℃，心率 60 次/分，呼吸 14 次/分，血压 120/78mmHg，睡眠醒后出汗较多，自觉无明显不适。对该产妇的判断正确的是

A. 产褥期感染
B. 正常产褥期
C. 产后虚脱
D. 应该扩容
E. 应该给予抗生素

11. 有时卵巢癌与结核性腹膜炎，根据临床表现和辅助检查，很难鉴别诊断，目前多采用的处理方法是

A. 抗结核治疗观察
B. 观察病情进展再判断
C. 加强营养支持治疗
D. 腹腔镜或剖腹探查
E. B 超引导下活检

12. 外阴癌常见的部位是

A. 阴蒂　B. 小阴唇
C. 大阴唇　D. 尿道周围
E. 会阴后联合

13. 硫酸镁中毒的表现首先是

A. 心率减慢　B. 呼吸减慢
C. 血压下降　D. 尿量减少
E. 膝反射消失

14. 初产妇，29 岁，现孕 39 周，胎方位 LOA，重度子痫伴相对头盆不称。产妇在硬膜外麻醉下剖宫产一女婴，出生后 1 分钟该女婴 Apgar 评分为 3 分。Apgar 评分法中决定是否需要复苏的三项重要指标是

A. 心率、呼吸、皮肤色泽
B. 心率、呼吸、肌肉张力
C. 心率、肌肉张力、神经反射
D. 呼吸、神经反射、皮肤色泽
E. 呼吸、肌肉张力、皮肤色泽

15. 卵巢黏液性囊腺癌的病理特点是

A. 体积较大，切面多房为囊、实性，囊液混浊或血性，细胞明显异形，有间质浸润
B. 体积较大，切面多房，有实质区和乳头形成，增生上皮形成短粗的乳头，无间质浸润
C. 体积较大，切面单房为囊、实性，囊液混浊或血性，细胞明显异形，有间质浸润
D. 体积较大，切面单房，有实质区和乳头形成，增生上皮形成短粗的乳头，无间质浸润
E. 体积较大，切面多房，囊壁为纤维结缔组织，内衬单层柱状上皮，无间质浸润

16. 患者女，35 岁。因“继发不孕 4 年”就诊。3 个月前发现左附件囊肿。腹腔镜手术见左卵巢巧克力囊肿直径为 6cm 大，盆腔粘连不重，双侧输卵管通畅。腹腔镜手术剥除巧克力囊肿后最恰当的处理是

A. 孕激素治疗　B. GnRH - a 治疗
C. 达那唑治疗　D. 孕三烯酮治疗
E. 促进妊娠

17. 多囊卵巢综合征的临床表现不包括

A. 闭经　B. 多毛
C. 不孕　D. 肥胖
E. 双侧卵巢囊肿

18. 以下检查中一定能够提示有排卵的是

A. 月经来潮第 15 日排卵试纸监测显示一条红线

B. 月经来潮第17日基础体温较前升高0.2℃
C. 月经来潮第22日诊刮见分泌期子宫内膜腺体
D. 月经来潮第22日多次测孕酮水平平均10nmol/L
E. 月经来潮第22日基础体温曲线呈双相型，B超示右卵巢直径3cm囊肿

19. 患者女，29岁。因“原发不孕2年”就诊。月经规律，周期28～30天，基础内分泌检查正常，超声监测卵泡发育，月经第10天，左卵巢最大卵泡直径1.2cm，月经第14天左卵巢最大卵泡直径1.8cm，月经第18天左卵巢卵泡直径2.5cm，透声欠佳，内有网格状回声，同时测基础体温曲线双相型。认为
A. 正常排卵
B. LUFS
C. PCOS
D. 左卵巢良性肿瘤
E. 左卵巢巧克力囊肿

20. 患者女性，33岁，G_2P_2，3年前末次分娩是行产钳助产术，近半年来阴道口有肿物脱出。查体宫颈及部分宫体脱出阴道口外，伴阴道壁明显脱垂，子宫大小正常，双附件（-）。治疗方式应选择
A. 曼彻斯特手术
B. 经腹子宫切除及阴道前后壁修补术
C. 经阴子宫切除及阴道前后壁修补术
D. 阴道封闭术
E. 子宫托

21. 葡萄胎患者清宫后最理想的避孕方法是
A. 长效口服避孕药
B. 短效口服避孕药
C. 放置宫内节育器
D. 阴茎套
E. 避孕针

22. 未婚女性，25岁，14岁初潮，近3年月经周期逐渐延长。内分泌激素检查结果：LH/FSH＞3。初步诊断应为
A. 功血　　B. 闭经
C. 卵巢早衰　　D. 多囊卵巢综合征
E. 垂体功能低下

23. 关于产褥期内分泌的变化，下列描述中错误的是
A. 雌激素水平于产后1周降至未孕状态
B. HPL于产后6小时不能被测出
C. 恢复排卵与月经复潮是一致的
D. 哺乳妇女月经复潮延迟，平均在产后4～6个月恢复排卵
E. 不哺乳产妇恢复排卵时间约在产后10周

24. 输卵管绝育术的作用是
A. 抑制排卵
B. 杀灭精子
C. 阻止精子与卵子相遇
D. 降低宫颈黏液的黏稠度
E. 降低精子存活率

25. 在宫腔镜手术时，如大量灌流可能导致
A. 感染　　B. 损伤
C. 出血　　D. 子宫腔压力改变
E. 过度水化综合征

二、多选题：每道试题由1个题干和5个备选答案组成，题干在前，选项在后。选项A、B、C、D、E中至少有2个正确答案。

26. 关于女性生殖器的血管、淋巴及神经的描述，不正确的是

A. 子宫体两侧淋巴可以直接沿圆韧带流入腹股沟浅淋巴结
B. 子宫体前后壁淋巴可分别回流至膀胱淋巴结和直肠淋巴结
C. 阴道下段淋巴主要汇入髂内淋巴结
D. 阴道上段淋巴大部汇入髂外淋巴结
E. 内生殖器主要由阴部神经支配

27. 初孕妇，25岁，妊娠32周，清晨醒来发现躺在血泊中，查血压80/50mmHg，脉搏120次/分，神清，胎心160次/分，阴道有活动性流血。需进行的检查项目有
A. 备血
B. 血红蛋白 + 出凝血时间
C. 普鲁卡因皮试
D. B型超声检查
E. 缩宫素激惹试验

28. 早期妊娠的正常表现是
A. 停经
B. 自觉胎动
C. 早孕反应
D. 自觉子宫增大
E. 尿频

29. 副中肾管衍化物融合障碍所致的异常包括
A. 单角子宫
B. 双角子宫
C. 始基子宫
D. 鞍状子宫
E. 纵隔子宫

30. 引起产后出血胎盘滞留的常见原因有
A. 膀胱充盈
B. 胎盘嵌顿
C. 胎盘剥离不全
D. 胎盘植入
E. 凝血功能障碍

31. 关于原发性输卵管癌，以下叙述正确的是
A. 原发性输卵管癌发病多为绝经后
B. 患者多有阴道排液、腹痛和盆腔包块
C. 子宫内膜病理学检查异常，多可除外输卵管肿瘤
D. CA125检测无意义
E. 腹腔镜检查可明确诊断

32. 应与子宫脱垂相鉴别的疾病是
A. 阴道壁囊肿
B. 慢性子宫内翻
C. 子宫黏膜下肌瘤或子宫颈肌瘤
D. 阴道壁囊肿
E. 巴氏腺囊肿

33. 卵巢周期中出现周期性变化的器官有
A. 子宫
B. 输卵管
C. 子宫颈
D. 阴道上皮细胞
E. 外阴

34. 关于正常产褥期的描述，正确的是
A. 产后第1日宫底略上升至脐平，以后每日下降1～2cm
B. 产后约10日经腹部检查不易摸到子宫底
C. 在产后10日左右，子宫内膜除胎盘附着面外均已修复
D. 产后体温可以升高且可持续3～4日
E. 浆液恶露内含细菌

35. 卵泡刺激素的主要生理作用有
A. 促进卵泡生长发育和成熟
B. 激活颗粒细胞芳香化酶，合成与分泌雌二醇
C. 促使颗粒细胞合成分泌IGF及其受体、抑制素、激活素等
D. 调节优势卵泡的选择与非优势卵泡的闭锁退化
E. 刺激卵泡膜细胞合成雄激素，为雌二醇的合成提供底物

36. 关于羊水过多合并正常胎儿的处理，以下叙述不正确的是
A. >37周，压迫症状严重者行羊膜腔

穿刺放羊水
B. 羊水穿刺可每2周做一次
C. 吲哚美辛不能治疗羊水过多
D. 妊娠未达预产期行人工破膜
E. 一次性放羊水量不超过1500ml

37. 产后出血的治疗原则包括
A. 立即行子宫切除术
B. 针对原因迅速止血
C. 纠正休克
D. 补充血容量
E. 预防感染

38. 输卵管通畅性的检查包括
A. 输卵管通液术
B. 宫腔镜下经输卵管口插管通液检查
C. 子宫输卵管造影术
D. 子宫颈黏液检查
E. 腹腔镜直视下输卵管通液检查

39. 关于阴道炎的描述，不正确的有
A. 治疗滴虫阴道炎，局部用药的疗效优于全身用药
B. 细菌性阴道病的性伴侣无需常规治疗
C. 外阴阴道假丝酵母菌病主要经性交直接传染
D. 萎缩性阴道炎的治疗原则为增加阴道抵抗力及抑制细菌生长
E. 对于反复发作的外阴阴道假丝酵母菌病应加用广谱抗生素

40. 关于臀位阴道分娩时的产程处理，以下叙述不正确的是
A. 鼓励产妇离床活动，加速产程
B. 宫口开大2cm时给予肥皂水灌肠
C. 一旦破水应立即听胎心
D. 为避免破水时脐带脱垂，活跃期应充分堵臀
E. 胎心有异常者需检查有无脐带脱垂

41. 预防子痫前期的发生及发展，注意事项有
A. 加强孕期健康教育
B. 定期进行产前检查
C. 指导孕妇合理饮食和休息
D. 对有高危因素者适当补钙
E. 推荐严格限制盐的摄入

42. 初产妇，28岁，足月妊娠，临产后发生胎儿窘迫。以下处理正确的是
A. 静滴25%葡萄糖、维生素
B. 静滴碳酸氢钠
C. 嘱产妇左侧卧位
D. 静滴缩宫素加速分娩
E. 吸氧

43. 卵胞浆内单精子注射（IGSI）的主要步骤是
A. 刺激排卵和卵泡监测
B. 取卵和卵丘结构的处理
C. 卵母细胞质内单精子注射
D. 胚胎移植
E. 移植后处理

44. 以下属于高危儿的是
A. 出生体重<2500g
B. 孕龄<37周或≥42周
C. 生后1分钟内Apgar评分5~8分
D. 高危妊娠产妇的新生儿
E. 产时感染

45. 关于葡萄胎和绒癌的治疗，以下叙述不恰当的是
A. 葡萄胎一经确诊立即清宫
B. 已确诊为绒癌，一般均应切除子宫
C. 葡萄胎为预防恶变，清宫术后1周行预防性化疗
D. 葡萄胎无生育要求者可行全子宫切除术
E. 葡萄胎患者行子宫切除，不宜保留卵巢

46. 妊娠合并卵巢良性肿瘤，常见的肿瘤是
  A. 成熟囊性畸胎瘤
  B. 纤维瘤
  C. 浆液性囊腺瘤
  D. 卵泡膜细胞瘤
  E. 黏液性囊腺瘤

47. 关于紧急避孕的描述，正确的是
  A. 包括放置宫内节育器和口服紧急避孕药
  B. 含铜宫内节育器在无保护性生活后5日内放入
  C. 仅用于临时避孕者
  D. 可作为短效避孕药长期服用
  E. 服药后不良反应有恶心、呕吐、不规则阴道出血等

48. 经腹输卵管结扎术的并发症有
  A. 出血、血肿　B. 感染
  C. 脏器损伤　D. 内分泌紊乱
  E. 绝育失败

三、共用题干单选题：以叙述一个以单一患者或家庭为中心的临床情景，提出2~6个相互独立的问题，问题可随病情的发展逐步增加部分新信息，每个问题只有1个正确答案，以考查临床综合能力。答题过程是不可逆的，即进入下一问后不能再返回修改所有前面的答案。

（49~50题共用题干）

初产妇，31岁，现孕39周。因“胎膜早破5日临产”入院。因第二产程延长产钳助娩，产后出血300ml，产后第2日高热，体温39.3℃，腹痛，宫底平脐，压痛明显，恶露增多，呈脓性浑浊、有臭味。

49. 首先考虑的诊断为
  A. 下肢血栓性静脉炎
  B. 盆腔内血栓性静脉炎
  C. 急性子宫内膜炎、子宫肌炎
  D. 弥漫性腹膜炎
  E. 脓毒血症

50. 以下处理措施不当的是
  A. 臀下放置无菌垫，保持外阴清洁
  B. 对症支持治疗
  C. 绝对卧床休息，平卧位
  D. 预防产后出血
  E. 应用广谱抗生素

（51~53题共用题干）

患者女，54岁。因“月经不规律半年伴阴道干涩，入睡困难、夜间潮热和出汗，骨质疏松”入院。妇科检查：阴道皱襞减少，弹性下降，宫颈光滑，子宫正常大小，双附件正常。

51. 患者应考虑诊断为
  A. 甲亢
  B. 经前期综合征
  C. 抑郁症
  D. 绝经综合征
  E. 异常子宫出血

52. 此患者发生骨质疏松的主要原因是
  A. 雄激素分泌增加
  B. 雌激素分泌不足
  C. 雌激素分泌增加
  D. 孕激素分泌不足
  E. 孕激素分泌增加

53. 绝经后可出现以下内分泌改变，除外
  A. 雄烯二酮明显升高
  B. FSH/LH >1
  C. LH 明显升高
  D. FSH 明显升高
  E. 无孕酮分泌

（54~56题共用题干）

患者女，60岁。绝经10年，有慢性盆腔炎及不孕病史。此次因“阵发性腹

痛，伴阴道排血水”就诊。

54. 最可能的诊断是
   A. 卵巢癌
   B. 子宫内膜异位症
   C. 子宫内膜癌
   D. 输卵管癌
   E. 子宫颈癌

55. 有助于明确诊断的检查不包括
   A. B型超声检查
   B. 腹腔镜检查
   C. 血清CA125检测
   D. 红细胞沉降率检查
   E. 分段刮宫活组织检查

56. 治疗措施不恰当的是
   A. 手术为主
   B. 术后辅以化疗和/或放疗
   C. 首次手术应彻底
   D. 首次治疗要有计划性
   E. 药物治疗为主

（57～58题共用题干）

初产妇，23岁，身高160cm，现孕40周，宫高37cm，腹围100cm。因“规律宫缩12小时”入院。阴道检查：宫口开大5cm，先露0，前囟在3点，后囟在9点，宫颈前唇水肿，矢状缝向后靠近骶岬，盆腔后部空虚，耻骨联合上方未触及颅骨最大径线。

57. 首先考虑的诊断为
   A. 左枕横位，后不均倾
   B. 右枕横位，后不均倾
   C. 右枕横位，前不均倾
   D. 左枕横位，前不均倾
   E. 右枕横位，均倾入盆

58. 目前的处理措施正确的是
   A. 手转胎头，经阴道分娩
   B. 静滴缩宫素加强宫缩
   C. 静注地西泮
   D. 剖宫产术
   E. 宫颈前唇利多卡因封闭

（59～62题共用题干）

患者女，42岁。G_5P_1，带环避孕10年。近5年来经量渐增多，痛经逐渐加重，并经期低热。查体：子宫均匀增大、孕8周大小、质硬、活动尚好、压痛（+）；双侧附件未及包块。

59. 最可能的诊断是
   A. 子宫肌瘤
   B. 子宫内膜异位症
   C. 子宫腺肌病
   D. 妊娠子宫
   E. 子宫肉瘤

60. 下列检查最有助于诊断和鉴别的是
   A. 基础体温测定
   B. 血清雌激素测定
   C. B超
   D. 血清孕激素测定
   E. 子宫颈活检

61. 与本病有关的因素是
   A. 体腔上皮化生
   B. 经血倒流
   C. 多产，早产
   D. 淋巴及静脉播散而来
   E. 多次刮宫损伤基底层内膜

62. 该患者最好的处理方式是
   A. 口服孕三烯酮或达那唑等药物治疗
   B. 期待疗法
   C. 手术切除全子宫
   D. 手术切除双附件
   E. 手术切除全子宫+双附件

（63～65题共用题干）

患者女，42岁，放置宫内环3年。因停经47日行人工流产术，检查吸出物肉眼未见胎囊绒毛。

63. 此种情况下首先的处理措施是
    A. 口服米非司酮
    B. 静脉滴注宫缩剂
    C. 继续扩张宫口，再次全面清宫
    D. 吸出物全部送病理检查，并交代随诊
    E. 开腹探查术

64. 应补充询问的病史中无意义的是
    A. 既往有无月经不规则史
    B. 术前是否行尿妊娠试验
    C. 近期妇科普查子宫是否增大
    D. 闭经后有无早孕反应
    E. 闭经后有无发热

65. 如病理检查报告显示“A－S”征，为尽快确诊应采取的措施是
    A. 复查尿 hCG
    B. 口服米非司酮
    C. 动态观察病情，嘱出血多、腹痛来就诊
    D. B 超检查确定附件有无肿物
    E. 再次全面刮宫术

四、案例分析题：每道案例分析题至少 3～12 问。每问的备选答案至少 6 个，最多 12 个，正确答案及错误答案的个数不定。考生每选对一个正确答案给 1 个得分点，选错一个扣 1 个得分点，直至扣至本问得分为 0，即不含得负分。案例分析题的答题过程是不可逆的，即进入下一问后不能再返回修改所有前面的答案。

（66～70 题共用题干）

患者女，45 岁。6 年前行子宫次全切除术。因“4 个月前出现阴道分泌物增多，黏液水样，且伴有腰部胀痛”就诊。尿量可。妇科检查：子宫颈结节状，阴道前壁上 1/3 质硬，双侧主韧带团块状增粗达盆壁，触痛（＋），既往无慢性病史。

66. 患者最可能的诊断为
    A. 阴道癌
    B. 子宫颈癌
    C. 子宫颈肌瘤
    D. 膀胱癌转移
    E. 卵巢癌转移
    F. 子宫内膜癌

67. 为确诊及分期，需进行的检查为
    A. 妇科检查
    B. 腹腔镜检查
    C. 阴道镜检查
    D. 病变部位活组织检查
    E. 子宫颈刮片细胞学检查
    F. 诊刮

68. 若确诊为子宫颈腺癌，其临床分期为
    A. Ⅰ期　　B. ⅡA 期
    C. ⅡB 期　　D. ⅢA 期
    E. ⅢB 期　　F. ⅢC 期

69. 患者腰部胀痛的可能原因为
    A. 肿瘤压迫骶骨
    B. 肿瘤压迫脊椎神经
    C. 输尿管、肾盂积水
    D. 急性肾炎
    E. 腰椎间盘脱出
    F. 肿瘤压迫坐骨神经

70. 子宫颈腺癌的显微镜检可见的类型有
    A. 黏液性腺癌
    B. 浸润癌
    C. 高分化的胃型腺癌
    D. 普通型子宫颈腺癌
    E. 微小浸润癌
    F. 溃疡型癌

（71～75 题共用题干）

患者女，34 岁。月经规律，结婚 3 年不孕。现停经 50 日。因“无诱因阴道出血 1 日”就诊。出血少于月经量，无腹痛。

71. 有助于诊断的检查是
A. 尿妊娠试验
B. 妇科检查
C. 诊刮术
D. B超了解宫内、宫外情况
E. 血hCG
F. 输卵管通液术
G. 腹部X线检查

72. 如B超提示妊娠符合孕周，有胎心，应诊断为
A. 不全流产　B. 难免流产
C. 习惯性流产　D. 稽留流产
E. 流产感染　F. 先兆流产
G. 异位妊娠　H. 葡萄胎

73. 一旦确诊，可给予的处理有
A. 卧床休息，禁止性生活
B. 静脉滴注硫酸镁抑制宫缩
C. 肌注孕酮保胎治疗
D. 口服维生素E
E. 口服抗炎药物预防感染
F. 继续观察，不用任何药物
G. 静脉滴注止血药物

74. 1周后复查B超胎心消失，阴道出血量增多，最恰当的诊断是
A. 习惯性流产　B. 难免流产
C. 不全流产　D. 流产感染
E. 完全感染　F. 异位妊娠
G. 稽留流产

75. 下一步应做的处理是
A. 继续保胎治疗
B. 绝对卧床休息
C. 立即行吸刮宫术
D. 继续观察，不用任何药物
E. 静脉滴注止血药物
F. 静脉滴注缩宫素引产
G. 口服硫酸沙丁胺醇

（76～79题共用题干）

患者女，32岁。现孕24周，门诊化验发现尿糖（+）。既往无糖尿病史。

76. 化验空腹血糖5.8mmol/L。下一步应进行的检查有
A. 化验肾功能
B. 化验糖化血红蛋白
C. 75g OGTT
D. 再验一次尿糖
E. 再化验一次空腹血糖
F. 胎儿超声检查

77. 75g OGTT结果：空腹血糖5.7mmol/L，1小时血糖11.2mmol/L，2小时血糖9.0mmol/L。此患者最可能的诊断是
A. 糖耐量正常
B. 糖耐量异常
C. 1型糖尿病
D. 2型糖尿病
E. 妊娠期糖尿病
F. 妊娠期高血压疾病

78. 患者继续妊娠，一直控制饮食及适当运动。至妊娠32周测空腹血糖达8.8mmol/L。目前控制血糖最合适的药物是
A. 胰岛素　B. 二甲双胍
C. 苯乙双胍　D. 格列苯脲
E. 消渴丸　F. 拜糖平

79. 妊娠至36周时查体：血压148/86mmHg，水肿（++）。B超示胎儿双顶径9.5cm。空腹血糖9.2mmol/L。最恰当的处理措施是
A. 灌肠，诱发宫缩
B. 立即行剖宫产
C. 回家等待至孕37周再来就诊
D. 住院促胎肺成熟，等治疗后终止妊娠
E. 静脉滴注缩宫素引产

F. 住院观察，等待至预产期再处理

（80～83 题共用题干）

患者女，36 岁。婚后 8 年未孕，丈夫精液分析正常，HSG、月经均正常，超声监测有排卵，2 年前行腹腔镜检查未发现异常。

80. 最可能的诊断是
   A. 性功能障碍
   B. 不明原因性不孕
   C. 早期卵巢早衰
   D. 继发性不孕
   E. 免疫性不孕
   F. 原发性不孕

81. 还可以进行的检查是
   A. TORCH 检查
   B. 肾上腺功能检查
   C. 抗精子抗体检查
   D. 女性基础内分泌检查
   E. 染色体检查
   F. 甲状腺功能检查

82. 如果抗精子抗体阳性，建议的治疗方法为
   A. 避孕套避孕　B. ICSI
   C. IUI　D. IVF
   E. 赠卵　F. 禁欲

83. 如果患者 FSH 为 25IU/L，建议采取的最佳治疗方法为
   A. ICSI　B. IVF
   C. 赠卵　D. 避孕药
   E. 赠精　F. IUI

（84～87 题共用题干）

患者女，35 岁。因“剖宫产术后 30 日，突然阴道大出血 3 小时”入院。查体：血压 70/60mmHg，心率 130 次/分，血红蛋白 60g/L。

84. 应首先采取的处理措施是
   A. 建立有效的静脉通道，大量补液、输血
   B. B 超
   C. 抗生素防治感染
   D. 清宫术
   E. 应用缩宫素
   F. 处理髂内动脉或子宫动脉栓塞

85. 患者出血的原因首先考虑为
   A. 剖宫产后子宫切口裂开出血
   B. 继发性子宫收缩乏力
   C. 胎盘附着面复旧不全
   D. 胎盘附着面血栓脱落
   E. 胎盘胎膜残留
   F. 凝血功能障碍

86. 如患者有继续生育的要求，可以选择的治疗方案是
   A. 清宫术
   B. 宫腔镜检查并止血
   C. 开腹探查，行双侧髂内动脉或子宫动脉结扎
   D. 开腹探查，行子宫切除术
   E. 数字显影，并行子宫动脉栓塞
   F. 麦角新碱肌内注射

87. 该病出血的特点是
   A. 无痛性
   B. 突然发生
   C. 大量出血
   D. 可以反复发生
   E. 患者多合并贫血和休克
   F. 与产褥互为因果关系

（88～90 题共用题干）

初孕妇，26 岁，停经 34 周。因“头痛、眼花半个月，今晨出现剧烈头痛并呕吐 2 次”就诊。查体：血压 195/123mmHg，心率 120 次/分。

88. 该孕妇需进行的检查不包括
   A. 尿常规

B. 血常规
C. 肝肾功能
D. 病毒系列
E. 凝血功能
F. 胎儿 B 超
G. 颅脑平片
H. 眼底检查
I. 孕妇心脏超声检查

89. 追问病史，孕妇有慢性肾炎史，现尿常规示蛋白（++++），潜血（++），以下描述正确的是
A. 水肿自脚踝开始，一般较轻
B. 血浆蛋白基本正常
C. 尿中无病理管型
D. 可有高胆固醇血症
E. 尿中可见各种病理管型
F. 肾功能异常
G. 眼底动脉扩张
H. 眼底动脉硬化屈曲、压迹

90. 积极治疗 24 小时，孕妇情况无明显好转。下一步处理正确的是
A. 解痉
B. 降压
C. 对症处理延长孕周
D. 剖宫产结束妊娠
E. 缩宫素静脉滴注引产
F. 降低颅压
G. 扩容
H. 利尿

（91～93 题共用题干）

患者女，26 岁。8 个月前行剖宫产术，现停经 7 周，要求终止妊娠。

91. 患者终止妊娠的方法可采用
A. 依沙吖啶羊膜腔注射
B. 水囊引产
C. 负压吸引术
D. 缩宫素引产
E. 天花粉羊膜腔引产
F. 米非司酮药物流产
G. 钳刮术

92. 患者若采用负压吸引术终止妊娠，手术可能出现的并发症为
A. 子宫穿孔
B. 羊水栓塞
C. 术中出血
D. 人工流产综合反应
E. 吸宫不全
F. 感染

93. 患者于负压吸引术后 1 周，突然阴道流血增多，伴腹痛，发热，查子宫稍大软，压痛（+），附件正常。为确诊应行的检查是
A. 血 hCG　　B. 宫腔镜
C. B 超　　D. 腹平片
E. 子宫造影　　F. 血常规

（94～96 题共用题干）

经产妇，32 岁，G_2P_1。现停经 30 周。既往有糖尿病史 3 年，孕期未行检查，自感胎动减少至胎动消失 4 周入院。查体：血压 140/100mmHg，心肺（－），宫高 22cm，腹围 80cm。B 超示宫内死胎，羊水 9cm；羊水指数 AFV 22cm。孕妇血型：Rh（－），血糖浓度 11mmol/L。

94. 关于羊水的描述，正确的是
A. 羊水和脐带也是胎儿附属物
B. 正常妊娠时羊水的产生与吸收处于动态平衡中
C. 羊水产生和吸收失衡，可导致羊水量异常
D. 妊娠期间羊水过多的发生率为 0.5%～1%
E. 多胎妊娠不会引起羊水过多
F. 羊水过少主要与羊水产生减少或羊水外漏增加有关

95. 该患者发生死胎的可能原因有
A. 脐带打结
B. 胎儿畸形
C. 母儿血型不合
D. 妊娠合并糖尿病
E. 脐带血管前置
F. 高龄初产
G. 脐带脱垂
H. 子宫张力过大

96. 对该患者的处理措施不正确的是
A. 完善辅助检查，特别是凝血功能的检测
B. 应用胰岛素控制血糖
C. 应用硫酸镁解痉治疗妊娠期高血压疾病
D. 死胎 80% 在 2～3 周内自然娩出，应等待
E. 死胎一经确诊，应尽早引产
F. 如出现凝血功能异常，应立即引产，防止凝血功能进一步恶化
G. 死胎易引起产后出血，术前积极备血
H. 剖宫产取胎

(97～100 题共用题干)

患者女，28 岁。婚后 5 年未孕，经期腹痛 3 年。平素月经规律，近 3 年出现经期腹痛，并渐进性加重。男方精液检查未见明显异常。妇科检查：外阴、阴道、子宫颈未见异常；子宫后倾后屈位，大小正常，后壁、颈峡部可及触痛性结节；右侧附件区可触及一囊肿，大小约 8cm×5cm，活动差。左侧附件未触及明显异常。

97. 该病例引起不孕的原因最有可能为
A. 输卵管阻塞
B. 子宫内膜异位症
C. 排卵功能障碍
D. 免疫因素
E. 内分泌因素
F. 年龄因素

98. 为明确诊断，应进一步做的检查是
A. 宫腔镜检查
B. 超声检查
C. 内分泌检查
D. 输卵管碘油造影
E. 血 CA125
F. 腹部 X 线检查

99. 如超声提示右侧卵巢巧克力囊肿可能性大，采取的处理措施是
A. 药物治疗
B. 期待妊娠
C. 根治术
D. 根治术，术后内分泌治疗
E. 保留生育功能手术，术后内分泌治疗
F. 保留卵巢功能手术

100. 若手术治疗，最佳的治疗方案为
A. 腹腔镜下剥除右侧卵巢囊肿＋输卵管通液术，术后内分泌治疗
B. 腹腔镜下剥除右侧卵巢囊肿
C. 经腹右侧卵巢囊肿剥除术
D. 腹腔镜下右侧附件切除术
E. 经腹右侧附件切除术
F. 经腹双侧附件切除术

全真模拟试卷（四）

一、单选题：每道试题由1个题干和5个备选答案组成，题干在前，选项在后。选项A、B、C、D、E中只有1个为正确答案，其余均为干扰选项。

1. 卵巢表面覆盖有
   A. 腹膜　　B. 结缔组织
   C. 生发上皮　　D. 卵巢间质
   E. 卵巢白膜

2. 以下关于中期妊娠的检查与体征，叙述不正确的是
   A. 子宫增大与孕周相符
   B. 从孕早期至孕中期胎动逐渐增多
   C. 孕妇自孕20周左右自觉有胎动
   D. 孕18～20周后听诊可听到胎儿心音
   E. 孕20周以后可经腹壁触及宫内胎体

3. 初孕妇，26岁，末次月经日期记不清。自觉5周前出现胎动，检查子宫长度为23cm。比较符合实际的妊娠周数应该是
   A. 12～14周　　B. 15～17周
   C. 18～20周　　D. 21～23周
   E. 24～26周

4. 男童，1岁。1岁以内头围增长迅速，现头围55cm，以下评价最可能的是
   A. 生长发育良好
   B. 营养状况不良
   C. 怀疑脑积水
   D. 怀疑克汀病
   E. 怀疑脑发育不良

5. 关于妊娠期的子宫变化，以下叙述不正确的是
   A. 子宫各部的增长速度不一
   B. 妊娠晚期大多数子宫不同程度左旋
   C. 妊娠12周以后增大的子宫底超出盆腔
   D. 自妊娠早期开始子宫出现不规律无痛性收缩
   E. 妊娠12周以后子宫峡部逐渐伸展、拉长、变薄，逐渐形成子宫下段

6. 有关Rh母儿血型不合的产前诊断，以下叙述不正确的是
   A. Rh阴性孕妇孕期均应密切监测血型抗体
   B. 羊水中胆红素显著增高提示胎儿溶血病情严重
   C. B超检查提示胎儿周身皮肤包括头皮厚度增加，呈双线回声
   D. 重度胎儿水肿可并发腹水
   E. 抗体效价上升者提示胎儿可能受累

7. 正常产妇，产后4天，双侧乳房胀痛，没有明显的红肿，体温略高，乳汁量少，首先应该考虑的措施是
   A. 少进食
   B. 产妇乳房畸形
   C. 用吸奶器吸乳
   D. 应给予回奶处理
   E. 让新生儿多吸吮双乳

8. 初产妇，28岁，妊娠36⁺周，发现血压升高3周。突起腹痛伴阴道流血。查体：脉搏100次/分，血压130/90mmHg，腹肌紧张，子宫持续收缩，硬如板状，子宫底压痛，胎位、胎心不清，阴道少量流血。Hb 75g/L，WBC16 $\times 10^9$/L，N 0.85，尿蛋白（++）。宜

诊断为

A. 先兆早产　　B. 先兆子宫破裂

C. 胎盘早剥　　D. 前置胎盘

E. 以上都不是

9. 在妊娠期高血压疾病治疗中，不必停止静滴硫酸镁的情况是

A. 膝反射消失

B. 呼吸 12 次/分

C. 心率 100 次/分

D. 尿量 15ml/h

E. 血清镁离子浓度为 3. 8mmol/L

10. 初产妇，28 岁，现妊娠 39 周。查体：规律宫缩 10 小时，查宫口扩张 6cm，LOA，先露 S^{+1}，胎心 140 次/分，胎儿监护 NST 有反应型。需要进一步处理的是

A. 催产素加强宫缩

B. 给予子宫颈封闭

C. 肌注哌替啶

D. 严密观察产程

E. 超声评估胎儿大小

11. 关于正常分娩第一产程的临床经过，以下叙述正确的是

A. 自然破膜多发生于胎头衔接于骨盆入口处

B. 生理缩复环有时可以达到脐上两指

C. 初产妇应是子宫颈管消失后，子宫颈口才扩张

D. 嘱产妇无宫缩时加用腹压

E. 每隔 8 小时听胎心 1 次

12. 有闭经溢乳表现的不孕症妇女进行内分泌检查时，以下检查不必要的是

A. LH　　B. FSH

C. E_2　　D. PRL

E. β－hCG

13. 初产妇，32 岁，现孕半年多。产前检查时，发现其有梅毒螺旋体感染。对此感染，以下叙述不恰当的是

A. 孕妇患早期梅毒时可通过胎盘传给胎儿

B. 妊娠合并梅毒引起死胎、早产与胎盘病变有关

C. 梅毒螺旋体抗原血清实验是梅毒常规筛查方法

D. 未接受治疗的梅毒患者在感染后 1～2 年内传染性最强

E. 早期主要表现为皮肤损害，晚期能侵犯心血管、神经系统等重要脏器

14. 有关产褥期的处理，以下叙述正确的是

A. 每日用 1/5000 高锰酸钾液抹洗会阴

B. 产后 1 小时可让产妇进流质或清淡半流质，以后正常进食

C. 子宫复旧不良最关键的是给予抗生素

D. 产后 4 小时未排尿应立即导尿

E. 产后多于 1 周后行会阴部拆线

15. 患者女，15 岁。因“外阴皮肤局部变白”就诊，其余无不适。查体：会阴部多发白色斑片，境界清楚，发白皮肤光泽、弹性正常，全身其他部位无脱色素改变。患者最可能的诊断是

A. 外阴白化病

B. 外阴癌

C. 外阴硬化性苔藓

D. 外阴白癜风

E. 外阴慢性单纯性苔藓

16. 胎儿娩出后 3 分钟，产妇出现多量阴道活动性流血，最可能是

A. 胎盘部分剥离

B. 阴道静脉破裂

C. 宫颈裂伤

D. 宫缩乏力
E. 凝血功能障碍

17. 关于葡萄胎的处理，以下叙述不正确的是
A. 一经确诊，应尽快清宫
B. 当子宫小于妊娠14周大小时可直接切除子宫
C. 1周后必须行第二次刮宫
D. 刮出物应常规送病理检查
E. 取材应注意选择近宫壁种植部位新鲜无坏死的组织送检

18. 关于顽固难治性外阴阴道假丝酵母菌病的治疗，以下叙述不正确的是
A. 应检查是否有糖尿病
B. 应常规治疗性伴侣
C. 如长期应用抗生素应停用
D. 口服广谱抗真菌药
E. 可适当使用免疫增强剂

19. 初产妇，26岁，现孕33周，用胰岛素治疗糖尿病，今晨5时清醒，心悸、出汗。此时最有效的处理措施是
A. 检测血糖
B. 检测尿糖及酮体
C. 进食
D. 静脉注射胰岛素
E. 测量体温

20. 分段诊刮的操作正确的是
A. 为防止穿孔，宫底部最好不刮
B. 必须进行全面的刮宫，以获取足够的组织
C. 必须首先探查宫腔深度
D. 先刮宫颈管，再刮宫腔，分别送病理检查
E. 先刮宫腔，再刮宫颈管，分别送病理检查

21. 下列卵巢良性肿瘤中分泌雌激素的是
A. 纤维瘤
B. 成熟畸胎瘤
C. 卵泡膜细胞瘤
D. 浆液性囊腺瘤
E. 黏液性囊腺瘤

22. 最适于进行经腹输卵管结扎术的时间是
A. 月经来潮前3～4天
B. 足月产后4天
C. 难产后72天
D. 人流后3天
E. 月经后3～4天

23. 患者，女，48岁，放置宫内节育器10年，近6个月出现不规则阴道流血。妇科检查：宫颈光滑，宫体正常大，表面光滑，附件区未触及包块，宫颈细胞学检查无异常，对症治疗无明显改善。首选的治疗措施是
A. 止血药治疗
B. 抗生素治疗
C. 人工周期治疗
D. 取出宫内节育器
E. 取出宫内节育器+分段诊刮

24. 先天性无阴道是因为
A. 两侧副中肾管发育不全
B. 两侧副中肾管未完全融合
C. 两侧副中肾管完全融合，其尾端中隔未消失或未完全消失
D. 尿生殖窦上皮未能贯穿前庭部所致
E. 尿生殖窦未参与形成阴道下段

25. 妇科腹腔镜手术时的体位为
A. 侧卧位
B. 俯卧位
C. 头低臀高且倾斜15°～25°
D. 头低臀高且倾斜10°～15°
E. 头高臀低且倾斜10°～15°

二、多选题：每道试题由 1 个题干和 5 个备选答案组成，题干在前，选项在后。选项 A、B、C、D、E 中至少有 2 个正确答案。

26. 关于子宫解剖的描述，正确的是
A. 子宫分为子宫颈、子宫底和子宫角
B. 非孕时子宫峡部长 1cm
C. 子宫肌层分三层，外纵内环，中间交织
D. 子宫颈阴道部为复层鳞状上皮覆盖
E. 子宫腔的最低部位为解剖学内口

27. 关于分娩发动的内分泌控制理论，以下叙述正确的是
A. 血中缩宫素浓度升高
B. 缩宫素结合到子宫肌上的缩宫素受体
C. 子宫前列腺素合成增加是分娩启动的重要因素
D. 足月时缩宫素刺激子宫内前列腺素生物合成
E. 分娩启动时子宫平滑肌由非活跃状态向活跃状态转化

28. 关于臀位妊娠，以下处理不恰当的是
A. 破水后应严密注意胎心变化
B. 孕 32 ~ 34 周可施行外倒转术
C. 骨盆入口轻度狭窄时可给阴道试产机会
D. 临产后禁止肥皂水灌肠
E. 破膜见羊水胎粪污染，应考虑胎儿窘迫

29. 产褥感染确定病原体的方法有
A. 血 CRP
B. 微生物的培养
C. 分泌物的涂片检查
D. 分泌物的性质
E. 病原体抗原和特异性抗体检测

30. 胎盘可产生的激素包括
A. 雌激素　　B. 孕激素
C. hCG　　D. 缩宫素
E. 抗利尿激素

31. 产褥期，以下器官逐渐恢复或接近正常未孕状态的是
A. 输尿管　　B. 子宫
C. 阴道　　D. 乳房
E. 外阴

32. 分娩过程中促使胎头下降的因素有
A. 宫缩时羊水传导，压力经胎轴传至胎头
B. 宫缩时子宫底直接压迫胎臀
C. 胎体伸直、伸长
D. 腹肌收缩，腹压增加
E. 肛提肌收缩力

33. 妊娠合并心脏病早期心力衰竭的表现是
A. 轻微活动后即感胸闷、气促
B. 休息状态下心率超过 110 次/分，呼吸超过 20 次/分
C. 夜间有端坐呼吸
D. 剧烈活动后胸闷、气促
E. 肺底部有少量小水泡音，咳嗽后不消失

34. 与副中肾管衍化物发育不全所致异常有关的是
A. 处女膜闭锁　　B. 阴道纵隔
C. 痕迹子宫　　D. 单角子宫
E. 输卵管发育异常

35. 促排卵治疗可以采用
A. 氯米芬
B. hMG - hCG 方案
C. 雌激素 + 孕酮方案
D. GnRH
E. 溴隐亭

36. 关于足月妊娠胎膜早破的处理措施，正确的是
A. 超过 12 小时应给予抗生素预防感染
B. 破膜后 2 ~ 12 小时无宫缩时应给予引产
C. 破膜时应注意羊水的颜色和性状
D. 经常进行阴道检查
E. 尽早剖宫产终止妊娠

37. 关于胎盘部位滋养细胞肿瘤的病理特征，叙述不正确的是
A. 肿瘤呈实性，生长方式只呈结节息肉型
B. 不侵犯肌层
C. 无绒毛结构
D. 主要由中间型滋养细胞组成
E. 多数肿瘤细胞可产生人胎盘催乳素（hPL），免疫组化 hPL 均阳性

38. 以下不符合外阴慢性单纯性苔藓病理改变的是
A. 表皮角化过度和角化不全
B. 棘细胞层规则增厚
C. 上皮细胞层次排列紊乱，极性消失
D. 上皮细胞大小和核形态正常
E. 上皮脚间的真皮乳头有淋巴细胞及少量浆细胞浸润

39. 临床上卵巢肿瘤考虑恶性可能性大的条件包括
A. 有腹水征
B. 肿物系实性
C. 肿物形状不规则
D. 肿物在子宫前方
E. 以上均是

40. 有关均小骨盆的描述不正确的是
A. 形态属女型骨盆
B. 多见于身材矮小、体型相称的妇女
C. 估计胎儿不大，头盆相称者可给试产机会
D. 胎儿较大者应经阴道分娩
E. 均需剖宫产

41. 胎盘部位滋养细胞肿瘤的临床表现有
A. 闭经后规则的阴道流血或月经过多
B. 腹痛、溢乳
C. 伴有转移部位症状
D. 女性男性化
E. 红细胞增多症

42. 输卵管通液术的适应证为
A. 不孕症，疑有输卵管堵塞
B. 评价输卵管再通术的效果
C. 了解宫腔形态
D. 了解宫口是否松弛
E. 疏通输卵管黏膜轻度炎症

43. 以下属于卵巢良性肿瘤的有
A. 皮样囊肿　　B. 无性细胞瘤
C. 纤维瘤　　D. 颗粒细胞瘤
E. 卵泡膜细胞瘤

44. 关于脐带帆状附着的临床表现，恰当的是
A. 胎心率不规则，甚至消失
B. 胎膜破裂时，发生无痛性阴道流血
C. 血涂片上可以找到有核红细胞或幼红细胞
D. 胎膜破裂时，产妇出现腹痛
E. 血涂片上可以找到陈旧性红细胞

45. 米非司酮配伍米索前列醇终止妊娠的适应证包括
A. 妊娠 2 个月内
B. 多次人工流产，对手术有恐惧心理
C. 剖宫产术后半年内，哺乳期
D. 瘢痕子宫、宫颈发育不良
E. 严重骨盆畸形

46. 输卵管癌较常见的症状为
A. 间歇性阴道排液

B. 下腹隐痛
C. 腹部包块
D. 腹腔积液
E. 接触性出血

47. 关于慢性子宫颈炎的描述，正确的是
A. 慢性炎症长期刺激可致子宫颈肥大
B. 子宫颈息肉为子宫颈管腺体和间质的局限性增生
C. 多为急性子宫颈炎未治疗或治疗不彻底
D. 病原体主要为葡萄球菌、链球菌、大肠埃希菌及厌氧菌
E. 必须以全身治疗为主

48. 育龄妇女，一侧下腹痛伴阴道流血，后穹窿穿刺为不凝的血液。应考虑的诊断为
A. 卵巢恶性肿瘤
B. 盆腔炎性渗液
C. 黄体囊肿破裂
D. 子宫内膜异位症
E. 异位妊娠

三、共用题干单选题：以叙述一个以单一患者或家庭为中心的临床情景，提出 2～6 个相互独立的问题，问题可随病情的发展逐步增加部分新信息，每个问题只有 1 个正确答案，以考查临床综合能力。答题过程是不可逆的，即进入下一问后不能再返回修改所有前面的答案。

（49～50 题共用题干）

患者女，66 岁。因“不规则阴道出血”就诊。查体：子宫颈刮片细胞核增大，核浆比例失常，核大小不等，形态各异，核深染，可见双核。

49. 最可能的诊断为
A. 子宫颈糜烂
B. 子宫颈尖锐湿疣
C. 子宫颈不典型增生
D. 子宫颈癌
E. 子宫颈息肉

50. 为明确诊断，首选的检查是
A. B 超检查　　B. 子宫镜
C. CT 检查　　D. 阴道镜下活检
E. 碘试验

（51～53 题共用题干）

患者女，40 岁。子宫肌瘤病史 5 年。因“感尿频 2 个月，今晨排尿前摸到下腹部一实性包块”就诊。

51. 采集病史时应特别注意询问的内容是
A. 月经量　　B. 婚育史
C. 痛经　　D. 末次月经
E. 腹痛、腹泻情况

52. 妇科检查的重点是
A. 外阴情况
B. 双附件情况
C. 子宫位置与大小
D. 子宫颈形态
E. 白带性状

53. 最常用的辅助诊断手段是
A. 宫腔镜　　B. 腹腔镜
C. 盆腔 B 超　　D. 腹腔 CT
E. 腹部 X 线平片

（54～56 题共用题干）

患者女，51 岁，绝经 2 年。因“阴道流血 1 个月”入院。妇科检查：外阴阴道萎缩不明显，子宫颈光滑，子宫正常大小，右侧附件区可及 8cm×8cm×5cm 大椭圆形韧性包块，活动度好，左侧附件正常。阴道脱落细胞提示高雌激素水平，诊断性刮宫提示颈管未见异常，内膜病理为腺囊性增生。

54. 此患者的诊断应首先考虑为
A. 异常子宫出血

B. 卵巢皮样囊肿
C. 右侧附件炎性包块
D. 卵巢卵泡膜细胞瘤
E. 子宫内膜癌

55. 患者入院3日，突然下腹剧痛，拒按，伴恶心、呕吐2次，再次盆腔检查，右侧附件包块增大，10cm × 9cm × 7cm，张力大，明显触痛，不活动，左侧（-）。其治疗原则是
A. 立即行手术治疗
B. 继续抗感染治疗
C. 再次行B超检查
D. 征求家属意见后再采取措施
E. 立即给予止痛对症治疗

56. 如果手术治疗，最恰当的术式是
A. 全子宫切除+双附件切除
B. 患侧附件切除术
C. 肿瘤切除术
D. 子宫次全切除+双附件切除术
E. 子宫全切除+患侧附件切除术

（57～59题共用题干）

患者女，16岁，14岁初潮。自述月经期第1天下腹痛最剧，伴恶心、呕吐，持续2～3天缓解，月经持续5天，经血通畅。

57. 最可能的诊断为
A. 经血潴留　B. 生殖道畸形
C. 原发性痛经　D. 继发性痛经
E. 功能失调性子宫出血

58. 原发性痛经应与应与以下疾病鉴别，除外
A. 子宫内膜异位症
B. 处女膜不全闭锁
C. 子宫腺肌病
D. 残角子宫
E. 宫腔粘连

59. 肛门检查：子宫正常大小，双侧附件（-），考虑诊断为原发性痛经，最常用的治疗方案是
A. 取半卧位休息
B. 下腹部热敷
C. 口服避孕药
D. 哌替啶注射止痛
E. 前列腺素合成酶抑制剂

（60～63题共用题干）

初产妇，31岁，现孕42^{+1}周，缩宫素2.5U缓慢静脉滴注诱导产程发动。21小时后行会阴侧切以枕前位分娩出一男婴，体重3300g。胎儿娩出后3分钟，开始阴道少量流血；胎儿娩出20分钟时，出血量累计达500ml。

60. 最可能的诊断是
A. 子宫颈裂伤
B. 子宫收缩乏力
C. 凝血功能障碍
D. 胎盘粘连引起产后出血
E. 会阴裂伤

61. 检查发现子宫轮廓不清、收缩不良、阴道流血量增多，胎盘尚未娩出。此时需进一步采取的措施是
A. 阴道检查子宫颈、阴道裂伤程度
B. 麦角新碱宫体注射
C. 按摩子宫
D. 不予处理，继续观察5分钟
E. 徒手剥离胎盘

62. 胎盘娩出后，检查胎盘、胎膜完整，无残留。阴道流血量仍较多，子宫收缩不佳。下一步应进行的操作是
A. 采血做血液凝集功能检查
B. 缩宫素静脉滴注
C. 麦角新碱子宫体直接注射
D. 结扎子宫动脉上行支
E. 按摩子宫同时给予缩宫素静脉滴注

63. 经处理后子宫收缩强度改善不明显。产后2小时患者出现头晕乏力、口渴、颜面苍白，血压下降85/40mmHg，心率102次/min。为了避免发生DIC，应立即进行的操作是

A. 给予5%碳酸氢钠250ml静脉滴注
B. 静脉给予林格液1000ml
C. 给予输血
D. 米索前列醇400μg舌下含服
E. 肌内注射阿托品1mg

（64～65题共用题干）

患者女，43岁。G_3P_1，进行性痛经10年。近2年发现右下腹有一逐渐增长的包块，经期有发热及性交痛。查体：阴道后穹窿有2个直径分别为1.0cm及1.5cm触痛结节；子宫后位，固定、正常大小，双骶韧带增粗，触痛（+）；子宫右侧后方有12cm×10cm×12cm大小、触痛（+）的包块。

64. 可能的诊断是

A. 炎性包块
B. 卵巢恶性肿瘤
C. 子宫内膜异位症
D. 子宫浆膜下肌瘤
E. 陈旧性宫外孕

65. 此患者的治疗方式是

A. 药物保守治疗
B. 全子宫+右附件切除术
C. 全子宫+双附件切除术
D. 单纯右附件切除术
E. 双侧附件切除术

四、案例分析题：每道案例分析题至少3～12问。每问的备选答案至少6个，最多12个，正确答案及错误答案的个数不定。考生每选对一个正确答案给1个得分点，选错一个扣1个得分点，直至扣至本问得分为0，即不含得负分。案例分析题的答题过程是不可逆的，即进入下一问后不能再返回修改所有前面的答案。

（66～69题共用题干）

患者女，26岁，已婚，G_0P_0。因“停经45天，恶心呕吐5天”于4月10日入院，平时月经周期不规律30～40天，4天干净，末次月经于2月23日。既往有“胃病”史，否认糖尿病史。5天前出现嗜睡、乏力、乳胀、恶心、伴呕吐，为胃内容物，频繁，不能进食，无腹泻及大便、血液，偶有下腹坠痛，无阴道出血。

66. 为了明确诊断，该患者首先应作哪些检查

A. 血常规
B. 尿常规
C. 大便常规
D. 尿妊娠试验
E. 血清淀粉酶测定
F. 血糖测定

67. 该患者尿常规示尿酮体（++），尿妊娠试验阳性，考虑诊断为

A. 葡萄胎　B. 妊娠剧吐
C. 先兆流产　D. 急性胃炎
E. 急性盆腔炎　F. 不完全流产

68. 为确诊，进一步进行的检查是

A. 胸片　B. 肝肾功能
C. 妇科B超　D. 妇科检查
E. 血糖测定　F. 血压测定

69. 经诊断为妊娠剧吐，首先应进行的处理是

A. 保胎
B. 清宫术
C. 药物流产
D. 人工流产
E. 补充能量，输液支持对症
F. 不做任何措施

（70～75题共用题干）

初产妇，24岁，现孕38周。因“阴道流液2小时”入院。

70. 查体：血压120/80mmHg，未触及宫缩，头先露，胎心145次/分。有助于明确诊断的检查是
A. 阴道液 pH＞7.0
B. 阴道液涂片未见羊齿状结晶
C. 阴道液苏丹染色可见橘黄色脂肪小粒
D. 肛查推胎头可见有羊水流出
E. 阴道液涂片可见羊齿状结晶
F. 阴道液 pH 为5.5

71. 查阴道液 pH＞7.0，阴道液涂片可见羊齿状结晶。此时可能的诊断是
A. 宫内孕38周胎膜早破
B. 宫内孕38周早产临产，胎膜早破
C. 宫内孕38周先兆临产，胎膜早破
D. 宫内孕38周先兆流产，张力性尿失禁
E. 宫内孕38周先兆流产，合并阴道炎
F. 宫内孕38周先兆早产，胎膜早破

72. 该患者急需进一步做的辅助检查包括
A. B超　　B. 血常规
C. 尿常规　　D. CT
E. 凝血四项　　F. 肝肾功能
G. 胎心监护

73. 若血常规提示：WBC 12×10^9/L，N 86%，超声示羊水指数7.6cm，NST有反应型。患者骨盆测量正常，子宫颈成熟，胎儿不大。下一步处理为
A. 预防性应用抗生素
B. 行剖宫产
C. 阴道分娩
D. 期待疗法
E. 吸氧
F. 大量补液，增加羊水
G. 行缩宫素引产

74. 患者入院15小时出现不规则腹阵痛，夜间明显，伴有阴道少量流血。该患者最可能的诊断是
A. 先兆临产　　B. 临产
C. 胎盘早剥　　D. 前置胎盘
E. 先兆子宫破裂　　F. 子宫破裂

75. 患者入院后20小时出现腹阵痛5～6分钟1次，持续30～35秒，胎心140次/分，肛查宫口开大1cm，头 S^{+1}。下列处理正确的是
A. 密切观察宫缩及胎心音
B. 注射哌替啶
C. 灌肠
D. 人工破膜了解羊水性状
E. 立即剖宫产
F. 抑制宫缩

（76～83题共用题干）

患者女，55岁。绝经5年。因“不规则阴道流血3日”就诊。妇科检查：子宫颈光滑，子宫体中位比正常稍大，两侧附件正常。

76. 最可能的诊断是
A. 子宫肌瘤
B. 卵巢肿瘤
C. 子宫颈癌
D. 子宫内膜癌
E. 子宫内膜息肉
F. 卵巢 Krukenberg 瘤

77. 为明确诊断，首先应做的辅助检查有
A. 子宫颈刮片细胞学检查
B. B超检查
C. 阴道镜检查
D. 腹腔镜检查
E. 诊断性刮宫术
F. 内分泌检查

78. 入院后行分段诊刮术，发现子宫颈管无明显异常，子宫腔深 9cm，病理报告：子宫内膜样癌。引起子宫内膜癌可能的原因是
   A. 长期持续的雌激素刺激
   B. 遗传因素
   C. 肥胖、高血压、糖尿病患者发病率高
   D. 不孕、不育妇女发生率高于正常人
   E. 易发生于绝经延迟的妇女
   F. 与种族、地理环境有关
   G. 与多产、过早性生活、性生活紊乱有关

79. 子宫内膜癌的病理类型有
   A. 癌肉瘤　B. 内膜样癌
   C. 黏液性癌　D. 浆液性癌
   E. 透明细胞癌　F. 鳞腺癌

80. 该患者诊刮示子宫内膜样癌。术后的病理报告示子宫颈间质见子宫内膜样癌。该患者子宫内膜癌的分期为
   A. ⅠC 期　B. ⅠA 期
   C. ⅠB 期　D. Ⅱ期
   E. ⅢA 期　F. ⅢB 期
   G. ⅢC 期

81. 子宫内膜癌的早期临床表现不包括
   A. 极早期常无明显症状，仅在普查时偶然发现
   B. 阴道流血，主要表现为绝经后的阴道流血
   C. 尚未绝经者可表现经量增多、经期延长或经间期出血
   D. 阴道排液增多，多为浆液血性排液
   E. 贫血、消瘦
   F. 发热、全身衰竭

82. 需与子宫内膜癌进行鉴别的疾病有
   A. 输卵管癌
   B. 萎缩性阴道炎
   C. 子宫内膜息肉
   D. 子宫黏膜下肌瘤
   E. 内生型子宫颈癌
   F. 子宫肉瘤
   G. 围绝经期功能失调性子宫出血

83. 肿瘤侵犯子宫颈间质。此患者恰当的手术范围是
   A. 全子宫切除术
   B. 广泛全子宫切除术
   C. 筋膜外全子宫切除术 + 双附件切除术
   D. 改良广泛性子宫切除 + 双侧附件切除及盆腔和腹主动脉旁淋巴结切除
   E. 广泛全子宫切除术 + 双侧盆腔淋巴结清扫术
   F. 筋膜外全子宫切除术 + 双附件切除术 + 盆腔淋巴结清扫术

（84～89 题共用题干）

患者女，37 岁。产后 4 小时伤口疼痛，里急后重，排黄稀便 1 次。镜检无红细胞，血压 90/50mmHg，阴道出血不多，贫血貌。

84. 患者最可能的诊断为
   A. 子宫收缩不良　B. 胎盘残留
   C. 产褥感染　D. 子宫破裂
   E. 阴道壁血肿　F. 子宫颈裂伤
   G. 产后循环衰竭

85. 进一步的处理措施有
   A. 吸氧
   B. 抗感染
   C. 输液、输血
   D. 输晶体平衡液及胶体液
   E. 输高渗盐水
   F. 缩宫素加强子宫收缩

86. 正确的预防措施是
   A. 产后在产房观察 2 小时
   B. 产后仔细检查软产道

C. 正确掌握后、侧切指征
D. 防止急产
E. 产程开始即应用抗生素
F. 缝合超过裂口尖端0.5cm
G. 认真保护会阴

87. 检查发现阴道后壁巨大血肿，未达直肠。以下处理措施正确的是
A. 必要时可经腹联合阴式清除血肿
B. 立即切开清除血肿
C. 缝合第一针应与裂口顶端平齐
D. 彻底缝合止血，术后可置橡皮引流
E. 敞开伤口以利于引流
F. 注意防治感染
G. 缝合时越深越好，以免留下无效腔

88. 术后数小时内发现血肿再次形成，应考虑
A. 不宜再行肛查
B. 延伸至腹部的血肿未处理
C. 可能由于大量失血导致凝血功能异常
D. 需消毒后进行阴道检查
E. 缝合不彻底，遗留无效腔
F. 膀胱尿潴留引起

89. 术后数小时内发生血肿再次形成，进一步的处理是
A. 加强会阴护理，减少感染概率
B. 压迫止血，纱布填塞阴道
C. 再次清除血肿，彻底缝合
D. 静脉输液，加强抗炎、止血
E. 必要时剖腹探查
F. 凝血功能检查，异常者补充凝血因子等

(90～93 题共用题干)

患者女，29 岁。主诉“痛经 3 年，未避孕未孕 2 年”。平素月经规律，多次测 BBT 为双相型。妇科检查：子宫直肠陷凹扪及触痛性结节，子宫正常大小，右附件区可扪及一直径 6cm 大小张力高、固定的囊性包块，与子宫分界不清，左附件区未见异常。B 超示子宫正常，右附件区有一 6.7cm×5.4cm 大小的囊性包块，内部可见致密光点。患者曾行子宫输卵管碘油造影，显示双侧输卵管通畅，盆腔弥散欠佳。血 CA125 为 68.3U/ml。

90. 此患者不孕的原因可能是
A. 无卵泡发育
B. 输卵管不通畅
C. 慢性盆腔炎症
D. 子宫内膜发育不良
E. 黄体功能不足
F. 未破裂卵泡黄素化综合征

91. 主要应考虑的诊断为
A. 不孕症
B. 卵巢恶性肿瘤
C. 子宫内膜异位症
D. 盆腔结核
E. 子宫肌瘤
F. 慢性盆腔炎

92. 确诊的最好方法是
A. 宫腔镜检查　B. 腹腔镜检查
C. 阴道镜检查　D. 分段诊刮术
E. 盆腔 CT 检查　F. 后穹窿穿刺术

93. 腹腔镜探查见子宫骶韧带见多个紫蓝色小点，右卵巢有直径 6cm 大小囊性包块，壁厚，色白，包块与子宫右侧壁、阔韧带后叶粘连，其内为巧克力样液体。适宜的手术方式为
A. 药物保守治疗
B. 右卵巢切除术
C. 右附件切除术
D. 全子宫＋双附件切除术
E. 双附件切除术
F. 卵巢子宫内膜异位囊肿剥除＋盆腔子宫内膜异位灶电灼术

（94～97 题共用题干）

患者女，47 岁，G_3P_1。因“月经紊乱伴经量增多半年”就诊。既往月经 4～5 日/28～32 日，现月经 7～10 日/15～45 日，LMP 2022 年 7 月 20 日，量多有血凝块。查体：轻度贫血貌，全身皮肤黏膜无出血点和瘀斑。子宫略增大，双附件未扪及异常。

94. 该患者的诊断可能为
   A. 子宫肌瘤
   B. 子宫内膜癌
   C. 子宫内膜息肉
   D. 异常子宫出血
   E. 葡萄胎
   F. 早期流产

95. 首选检查是
   A. 子宫附件 B 超
   B. 性激素检查
   C. 盆腔 CT 检查
   D. 尿妊娠试验
   E. 诊断性刮宫术
   F. 分段诊断性刮宫术

96. 子宫附件 B 超示子宫腔内有一直径约 3cm 的低回声包块。下一步应进行的检查是
   A. 诊断性刮宫术
   B. 盆腔 CT 检查
   C. 尿妊娠试验
   D. 性激素检查
   E. 分段诊断性刮宫术
   F. 凝血功能检查

97. 分段诊刮报告为子宫内膜单纯型增生，患者出血的原因是
   A. 子宫内膜息肉
   B. 子宫肌瘤
   C. 子宫内膜癌
   D. 早孕流产
   E. 葡萄胎
   F. 异常子宫出血

（98～100 题共用题干）

初产妇，29 岁，现孕 32 周。因“3 周内阴道少量流血二次”入院。

98. 入院当日，无明显诱因突然阴道流血多于月经量，无腹痛，血压 100/80mmHg，脉率 96 次/分，宫高 30cm，腹围 85cm，臀先露，未入盆，胎心音清楚，144 次/分，偶有不规律轻微宫缩，孕前检查未见异常，无皮肤黏膜出血、瘀斑及鼻、牙龈出血史。初步诊断是
   A. 妊娠合并子宫颈癌
   B. 妊娠合并血液系统疾病
   C. 子宫颈息肉
   D. 妊娠期高血压疾病
   E. 前置胎盘
   F. 早产
   G. 胎盘早剥

99. 首选的紧急检查有
   A. 血小板测定　　B. 血常规
   C. 阴道检查　　D. B 超检查
   E. 凝血功能　　F. X 线检查
   G. 骨髓穿刺

100. 确诊后的处理方法不正确的有
   A. 绝对卧床休息
   B. 监测胎心和阴道流血
   C. 配血备用
   D. 使用地塞米松
   E. 注意纠正贫血
   F. 酌情使用硫酸镁
   G. 定期肛指检查
   H. 右侧卧位

全真模拟试卷（五）

一、单选题：每道试题由1个题干和5个备选答案组成，题干在前，选项在后。选项A、B、C、D、E中只有1个为正确答案，其余均为干扰选项。

1. 受精通常发生在
   A. 宫腔内
   B. 输卵管间质部
   C. 宫颈内口
   D. 输卵管伞部与壶腹部的连接处
   E. 输卵管壶腹部与峡部的连接处

2. 关于胎头径线，以下说法中不正确的是
   A. 临床上常用B型超声测双顶径判断胎儿大小
   B. 双顶径足月时平均值约9.3cm
   C. 正常分娩时，胎儿以枕颏径衔接
   D. 枕额径为鼻根至枕骨隆突的距离，妊娠足月时平均值约11.3cm
   E. 正常分娩时，胎头俯屈后以枕下前囟径通过产道

3. 关于妊娠期循环系统的生理改变，以下叙述不正确的是
   A. 孕妇心电图常出现电轴左偏
   B. 妊娠32周时心输出量的增加达高峰
   C. 多数孕妇心尖区可闻及Ⅰ～Ⅱ级柔和吹风样舒张期杂音，产后逐渐消失
   D. 妊娠早期及中期血压偏低，妊娠24～26周后血压轻度升高
   E. 妊娠对上肢静脉压无影响，孕妇易发生下肢、外阴静脉曲张和痔

4. 雌、孕激素在以下哪个方面具有协同作用
   A. 使宫颈黏液易呈拉丝状变化
   B. 促进输卵管蠕动
   C. 促进子宫收缩
   D. 促使阴道上皮细胞脱落
   E. 促使乳房和女性生殖器发育

5. 受精卵着床必须具备的条件不正确的是
   A. 透明带须消失
   B. 囊胚细胞滋养细胞必须分化出合体滋养细胞
   C. 囊胚和子宫内膜必须同步发育，且相互配合
   D. 母体体内必须有足够的雄激素
   E. 母体体内必须有足够的孕酮

6. 孕妇妊娠后期子宫增长速度最慢的部位是
   A. 子宫底部
   B. 子宫体部
   C. 子宫下段
   D. 子宫颈
   E. 子宫各部的增长速度基本相同

7. 患者女，26岁。因“停经48日，下腹痛及阴道多量流血已10小时”就诊。妇科检查：子宫稍大，宫口有胎盘组织堵塞。本例最有效的止血措施是
   A. 肌内注射止血药物
   B. 肌内注射维生素K_1
   C. 肌内注射或静脉滴注缩宫素
   D. 纱布填塞阴道压迫止血
   E. 尽早行刮宫术

8. 发现为臀先露的妊娠26周孕妇，应采取的处理措施为
   A. 胸膝卧位

B. 激光照射至阴穴
C. 外转胎位术
D. 内转胎位术
E. 暂不需处理

9. 关于衔接，以下说法不正确的是
A. 胎头双顶径进入骨盆入口平面，胎头颅骨最低点到达或接近坐骨棘水平称为衔接
B. 初产妇多在分娩开始后胎头衔接，部分经产妇在预产期前1～2周内胎头衔接
C. 胎头以半俯屈状态进入骨盆入口，以枕额径衔接
D. 枕左前位胎头矢状缝坐落在骨盆入口右斜径上
E. 枕左前位胎头枕骨在骨盆左前方

10. 关于围绝经期的内分泌变化，以下叙述正确的是
A. 最早变化是下丘脑和垂体功能退化
B. 促性腺激素分泌减少
C. GnRH 分泌增加与 LH 相平行
D. 绝经后卵巢主要产生雄烯二酮
E. 整个绝经过渡期雌激素呈逐渐下降趋势

11. 关于人绒毛膜促性腺激素（hCG）描述，正确的是
A. 为一种类固醇激素
B. 在受精卵着床后35日可自母血清中测出
C. 妊娠早期分泌量增加很快，妊娠中晚期达高峰
D. 约在产后42天内消失
E. 生殖细胞肿瘤及肺、肾上腺及肝脏肿瘤均可产生 hCG

12. 初产妇，25岁，现孕32周，近1周体重增加2kg，血压150/120mmHg，尿蛋白（+），心率110次/分，呼吸22次/分。此时不宜采用的治疗是
A. 解痉　　B. 降压
C. 镇静　　D. 利尿
E. 扩容

13. 患者女，18岁，因“卵巢肿瘤8cm”手术治疗。术中探查右侧结肠沟、大网膜散在粟粒样结节，活检快速病理提示“卵巢无性细胞瘤”。决定手术方式为
A. 患侧附件切除
B. 患侧附件切除＋大网膜
C. 患侧附件切除＋大网膜＋肉眼可见癌灶切除＋盆腔及腹主动脉旁淋巴结清扫
D. 患侧附件切除＋转移粟粒样结节切除
E. 双附件切除＋子宫＋大网膜＋肉眼可见癌灶切除＋盆腔及腹主动脉旁淋巴结清扫

14. 幼女外阴硬化性苔藓不宜选择
A. 服用复合维生素片
B. 忌食辛辣、过敏性食物
C. 丙酸睾酮局部应用
D. 1%氢化可的松局部应用
E. 暂观察随诊

15. 卵巢癌与慢性盆腔炎的鉴别诊断，关键应注意
A. B型超声检查
B. 妇科检查
C. 病史的全面采集
D. 腹腔镜探查
E. 剖腹探查

16. 妊娠合并梅毒治疗，若青霉素过敏，选用
A. 青霉素　　B. 红霉素
C. 庆大霉素　　D. 喹诺酮类
E. 多西环素

17. 新生儿出生1分钟时，其心率96次/分，律齐，呼吸浅，不规律，四肢活动好，吸痰时喉部仅有轻度反射，躯干皮肤红润，四肢紫，Apgar评分为
A. 9分　B. 8分
C. 7分　D. 6分
E. 5分

18. 患者女，30岁，月经4～5天/22～25天，连续流产4次，基础体温为不典型双相型曲线，上升缓慢，幅度偏低，升高时间仅维持9～10天即下降。应考虑诊断为
A. 正常
B. 子宫内膜炎
C. 黄体功能不全
D. 无排卵性异常子宫出血
E. 子宫内膜不规则脱落

19. 鉴别侵蚀性葡萄胎和绒毛膜癌，以下叙述正确的是
A. 有黄素囊肿者为侵蚀性葡萄胎
B. 子宫标本镜下未见绒毛结构，仅能见到成团的滋养细胞者为绒毛膜癌
C. 侵蚀性葡萄胎都有肺内转移，而绒毛膜癌无肺内转移
D. 两者发病都可继发于足月产或流产后
E. 葡萄胎清宫后间隔半年以上者为绒毛膜癌

20. 哺乳期妇女避孕应在产后
A. 6周　B. 12周
C. 18周　D. 24周
E. 30周

21. 产妇，23岁，现处于哺乳期。产后10周无月经来潮，应采取的避孕措施是
A. 产妇仍处在产褥期禁止性交
B. 处于哺乳期没有排卵不用避孕
C. 工具避孕
D. 药物避孕
E. 皮下埋植避孕

22. 关于子宫破裂，以下叙述正确恰当的是
A. 均发生在分娩期
B. 破裂部分均在子宫下段
C. 患者子宫破裂表现不明显
D. 不完全性子宫破裂需严密观察方能发现
E. 使用子宫收缩药与子宫破裂无关

23. 女性，26岁，孕2～3个月反复自然流产3次，月经规律，基础体温曲线呈双相型，丈夫精液检查正常，建议行子宫输卵管碘油造影检查（HSG）。目的是确定
A. 输卵管是否通畅
B. 是否存在黄体功能不全
C. 是否存在输卵管结核
D. 是否存在免疫异常
E. 是否存在子宫畸形如纵隔、双角、单角子宫等

24. 以下不属于围绝经期保健的是
A. 行肛提肌锻炼，加强盆底组织的支持力
B. 每年定期体检，预防妇科肿瘤
C. 加强身体锻炼，合理应用激素类药物
D. 避孕至月经停止12个月以后
E. 重视蛋白质、维生素及微量元素的摄入

25. 宫腔镜检查最佳时间为
A. 月经干净后7天内
B. 月经干净后3天
C. 月经前3天
D. 经前7天
E. 月经周期任何时候

二、多选题：每道试题由 1 个题干和 5 个备选答案组成，题干在前，选项在后。选项 A、B、C、D、E 中至少有 2 个正确答案。

26. 关于妊娠期母体的新陈代谢，以下叙述正确的是
A. 基础代谢率在妊娠早期稍增高，妊娠中期逐渐下降
B. 妊娠 12 周前体重常无明显变化
C. 妊娠期可致妊娠期糖尿病的发生
D. 妊娠期血中酮体减少
E. 妊娠期孕妇体内需储备足够的蛋白质

27. 关于青春期的描述，恰当的是
A. 肾上腺功能初现
B. 规律性的月经周期出现，是此期重要的标志
C. 乳房萌发是女性第二性征的最初特征
D. 可出现生长加速
E. 此期出现性意识，情绪和智力发生明显变化

28. 与原发性输卵管癌预后有关的因素是
A. 病理分级
B. 临床分期
C. 初次术后残留灶大小
D. CA125 术前水平
E. 输卵管浸润深度

29. 有助于诊断无排卵性异常子宫出血的辅助检查有
A. 基础体温单相
B. 子宫颈黏液拉丝见椭圆小体
C. 基础体温双相
D. 月经后半期血孕酮测定
E. 月经前子宫颈黏液结晶检查见羊齿叶状结晶

30. 确诊过期妊娠，下列情况中应立即终止妊娠的是
A. 宫颈 Bishop 评分 9 分
B. 胎儿估计 2500g
C. 胎动 12 小时累计数 10 次
D. 生物物理评分 8 分
E. AFI 4cm

31. 对异常子宫出血的诊断有帮助的是
A. BBT 测定
B. 子宫内膜活检
C. 宫颈黏液结晶检查
D. 血 FSH、LH 测定
E. 宫颈涂片

32. 关于子宫痉挛性狭窄环的描述，不正确的是
A. 子宫局部平滑肌呈痉挛性收缩，形成环状狭窄，持续不放松
B. 精神紧张、过度疲劳可引起子宫痉挛性狭窄环
C. 此环可从腹部扪清
D. 环可随子宫收缩上升
E. 不阻碍胎儿先露下降

33. 关于原发性输卵管癌的描述，正确的是
A. 早期症状明显，体征典型
B. 患者多有阴道排液，腹痛和盆腔包块
C. 原发性输卵管癌发病多为绝经后
D. CA125 测定对诊断无价值
E. 腹腔镜检查可用于明确诊断

34. 常用调整月经周期的方法包括
A. 人工周期
B. 雌激素替代治疗
C. 雄激素调经
D. 雌、孕激素合并应用
E. 雌、孕激素序贯疗法

35. 子宫内膜异位症常合并
A. 子宫腺肌病　　B. 月经异常
C. 不孕　　D. 子宫前位
E. 尿频

36. 有关卵巢肿瘤，以下说法不正确的是
A. 实性肿瘤，恶性者居多
B. 腹膜黏液瘤预后较好
C. 巨大卵巢囊肿与腹水的鉴别，超声诊断是有用的
D. 卵泡膜细胞瘤多为恶性
E. 卵泡膜细胞瘤多为良性

37. 一般考虑剖宫产的情况有
A. 前不均倾位
B. 肩先露
C. 颏后位
D. 臀先露，估计胎儿体重 >3500g
E. 枕先露

38. 关于慢性子宫颈炎的物理治疗，以下叙述正确的是
A. 治疗时间在月经干净后 3～7 日内进行
B. 有急性生殖器炎症时可行治疗
C. 治疗后应定期检查
D. 术后阴道可有大量排液
E. 术后 2 周脱痂时可有少许出血

39. 妊娠合并心脏病患者考虑阴道分娩的情况包括
A. 心功能Ⅰ级　　B. 胎儿不大
C. 胎位正常　　D. 子宫颈条件良好
E. 心功能Ⅱ级

40. 关于阴道壁的描述，正确的是
A. 阴道壁自内向外由黏膜、肌层和纤维组织膜构成
B. 阴道壁富含静脉丛，局部损伤易形成血肿
C. 阴道黏膜受卵巢激素的影响有周期性变化
D. 阴道上皮富含腺体，故妇女常有白带多的现象
E. 阴道壁有很多横纹皱褶及外覆有弹力纤维，故有很大的伸展力

41. 关于协调性子宫收缩乏力的描述，正确的是
A. 具有正常宫缩的特点，仅收缩力弱
B. 多属继发性宫缩乏力
C. 宫缩间歇子宫放松
D. 胎儿窘迫出现晚
E. 又称低张性子宫收缩乏力

42. 关于子宫肌瘤引起月经改变，以下叙述不正确的是
A. 浆膜下肌瘤及肌壁间小肌瘤常引起月经改变
B. 肌瘤可能使其附近静脉受挤压致子宫内膜静脉丛充血与扩张，使月经改变
C. 大的肌壁间肌瘤使宫腔及内膜面积增大，子宫收缩不良引起经量增多
D. 肌瘤红色变常引起月经改变
E. 黏膜下肌瘤感染可出现阴道不规则流血

43. 关于卵巢良性肿瘤的处理措施，正确的是
A. 手术范围根据患者年龄，生育要求，对侧卵巢情况决定
B. 年轻、单侧良性肿瘤行子宫及双侧附件切除术
C. 绝经后妇女可行子宫及双侧附件切除术
D. 疑恶性肿瘤者，术中应尽可能完整取出
E. 术中无需剖开肿瘤区分良、恶性

44. 以下属于继发性外阴色素减退疾病的是

A. 外阴阴道假丝酵母菌病
B. 外阴湿疣
C. 糖尿病外阴炎
D. 外阴白癜风
E. 外阴白化病

45. 关于子宫肌瘤的描述，正确的是
A. 往往在绝经后有所缩小
B. 是妇女最常见的良性肿瘤
C. 可能与雌激素有关
D. 肉瘤样变较多见
E. 一般不引起症状而在盆腔检查时被发现

46. 关于持续性枕后位，以下叙述正确的是
A. 常发生于男性型骨盆
B. 常发生于胎头与骨盆大小不相称时
C. 胎头常于临产后才衔接
D. 常致第二产程缩短
E. 肛门检查盆腔后方空虚

47. 关于腹腔镜的并发症和预防措施，正确的有
A. 一旦发生腹膜后大血管损伤应立即开腹止血，修补血管
B. 膀胱损伤破口较大时应立即缝合
C. 手术野出血是腹腔镜手术中最常见的并发症，应熟悉手术操作和解剖
D. 对腹壁血管损伤应及时发现并缝合或电凝止血
E. 皮下气肿需要排气处理

48. 甾体激素避孕药的禁忌证和慎用情况是
A. 精神病患者
B. 急、慢性肝炎患者
C. 哺乳期患者
D. 子宫颈炎患者
E. 血栓性疾病患者

三、共用题干单选题：以叙述一个以单一患者或家庭为中心的临床情景，提出 2 ~ 6 个相互独立的问题，问题可随病情的发展逐步增加部分新信息，每个问题只有 1 个正确答案，以考查临床综合能力。答题过程是不可逆的，即进入下一问后不能再返回修改所有前面的答案。

（49 ~ 50 题共用题干）

患者女，66 岁。因“外阴瘙痒 3 年，发现外阴肿物半年”入院。妇科检查：右侧大阴唇见一直径约 2.5cm 的结节状肿物，宫颈光滑，子宫萎缩，双侧附件未触及异常。

49. 最佳的诊疗措施是
A. 皮质激素治疗
B. 激光治疗
C. 单纯病灶切除
D. 肿物活检送病理
E. 丙酸睾酮局部涂擦

50. 如诊断为外阴鳞状细胞癌，间质浸润深 1.5cm，最佳治疗方案是
A. 局部广泛切除术或改良广泛外阴切除术及单侧腹股沟淋巴结清扫术
B. 局部广泛切除术或改良广泛外阴切除术及双侧腹股沟淋巴结清扫术
C. 外阴局部扩大切除术
D. 放疗
E. 化疗

（51 ~ 53 题共用题干）

患者女，32 岁，现停经 33 周。因“皮肤瘙痒 1 周”就诊。一般状况好，无消化道症状。查体：血压 120/85mmHg，皮肤黏膜轻度黄染。辅助检查：ALT 56U/L，TBIL 150μmol/L，DBIL 90μmol/L，HBsAg 阴性，HBsAb 阴性。

51. 根据现有临床资料，患者初步诊断为

A. HELLP 综合征
B. 妊娠期肝内胆汁淤积症
C. 妊娠合并病毒性肝炎
D. 妊娠期急性脂肪肝
E. 家族性黄疸

52. 为进一步明确诊断，首选的实验室检查为
A. 血清胆汁酸
B. 血常规
C. 血氨
D. 血清乳酸脱氢酶
E. 血脂

53. 对该患者的治疗目标不包括
A. 缓解瘙痒症状
B. 降低血胆汁酸水平
C. 硫酸镁解痉治疗
D. 改善肝功能
E. 延长孕周

(54 ~ 56 题共用题干)

患者女，15 岁。排便后突发右下腹剧痛，伴恶心、呕吐，体温 37.5℃。检查左下腹部触及压痛明显肿块，以下极压痛最严重。

54. 该患者最可能的诊断是
A. 子宫浆膜下肌瘤扭转
B. 卵巢肿瘤蒂扭转
C. 卵巢肿瘤合并感染
D. 输卵管脓肿
E. 卵巢子宫内膜异位囊肿破裂

55. 为明确诊断，最有实用价值的辅助检查是
A. 血常规
B. 血激素 6 项测定
C. 血 C 反应蛋白测定
D. B 超检查
E. 血 CA125 测定

56. 一经确诊，最恰当的处理措施是
A. 大剂量抗生素治疗
B. 先抗感染，待病情稳定后手术治疗
C. 立即手术
D. 放射治疗
E. 暂时观察

(57 ~ 59 题共用题干)

患者女，26 岁，已婚。停经 46 日。因“下腹部轻度阵发性疼痛及阴道少量流血伴血块 10 小时”入院。妇科检查：子宫稍大，宫口未开。

57. 最可能的诊断是
A. 先兆流产　　B. 难免流产
C. 不全流产　　D. 稽留流产
E. 复发性流产

58. 若 2 日后阴道流血量增多，下腹阵发性疼痛明显加重，妇科检查宫口通过 1 指，宫口处见有胚胎组织堵塞。该患者应诊断为
A. 先兆流产　　B. 难免流产
C. 不全流产　　D. 稽留流产
E. 复发性流产

59. 最有效的止血措施是
A. 输液中加巴曲酶
B. 压迫下腹部，排出胚胎组织
C. 肌注维生素 K1
D. 尽早行刮宫术
E. 纱布条填塞阴道压迫止血

(60 ~ 62 题共用题干)

患者女，38 岁，曾诊断为前庭大腺炎。半年前外阴部发现肿块。因“2 日前出现疼痛”就诊。查体：体温 38℃，在大阴唇后有一大小约 7cm × 5cm × 4cm 的囊性肿物，表面红、肿、热，触痛明显，有波动感，行走不便。

60. 最可能的诊断是
A. 尖锐湿疣　　B. 外阴囊肿

C. 外阴肿瘤　　D. 前庭大腺囊肿
E. 前庭大腺脓肿

61. 最恰当的处理是
A. 观察
B. 局部用抗生素湿敷
C. 局部热敷
D. 切开引流术并用抗生素控制感染
E. 抗生素控制感染，暂不考虑行切开引流术

62. 不恰当的处理是
A. 局部坐浴　　B. 卧床休息
C. 保持局部清洁　　D. 确定病原体
E. 囊肿剥除

（63～65 题共用题干）

患者女，已婚，25 岁。因“近 1 周来无明显诱因频繁呕吐”就诊，呕吐物为胃内容物。

63. 针对该患者，问诊中最有价值的是
A. 停经史
B. 既往用药情况
C. 既往手术史
D. 家族史
E. 呕吐后是否有腹痛，及与腹痛的关系

64. 患者停经 40 多天，应完善的检查不包括
A. 查早孕超声　　B. 查尿常规
C. 查孕酮与 hCG　　D. 查肝肾功能
E. 行胃镜检查

65. 经检查，该患者诊断为妊娠剧吐，以下关于临床表现，叙述不正确的是
A. 呕吐开始时以晨间、餐后为重
B. 严重者可出现持续黄疸
C. 呕吐严重者尿比重降低
D. 严重者可能出现酸中毒
E. 严重者可能出现凝血功能障碍

四、案例分析题：每道案例分析题至少 3～12 问。每问的备选答案至少 6 个，最多 12 个，正确答案及错误答案的个数不定。考生每选对一个正确答案给 1 个得分点，选错一个扣 1 个得分点，直至扣至本问得分为 0，即不含得负分。案例分析题的答题过程是不可逆的，即进入下一问后不能再返回修改所有前面的答案。

（66～69 题共用题干）

患者女，25 岁。已婚，G_2P_1。因“白带增多 1 年，性交后出血 3 日”入院。月经正常。妇科检查：子宫颈中度糜烂样改变，有接触性出血，子宫正常大小，无压痛，双附件未见异常。

66. 可能的诊断是
A. 子宫颈癌
B. 子宫颈炎
C. 子宫颈尖锐湿疣
D. 子宫颈上皮内瘤变
E. 子宫颈淋巴瘤
F. 子宫颈结核

67. 首选的检查有
A. 宫腔镜
B. 阴道镜＋子宫颈细胞学检查
C. 子宫颈锥形切除送病理检查
D. 疱疹病毒检查
E. 阴道分泌物培养
F. 子宫颈管诊刮术

68. 子宫颈细胞学检查提示有不典型鳞状上皮，下一步的检查是
A. 重复阴道镜＋子宫颈细胞学检查
B. 阴道镜下子宫颈多点活检
C. 子宫颈锥形切除送病理检查
D. 疱疹病毒检查
E. HPV 检查
F. 子宫颈管诊刮术

69. 子宫颈多点活检提示慢性炎症，HPV阴性，下一步处理措施是
   A. 随访观察
   B. 对因治疗，必要时物理治疗
   C. 子宫颈 LEEP 环切术
   D. 子宫颈局部用抗生素治疗
   E. 子宫颈锥形切除
   F. 子宫切除术

（70～75 题共用题干）

患者女，33 岁，现孕 33 周。因“双下肢水肿 1 个多月，头痛、头晕伴视物不清 3 日，呕吐 1 次（为胃内容物）”就诊。

70. 最应该询问该患者的既往病史是
   A. 肝炎病史
   B. 高血压病史
   C. 青光眼病史
   D. 胃炎病史
   E. 肾炎病史
   F. 甲状腺功能亢进病史

71. 体温 36.5℃，呼吸 19 次/分，脉搏 92 次/分，血压 150/115mmHg，心肺未见异常，水肿（＋＋），宫高 25cm，腹围 96cm，胎位左枕前，胎心 148 次/分，未触及宫缩。应进一步进行的检查包括
   A. 心电图
   B. 血常规
   C. 尿蛋白测定
   D. 胸片
   E. 化验肝、肾功能
   F. 超声了解胎儿、羊水及胎盘情况

72. 患者既往无高血压及肾病病史；超声提示胎儿双顶径 7.4cm，股骨长 5.8cm，腹围 23.7cm，羊水指数 10.1cm。尿蛋白（＋＋），蛋白总量 45g/L，红细胞比容 0.33，心电图示窦律、电轴正常。目前的诊断是
   A. 轻度子痫前期
   B. 妊娠期高血压
   C. 胎儿生长受限
   D. 重度子痫前期
   E. 子痫
   F. 低蛋白血症

73. 患者入院后自觉头晕、眼花、视物模糊，查体：呼吸 20 次/分，脉搏 90 次/分，血压 154/110mmHg，瞳孔等大，对光反射好，眼底检查：A∶V＝1∶2，无出血及渗出。用于解痉的首选药物是
   A. 654－2　　B. 硫酸镁
   C. 东莨菪碱　　D. 安密妥钠
   E. 冬眠 1 号　　F. 地塞米松

74. 入院后输入硫酸镁解痉治疗，负荷量第 1 日 20g，以后每日 15g。提示硫酸镁中毒的指标有
   A. 血清镁离子浓度 2.1mmol/L
   B. 尿量＜25ml/小时
   C. 尿量＜500ml/24 小时
   D. 呼吸＜16 次/分
   E. 膝反射减弱或消失
   F. 膝反射增强

75. 入院第 6 日，感觉乏力，尿量减少，查体：体温 36.0℃，呼吸 16 次/分，脉搏 80 次/分，血压 145/100mmHg，膝反射消失，血清镁离子浓度 3.0mmol/L。目前最需做的处理是
   A. 请呼吸内科会诊
   B. 放慢滴数，观察 2 小时
   C. 立即拔下液体，给予吸氧、半卧位
   D. 立即停止静脉滴注，静脉缓慢推注 10% 葡萄糖酸钙 10ml
   E. 继续静脉滴注，不必担心此种改变
   F. 立即停止静脉滴注，静推 5% 碳酸氢钠 10ml

（76～79题共用题干）

患者女，45岁。因“停经13周，阴道不规则出血10日”入院。查体：宫底耻骨上3横指，未闻及胎心。尿妊娠试验（+）。B超检查见宫腔内充满弥漫分布的光点和小囊样无回声区图像。胸片正常。

76. 最可能的初步诊断是
A. 侵蚀性葡萄胎 B. 先兆流产
C. 不全流产 D. 绒毛膜癌
E. 完全性葡萄胎 F. 稽留流产

77. 诊刮病检提示滋养细胞增生，可见绒毛结构。应诊断为
A. 侵蚀性葡萄胎
B. 先兆流产
C. 不全流产
D. 绒毛膜癌
E. 完全性葡萄胎
F. 稽留流产

78. 需采取的治疗方法是
A. 化疗
B. 观察
C. 清宫
D. 放疗
E. 子宫切除术
F. 子宫双侧附件切除术

79. 葡萄胎刮宫后半年，妊娠试验由阴转阳，X线平片示肺部有散在棉絮状阴影。最可能的诊断是
A. 侵蚀性葡萄胎
B. 子宫内膜癌
C. 宫内妊娠
D. 子宫肌瘤合并肺结核
E. 宫外孕
F. 部分性葡萄胎

（80～84题共用题干）

初产妇，27岁，现孕40周。因“规律宫缩8小时”入院。查体：髂棘间径25cm，骶耻外径20cm，坐骨结节间径7.5cm。枕右前位，胎心134次/分。肛查宫口开大4cm，S^{-0}。3小时后产妇呼叫腹痛难忍，检查宫缩1～2分钟1次，持续45秒，胎心102次/分，子宫下段压痛明显。肛查宫口开大5cm。

80. 产程受阻的原因主要为
A. 骨盆入口狭窄 B. 扁平骨盆
C. 中骨盆狭窄 D. 骨盆出口狭窄
E. 漏斗骨盆 F. 均小骨盆

81. 最可能的诊断是
A. 协调性子宫收缩过强
B. 前置胎盘
C. 不协调性子宫收缩乏力
D. 先兆子宫破裂
E. 胎盘早剥
F. 子宫破裂

82. 应进行的处理是
A. 即刻做宫缩应激试验，若异常行剖宫产术
B. 停止静脉滴注缩宫素，继续观察产程
C. 立即肌注哌替啶或地西泮
D. 立即抑制子宫收缩，行剖宫产术
E. 等待宫口开全行产钳术
F. 行外倒转术

83. 关于完全性子宫破裂的体征，以下叙述恰当的是
A. 阴道可能有鲜血，流出量可多可少
B. 胎心消失
C. 拨露或下降中的胎先露部消失
D. 曾扩张的宫口可缩回
E. 产妇进入到休克状态
F. 子宫收缩突然停止

84. 先兆子宫破裂的主要表现有
A. 子宫病理性缩复环形成
B. 子宫下段痉挛性狭窄环

C. 下腹部压痛
D. 胎心率改变
E. 血尿出现
F. 宫口开全

(85～90 题共用题干)

初产妇，29 岁。G_2P_0，现孕 35 周。既往曾孕 24 周因脊柱裂胎儿而行引产一次。此次妊娠早期经过顺利，妊娠 32 周发现羊水偏多，胎儿大于妊娠周数，未见明显畸形。

85. 应考虑的并发症有
A. 妊娠期糖尿病
B. 母儿血型不合
C. 胎盘早剥
D. 胎儿肺发育不全
E. 风疹病毒感染
F. 胎儿消化道畸形

86. 询问孕妇，告知近期有多食、易饥饿症状。应进行的针对性检查是
A. 血压监测
B. NST
C. 尿蛋白检查
D. 空腹血糖测定
E. 尿酮体检查
F. 羊水检查
G. B 超监测胎儿发育情况

87. 如果患者两次空腹血糖分别为 6.1mmol/L 及 5.9mmol/L。采取的处理措施包括
A. 控制饮食，少进主食，多吃菜
B. 合理饮食，少量多餐
C. 适当增加运动
D. 胎盘功能监测
E. 口服降糖药
F. 监测血糖
G. 监测血压

88. 1 周后孕妇复诊，餐后 2 小时血糖 8.6mmol/L，尿酮体（++）。进一步采取的措施不包括
A. 尿酮体监测
B. 加大口服降糖药物剂量
C. 应用胰岛素
D. 继续控制饮食
E. 胎盘功能监测
F. 血糖轮廓实验
G. 加大运动量，进行中高强度运动

89. 孕妇出现恶心，呕吐，意识模糊，由家人送入院，血糖 10.6mmol/L。急诊应采取的处理措施是
A. 普通胰岛素加入 5% 葡萄糖盐水中滴注
B. 监测血糖
C. 监测血酮体
D. 纠正电解质紊乱
E. B 超检查
F. 普通胰岛素加入生理盐水中滴注

90. 孕 38 周，剖宫产终止妊娠，分娩一体重为 3900g 的婴儿。新生儿的处理措施正确的有
A. 预防新生儿低血糖
B. 新生儿预防性应用抗生素
C. 早期发现 NRDS
D. 急查新生儿血糖
E. 新生儿神经系统畸形检查
F. 新生儿应用胰岛素

(91～95 题共用题干)

孕妇，32 岁，现孕 37 周。既往体健，突发头痛、视物不清 3 日，今晨头痛加剧，恶心、呕吐 3 次来院。

91. 查体：体温 36.3℃，呼吸 20 次/分，脉搏 96 次/分，血压 144/92mmHg，瞳孔等大，对光反射好，水肿（+++），神经系统检查无定位性体征及病理反射。宫高 32cm，腹围 101cm，胎位左

枕前，胎心156次/分。对该患者诊断有意义的检查有

A. 脑电图　　B. 尿常规
C. 肌电图　　D. 脑CT
E. 眼底检查　　F. 肝胆超声

92. 眼底检查A∶V=1∶2，无出血及渗出，脑CT（－），尿蛋白（++），入院后突然牙关紧闭，双眼上翻，面部肌肉抽动，四肢肌肉强直，随后剧烈抽搐，约1分钟后逐渐清醒，血压166/110mmHg。最可能的诊断为

A. 产前子痫
B. 高血压危象
C. 妊娠合并癫痫
D. 妊娠合并癔症性抽搐
E. 妊娠合并脑内出血
F. 妊娠合并蛛网膜下腔出血

93. 首选的紧急处理措施为

A. 肌注654－2
B. 肌注地西泮
C. 静脉滴注甘露醇
D. 静脉滴注硫酸镁
E. 静脉注射肼屈嗪
F. 肌注冬眠1号

94. 经治疗8小时后未再抽搐，血压156～180/110～126mmHg，肛门检查子宫颈管未消失，宫口未开，骨盆未见异常。处理措施恰当的有

A. 人工破膜引产
B. 即刻剖宫产终止妊娠
C. 静脉滴注缩宫素，促子宫颈成熟
D. 25%硫酸镁静滴，注射利舍平
E. 降压治疗，等待自然分娩
F. 治疗24～48小时，血压控制不满意即终止妊娠

95. 在准备手术过程中，患者出现突发性腹痛，并有少量阴道出血，查体：血压148/96mmHg，宫高32cm，腹围102cm，强直性宫缩，有压痛可疑，胎位不清，胎心率182次/分。阴道少量流血，肛门检查子宫颈管未消失，宫口未开。目前考虑出现的情况有

A. 急性胎儿窘迫
B. 阴道静脉曲张破裂
C. 胎盘早剥
D. 前置胎盘
E. 不协调性子宫收缩过强
F. 子宫破裂

（96～100题共用题干）

患者女，35岁。月经规律，量中，无痛经，近3年出现经期腹痛，且进行性加重，需服止痛剂止痛，影响正常工作生活。妇科检查：子宫后倾固定，双附件区均可及肿物，边界不清，活动差。B超示：双附件区均可见6.0cm×5.8cm×5.1cm的包块，包块内回声不均。

96. 目前的诊断是

A. 异位妊娠
B. 原发性痛经
C. 子宫内膜异位症
D. 卵巢恶性肿瘤
E. 卵巢黄素化囊肿
F. 卵巢黄体囊肿

97. 需要鉴别诊断的疾病是

A. 盆腔炎性包块
B. 卵巢恶性肿瘤
C. 异位妊娠
D. 子宫颈癌
E. 子宫内膜异位症
F. 子宫内膜癌

98. 诊断该疾病的最佳方法是

A. CA125测定　　B. 妇科检查
C. B超　　D. 宫腔镜
E. 腹腔镜　　F. 剖腹探查术

99. 对此患者的最佳治疗方案为
   A. 药物治疗
   B. 手术治疗
   C. 手术＋药物治疗
   D. 止痛剂治疗
   E. 抗感染治疗
   F. 继续观察

100. 手术操作中预防子宫内膜异位症的措施包括
   A. 缝合子宫壁时，应避免缝针穿透子宫内膜层
   B. 关闭腹腔后，用生理盐水洗净腹壁切口
   C. 月经时禁做各种输卵管通畅试验
   D. 子宫颈及阴道手术应在月经干净后3～7日内进行
   E. 人工流产负压吸宫术时，吸管应缓慢拔出
   F. 进入宫腔内的经腹手术，应用纱布垫保护好子宫切口周围术野

全真模拟试卷（六）

一、单选题：每道试题由1个题干和5个备选答案组成，题干在前，选项在后。选项A、B、C、D、E中只有1个为正确答案，其余均为干扰选项。

1. 关于分娩机制，下列说法中错误的是
   A. 衔接时，胎头矢状缝与骨盆入口右斜径一致
   B. 经产妇衔接与下降同时进行
   C. 胎头在骨盆内下降的动作是连续的
   D. 内旋转动作与下降多同时进行
   E. 俯屈使胎头入盆径线由枕额径变为枕下前囟径

2. 以下情况称黑加征的是
   A. 子宫呈前倾前屈位
   B. 子宫增大变软
   C. 宫颈充血变软，呈紫蓝色
   D. 子宫峡部极软，感觉宫体与宫颈似不相连
   E. 乳头及乳晕颜色加深，乳晕周围有褐色小结节

3. 关于妊娠子宫血液供应，以下叙述不正确的是
   A. 子宫收缩时子宫血流量减少
   B. 妊娠晚期左侧卧位子宫胎盘血流供应最好
   C. 子宫动脉非孕期屈曲，至妊娠足月时变直
   D. 妊娠期子宫胎盘血流量明显增加
   E. 伴随着妊娠进展，子宫动脉及子宫胎盘血管床阻力越来越高

4. 生理妊娠女性，32岁，现停经34周。检查血肌酐，以下结果提示肾功能受损的是
   A. 50μmol/L　　B. 60μmol/L
   C. 70μmol/L　　D. 80μmol/L
   E. 90μmol/L

5. 已婚女性，36岁，现停经56天，因恶心、呕吐不能进食8天。查体：心率130次/分，血压80/40mmHg，皮肤黏膜干燥，面色苍白，治疗4天症状无缓解，嗜睡。此时最恰当的处理是
   A. 终止妊娠
   B. 鼓励正常进食
   C. 肌注黄体酮保胎
   D. 应用多巴胺升压
   E. 静脉补充氨基酸及脂肪乳

6. 以下几种异常分娩的处理原则不正确的是
   A. 头位，无头盆不称，第一产程延长，先露已入盆，产钳助产
   B. 骨盆出口狭窄，不可试产
   C. 忽略性横位，宫口开全，胎心好，以剖宫产为宜
   D. 臀位，后出胎头娩出困难，可用产钳助产
   E. 持续性枕后位，先露低，宫口开全，应阴道助产

7. 胎儿窘迫的病理生理不包括
   A. 肛门括约肌收缩
   B. 早期急性缺氧表现为胎心增快
   C. 肠蠕动亢进
   D. 代谢性酸中毒
   E. 胎儿呼吸运动增加

8. 严重的产褥感染可形成“冰冻骨盆”

的是

A. 急性子宫内膜炎

B. 急性子宫肌炎

C. 急性输卵管卵巢炎

D. 急性盆腔结缔组织炎

E. 急、慢性盆腔腹膜炎

9. 胎盘早期剥离的主要病理变化是

A. 胎盘血管痉挛　B. 包蜕膜出血

C. 底蜕膜出血　D. 真蜕膜出血

E. 胎盘边缘血窦出血

10. 初产妇，25 岁，现妊娠 38 周。晨起突然剧烈头痛伴喷射性呕吐，查血压 160/110mmHg。尿蛋白（+++）。以下治疗措施不正确的是

A. 静脉注射硫酸镁 4g 后，继续静脉滴注 1g/h

B. 静脉注射地西泮 10mg

C. 硝苯地平 10mg

D. 快速静脉滴注 20% 甘露醇 250ml

E. 静脉注射地塞米松 20mg

11. 生殖道细胞学检查涂片种类不包括

A. 阴道脱落细胞涂片

B. 子宫颈刮片

C. 宫腔吸片

D. 子宫颈刷片

E. 子宫内膜诊刮片

12. 患者女，36 岁，月经稀发伴经量少 1 年，并出现头痛、眼花及视野缺损，检测血清催乳激素 200ng/ml。还应进行的检查是

A. 宫腔镜检查

B. 雌、孕激素试验

C. 盆腔 B 超检查

D. 子宫输卵管碘油造影

E. 颅脑 CT 或 MRI 检查

13. 经产妇，32 岁，产后第 3 天突然出现畏寒、高热，体温 40℃，伴有恶心、呕吐，下腹剧痛，压痛、反跳痛、腹肌紧张感明显。最可能的诊断是

A. 阑尾炎

B. 下肢血栓性静脉炎

C. 腹腔内出血

D. 急性盆腔腹膜炎

E. 产后宫缩痛

14. 多囊卵巢综合征患者应预防以下哪种肿瘤的发生

A. 卵巢癌　B. 子宫颈癌

C. 外阴癌　D. 阴道癌

E. 子宫内膜癌

15. 患者女，61 岁。因“外阴瘙痒 2 年，近期加重”就诊。查体：右侧大小阴唇皮肤色素脱失，可触及直径 2.5cm 结节。右侧腹股沟可及黄豆大小质硬固定结节 2 个，该处活检报告为鳞状细胞癌。治疗方法应是

A. 外阴广泛切除及右侧淋巴结清扫术

B. 右侧外阴切除及右侧腹股沟淋巴结清扫术

C. 较广泛切除局部病灶及双侧腹股沟淋巴结清扫术

D. 外阴广泛切除及双侧腹股沟淋巴结清扫术

E. 外阴广泛切除及双侧腹股沟淋巴结清扫术，备盆腔淋巴结清扫术

16. 外阴恶性肿瘤中最常见的病理类型是

A. 鳞状细胞癌　B. 恶性黑色素瘤

C. 基底细胞癌　D. 前庭大腺癌

E. 肉瘤

17. 初产妇，29 岁，足月妊娠。胎膜早破 12 小时，胎头吸引术助产分娩，产后出血不多。产后 1 周，体温波动于 37 ~ 38℃。查体：两乳微胀，无肿块，宫底脐下 2cm，轻压痛，恶露为血性、

量多、有臭味，会阴切开伤口已愈合。最可能的诊断是

A. 早期乳腺炎　B. 会阴切口感染

C. 阴道炎　D. 子宫内膜炎

E. 附件炎

18. 患者女，30 岁。7 个月前孕 48 天行人工流产术，术后未来月经，雌、孕激素序贯试验均阴性。闭经的原因应是

A. 卵巢性闭经　B. 垂体性闭经

C. 下丘脑性闭经　D. 子宫性闭经

E. 难以确定

19. 患者女，35 岁。因“未避孕 1 年不孕”就诊。月经规律，3 年前药物流产 1 次，因不全流产行清宫术，术后出现高热、腹痛，抗生素治疗后好转，男方精液正常。首要的检查是

A. 腹腔镜检查

B. 宫腔镜检查

C. 宫腔镜、腹腔镜联合检查

D. 子宫输卵管造影检查

E. 结核菌素试验

20. 以下预测排卵的方法中，具有无损伤、简便、经济特点的是

A. 基础体温测定　B. 超声检查

C. 宫颈评分　D. 腹腔镜检查

E. 内分泌测定

21. 经产妇，34 岁。妇科检查：宫颈中度糜烂，宫颈口松弛，子宫后倾后屈，双附件未扪及，阴道分泌物增多。产妇宜选择的避孕方法是

A. 阴茎套

B. 口服短期避孕药

C. 安全期避孕

D. 宫内节育器

E. 体外排精

22. 初产妇，25 岁，现孕 38 周。因车祸不幸腰部骨折，出现 L5 节段以下部位截瘫，但只能保守治疗。以下叙述中不正确的是

A. 外伤易导致胎盘早剥和早产

B. 外伤易导致子宫破裂

C. 截瘫可导致大小便失禁

D. 子宫平滑肌仍有自律性

E. 无法实现自然分娩

23. 患者女，38 岁。无诱因出现持续性阴道流血 2 个月，量时多时少，10 年前曾患葡萄胎。本次诊刮病理报告结果为：见滋养细胞增生活跃，未见绒毛结构。最可能的诊断是

A. 绒毛膜癌　B. 不全流产

C. 侵蚀性葡萄胎　D. 滋养细胞内膜炎

E. 重复性葡萄胎

24. 关于短效口服避孕药的作用机制，以下叙述不正确的是

A. 抑制子宫内膜增殖变化

B. 改变宫颈黏液性状

C. 影响精子获能

D. 抑制排卵

E. 使子宫内膜分泌不良

25. 胎儿镜观察胎儿外形有无畸形最佳时间为

A. 妊娠 12 ~ 14 周

B. 妊娠 13 ~ 15 周

C. 妊娠 28 周

D. 妊娠 15 ~ 17 周

E. 妊娠 24 周

二、多选题：每道试题由 1 个题干和 5 个备选答案组成，题干在前，选项在后。选项 A、B、C、D、E 中至少有 2 个正确答案。

26. 关于骨盆的描述，正确的是

A. 以耻骨联合上缘，髂耻缘及骶岬上

缘的连线为界，将骨盆分为真骨盆与假骨盆
B. 真骨盆是胎儿娩出的通道
C. 假骨盆与产道关系密切
D. 分娩时胎儿沿骨盆轴娩出
E. 女型骨盆坐骨棘间径 < 10cm

27. 关于胎儿宫内窘迫的抢救，以下叙述正确的是
A. 给产妇吸氧
B. 静脉注射 25% 葡萄糖及维生素 C
C. 及时寻找窒息原因
D. 发生在第一产程经处理无效应剖宫产
E. 发生在第二产程即可等待自然分娩

28. 对心脏病妊娠的处理正确的是
A. 心力衰竭控制后终止妊娠
B. 及时发现早期心力衰竭
C. 妊娠 28 周后行剖宫术
D. 心功能Ⅲ级者不宜妊娠
E. 妊娠 28 周前引产

29. 关于产褥期血液系统变化的描述，正确的是
A. 产褥早期血液仍处于高凝状态
B. 纤维蛋白原、凝血酶、凝血酶原于产后 2 ~4 周内降至正常
C. 产褥早期白细胞总数较高
D. 红细胞沉降率于产后 1 ~2 周降至正常
E. 产后 72 小时内，产妇血容量增加 15% ~25%

30. 产褥期的临床表现有
A. 体温多在产后最初 24 小时内升高，一般超过 38℃
B. 在产褥早期，可出现下腹部阵发性剧烈疼痛
C. 产褥早期，产妇皮肤排泄功能旺盛，排出大量汗液，不属病态
D. 正常情况下，产后血性恶露约持续 3 天，逐渐转为白色恶露，约 2 周后变为浆液恶露
E. 若子宫复旧不全，可出现恶露量增加，持续时间延长

31. 女性卵巢功能的检查方法不包括
A. B 超检查
B. 子宫内膜活检
C. BBT 测定
D. 输卵管通气术
E. 性交后试验

32. 导致女性不孕的因素有
A. 宫颈病变
B. 输卵管因素
C. 性功能障碍
D. 排卵障碍
E. 子宫内膜异位症

33. 关于羊水量的描述，以下叙述不正确的是
A. 妊娠 38 周羊水量约 1000ml
B. 羊水量大于 2000ml 为羊水过多
C. 妊娠晚期少于 300ml 为羊水过少
D. 羊水量随着妊娠月份的增长而逐渐增多
E. 过期妊娠易合并羊水过多

34. 孕 28 ~ 33^{+6} 周出现胎膜早破，可给予的处理措施正确的有
A. 预防性使用抗生素
B. 经常进行肛查和阴道检查
C. 应用子宫收缩抑制药
D. 促胎肺成熟
E. 保护胎儿神经系统

35. 属于脐带先露自阴道分娩条件的是
A. 产妇取头低臀高位
B. 宫缩良好，胎膜未破
C. 等待胎头下降
D. 等待胎头衔接
E. 宫口逐渐扩张，胎心保持良好者

36. 绝经综合征的近期症状表现有
A. 精神神经症状

B. 月经紊乱
C. 血管舒缩症状
D. 心血管系统变化
E. 骨质疏松

37. 关于单纯疱疹病毒对胎儿及新生儿的影响，以下叙述不正确的是
A. 孕妇于孕20周前感染疱疹病毒，可感染胎儿，流产率高达34%
B. 于孕20周后感染胎儿，可导致低体重儿
C. 经产道感染的新生儿病死率极低
D. 于孕20周后感染胎儿，可发生早产
E. 经产道感染的新生儿症状不严重

38. 子宫内膜异位症常发生的部位是
A. 卵巢
B. 子宫直肠凹陷的腹膜
C. 子宫骶骨韧带
D. 子宫肌层
E. 以上都是

40. 卵巢性闭经时体内激素的改变包括
A. 促卵泡激素增高
B. LH 增高
C. 雌激素及孕激素值降低
D. 部分患者雄激素水平增高
E. LH 降低

41. 关于慢性子宫颈炎物理治疗的描述，错误的是
A. 激光、冷冻术是临床常用的方法
B. 治疗原则是破坏鳞状上皮，使该区为新生柱状上皮覆盖
C. 治疗前应先施行子宫颈刮片排除子宫颈癌
D. 只要子宫颈无急性炎症则应施行物理治疗
E. 月经期不可以治疗

42. 患者女，61 岁。3 个月前出现白带增多，未治疗。1 周前感到下腹轻度疼痛，白带为脓血样，有恶臭味就诊。妇科检查：阴道壁明显发红，阴道分泌物脓血样。子宫颈未见糜烂。子宫体略大，质软，有轻压痛。双侧附件未见异常。患者最可能的诊断是
A. 子宫体癌　　B. 子宫颈癌
C. 急性阴道炎　　D. 子宫积脓
E. 子宫肌瘤

43. 关于急性子宫颈炎的描述，恰当的是
A. 常有尿急、尿频、尿痛等下泌尿道症状
B. 病原体可为淋病奈瑟菌及沙眼衣原体
C. 妇科检查有黏液脓性分泌物附着甚至从子宫颈管流出
D. 淋病奈瑟菌还常侵袭尿道移行上皮、尿道旁腺及前庭大腺
E. 大部分患者症状明显

44. 属于女性生殖器官发育异常的是
A. 处女膜闭锁　　B. 阴道闭锁
C. 阴道横隔　　D. 阴道斜隔
E. 真两性畸形

45. 关于亚甲蓝试验，以下叙述恰当的是
A. 可协助辨认位置不明的小的瘘孔
B. 目的为鉴别尿瘘部位
C. 蓝色液体由阴道流出为膀胱阴道瘘
D. 蓝色液体由子宫颈流出可能为膀胱子宫颈瘘
E. 流出液体为无色或淡黄色为尿道阴道瘘

46. 初产妇，30 岁，现孕36 周。因“上楼时心悸、气促”就诊。查体：心率 88 次/分，呼吸 22 次/分，血压 140/90mmHg，心界稍向左侧扩大，心尖部及肺动脉瓣区均可闻及Ⅱ级收缩期杂音，左肺底偶闻及啰音，下肢水肿

(+)，尿蛋白(+)。可能的诊断是

A. 风心病，心力衰竭

B. 冠状动脉粥样硬化性心脏病待除外

C. 正常妊娠改变

D. 妊娠期高血压疾病

E. 妊娠高血压综合征性心脏病

47. 男性不育因素有

A. 精液异常　　B. 性功能异常

C. 免疫因素　　D. 病毒感染

E. 细菌感染

48. 关于外阴硬化性苔藓发病年龄的描述，正确的是

A. 发生于任何年龄

B. 40岁左右多见

C. 育龄妇女多见

D. 月经期多见

E. 幼女常见

三、共用题干单选题：以叙述一个以单一患者或家庭为中心的临床情景，提出2~6个相互独立的问题，问题可随病情的发展逐步增加部分新信息，每个问题只有1个正确答案，以考查临床综合能力。答题过程是不可逆的，即进入下一问后不能再返回修改所有前面的答案。

(49~50题共用题干)

患者女，36岁。继发痛经逐渐加重，月经周期正常，量中等。结婚2年，未避孕未怀孕。妇科检查：外阴、阴道正常，子宫颈光滑，子宫后位，稍大，活动不好；双附件增厚。B超见子宫稍大，肌壁有短线回声，双附件非纯囊肿。

49. 最可能的诊断是

A. 子宫腺肌病

B. 子宫肌瘤，双卵巢子宫内膜异位囊肿

C. 卵巢肿物

D. 子宫腺肌病、双卵巢子宫内膜异位囊肿

E. 子宫腺肌病、卵巢生理性囊肿

50. 恰当的治疗措施是

A. 根治性手术

B. 保留卵巢功能手术，术后内分泌治疗

C. 保留生育功能手术，术后内分泌治疗

D. 期待妊娠

E. 内分泌治疗

(51~53题共用题干)

经产妇，30岁，现孕32周。进行产前检查，B超检查示胎儿发育未见异常，腹部触诊宫底部触及圆而硬有浮球感的胎儿部分，血压正常。

51. 此时可诊断为

A. 头位　　B. 臀位

C. 横位　　D. 双胎

E. 胎儿畸形

52. 听诊胎心最可能位于孕妇

A. 脐右下方　　B. 脐左下方

C. 脐右上方　　D. 靠近脐部下方

E. 靠近脐部上方

53. 孕39周，产妇要求剖宫产，处理措施正确的是

A. 择期剖宫产

B. 建议孕妇经阴分娩

C. 应用缩宫素引产

D. 建议孕妇试产，必要时剖宫产

E. 结合孕妇情况及复诊产前检查结果选择分娩方式

(54~56题共用题干)

患者女，25岁，计划受孕，现停经50天，产前查体。妇科检查示：左侧卵巢囊实性肿块8cm，囊壁较厚、活动、无触痛；B超检查示：胎囊大小符合妊娠50天，可见胎心搏动，囊内充填面团状物。

54. 患者临床诊断为

A. 早孕合并黄素化卵泡
B. 早孕合并妊娠黄体
C. 早孕合并畸胎瘤
D. 早孕合并卵巢黏液性囊腺瘤
E. 早孕并卵巢浆液性囊腺瘤

55. 给孕妇的建议是
A. 不要剧烈活动
B. 分娩时剖宫产同时切除肿瘤
C. 妊娠 2 个月时手术切除肿瘤
D. 妊娠 6 ~ 8 个月时手术切除肿瘤
E. 妊娠 3 ~ 4 个月时手术切除

56. 因孕妇担心手术影响胎儿，拖至足月临产，以下处理方案恰当的是
A. 经阴道充分试产
B. 剖宫产同时切除肿瘤
C. 剖宫产时切除患侧附件
D. 经阴分娩后腹腔镜手术
E. 无须考虑卵巢肿瘤按正常产妇处理

（57 ~ 59 题共用题干）

初产妇，32 岁。总产程 24 小时，会阴切开，低位产钳助产。产后 3 日发热，体温 38.5℃，伴寒战，检查下腹部压痛，子宫耻上 4 指，恶露少而不臭。

57. 以下检查中，最有助于诊断的检查项目是
A. 腹部 X 线平片　B. HPV 检测
C. 宫腔分泌物培养　D. 尿常规
E. 盆腔 CT

58. 如诊断为产褥感染，最可能的病原菌是
A. 脆弱类杆菌
B. 消化链球菌
C. 产气荚膜梭菌
D. 金黄色葡萄球菌
E. 溶血性链球菌

59. 诊断明确后，最适宜的治疗是
A. 中药清热解毒
B. 中西医结合治疗
C. 静脉滴注抗生素
D. 抗生素 + 肾上腺皮质激素
E. 抗生素 + 小量输血

（60 ~ 63 题共用题干）

孕妇，36 岁，G_3P_2。因“停经 41 周，胎膜早破 2 日，阵发性腹痛 6 小时”入院。宫口开大 2cm，因宫缩乏力静脉滴注缩宫素，宫口迅速开大，1 个半小时后胎儿经阴道娩出。诊断为羊水栓塞。

60. 产妇可能会出现的症状、体征有
A. 忽感胸闷、呼吸困难，口唇发绀，血压下降
B. 腹部剧痛，牙关紧闭，四肢抽搐
C. 下肢水肿，血压升高，出现蛋白尿
D. 面色苍白，血压降低，心率加快，周身潮湿
E. 胸闷气短、呼吸困难，口唇发绀，半卧位，血氧饱和度正常

61. 采取“立即面罩吸氧，应用磷酸二酯酶 5 - 抑制剂，静脉推注罂粟碱”后，病情的状况为
A. 治疗方案对症，症状逐渐缓解
B. 治疗方案错误，症状越来越重
C. 治疗方案对症，立刻坐起
D. 治疗方案错误，立即死亡
E. 治疗方案对症，症状均消失

62. 胎儿娩出 10 分钟后，胎盘胎膜娩出，20 分钟后，产妇阴道开始多量流血，3 分钟内出血达 500ml，血不凝，血压迅速下降。此时应首先考虑为
A. 会阴Ⅲ度裂伤伴活动性出血
B. 子宫破裂
C. 胎盘粘连
D. 发生 DIC
E. 子宫收缩乏力

63. 经用缩宫素、氨甲苯酸，输新鲜血、葡萄糖酐40和冻干健康人血浆及注射肝素和多巴胺等治疗，产妇仍处于昏睡状态，阴道流血不止，血不凝，血压降至30/0mmHg，心率150次/分。为了挽救产妇生命，应采取的措施是

A. 结扎髂总动脉

B. 按摩子宫

C. 子宫纱布条填塞

D. 继续应用缩宫素和输新鲜血

E. 输新鲜血同时切除子宫

（64～65题共用题干）

患者女，27岁。停经40天，在人工流产术中突感胸闷、头晕、恶心、呕吐。查体：面色苍白，大汗淋漓，四肢厥冷，血压70/50mmHg，脉搏50次/分。

64. 考虑诊断为

A. 漏吸　　B. 羊水栓塞

C. 吸宫不全　　D. 子宫穿孔

E. 人工流产综合反应

65. 此时应首先给予

A. 输血补液

B. 阿托品静脉注射

C. 苯巴比妥钠肌内注射

D. 迅速清除宫腔内容物

E. 间羟胺静脉滴注

四、案例分析题：每道案例分析题至少3～12问。每问的备选答案至少6个，最多12个，正确答案及错误答案的个数不定。考生每选对一个正确答案给1个得分点，选错一个扣1个得分点，直至扣至本问得分为0，即不含得负分。案例分析题的答题过程是不可逆的，即进入下一问后不能再返回修改所有前面的答案。

（66～70题共用题干）

患者女，25岁。肥胖、闭经，拟诊为多囊卵巢综合征。

66. 多囊卵巢综合征妇科检查时最明显的阳性体征是

A. 消瘦

B. 双侧卵巢变小

C. 双侧卵巢增大

D. 子宫明显增大

E. 阴毛稀疏

F. 子宫与双侧卵巢均增大

67. 最常见的临床表现是

A. 规则子宫出血

B. 原发性闭经

C. 继发性月经稀发或闭经

D. 进行性痛经

E. 月经周期紊乱，经期长而淋漓不清

F. 不孕

G. 肥胖

68. 确诊为多囊卵巢综合征，以下治疗措施不恰当的是

A. 抗雄激素疗法

B. 抗雌激素疗法

C. 促排卵治疗

D. 卵巢楔形切除术

E. hMG－hCG疗法

F. 孕激素治疗

G. 卵巢打孔

69. 腹腔镜下检查卵巢的主要表现有

A. 卵巢增大

B. 多个成熟卵泡

C. 卵巢表面血管异型

D. 卵巢包膜增厚

E. 呈灰白色

F. 多个不成熟卵泡

G. 有排卵迹象

70. 内分泌测定表现为

A. FSH升高　　B. E_1升高

C. LH升高　　D. E_2降低

E. LH/FSH 降低　F. LH/FSH 升高
G. LH 降低　H. 雄激素升高
I. PRL 升高

（71～75 题共用题干）

患者女，35 岁，已婚。2 个月前妇科检查正常。今突然左下腹痛阴道少量出血就诊。检查：面色苍白，心率 110 次/分，血压 90/60mmHg。B 超检查：子宫正常大小，左侧 4cm×4cm×3cm 非均质包块，盆腔大量积液。检查尿 hCG（－）。

71. 最有价值的病史是
A. 腹痛情况
B. 有无恶心、呕吐
C. 末次月经时间
D. 有无晕厥
E. 有无外伤史
F. 有无剧烈运动

72. 为明确诊断，可行的检查有
A. 子宫镜检查　B. 腹腔镜检查
C. X 线检查　D. 血 hCG 检查
E. 血常规检查　F. 阴道后穹窿穿刺

73. 可能的诊断是
A. 左卵巢肿物
B. 左侧输卵管妊娠
C. 先兆流产
D. 痛经
E. 黄体破裂
F. 急性阑尾炎

74. 如确诊为输卵管妊娠破裂，最佳处理方法是
A. 观察　B. 保守治疗
C. 输血输液　D. 手术治疗
E. 化学药物治疗　F. 中医治疗

75. 对于输卵管间质部妊娠的术式，以下叙述恰当的是
A. 行子宫角部楔形切除术
B. 行子宫次全切除术
C. 行患侧输卵管切除术
D. 行子宫角部楔形切除及患侧输卵管切除术
E. 行子宫角部楔形切除及患侧附件切除术
F. 行输卵管断段切除及断端吻合术

（76～80 题共用题干）

初孕妇，28 岁，现孕 31^{+2} 周。因“不规则下腹痛，伴见红”入院。无阴道流水。

76. 经观察 60 分钟出现 8 次宫缩，肛查发现，子宫颈容受 80%，伴宫口扩张。目前的诊断为
A. 早产
B. 晚期流产
C. 临产
D. 先兆临产
E. 早产临产
F. 妊娠晚期生理性子宫收缩
G. 早产先兆临产

77. 引起早产的常见原因是
A. 下生殖道感染　B. 泌尿道感染
C. 胎膜早破　D. 细菌性阴道病
E. 子宫过度膨胀　F. 宫颈功能不全
G. 子宫畸形

78. 关于预测早产的描述，正确的是
A. 妊娠期间观察子宫收缩情况，5 次/日以上收缩可能早产
B. 超声检测子宫颈扩张及子宫颈内口有无开大，首先经阴道测量
C. 怀疑前置胎盘、胎膜早破、生殖道感染，宜选择经会阴或经腹超声测量
D. 子宫颈长度＞3.0cm 是排除早产发生较可靠的指标
E. 漏斗状子宫颈内口，可能是暂时的，伴有子宫颈长度的缩短才有临

床预测意义

F. 阴道后穹窿分泌物检测胎儿纤维连接蛋白，其阴性预测价值更大

79. 该孕妇应用抑制宫缩的药物，可选择的药物是

A. 利托君　　B. 阿托西班

C. 硫酸镁　　D. 硝苯地平

E. 吲哚美辛　　F. 75%乙醇

G. 倍他米松

80. 关于预防早产的描述，不正确的是

A. 定期产前检查，指导孕期卫生

B. 重视引起可能早产的因素

C. 应进行产前遗传咨询

D. 预防胎膜早破

E. 预防亚临床感染

F. 子宫颈内口松弛者可在医生指导下行子宫颈内口环扎术

G. 切实加强对高危妊娠的管理，积极治疗妊娠并发症

（81～83题共用题干）

已婚女性，42岁。因“阴道不规则出血半个月”就诊。出血量时多时少，自觉下腹不适隐痛，平时月经不规律，6～10日/40～60日，末次月经不清。G_3P_1，人工流产及药物流产各一次，末次流产在3个月前。

81. 为明确诊断，需做的检查不包括

A. 进一步询问病史

B. B超检查

C. 因出血不做妇科检查，先做辅助检查

D. 常规妇科检查

E. 头颅CT

F. 血hCG检查

82. 妇科检查：阴道有少量陈旧性血，子宫颈光滑，无明显举痛、摇摆痛。子宫经产、稍大，偏软，活动无压痛，左附件未及异常，右侧未及明显包块，稍压痛。诊断可能为

A. 异常子宫出血　　B. 子宫内膜炎

C. 附件炎　　D. 异位妊娠

E. 黄体破裂　　F. 先兆流产

G. 阑尾炎

83. 辅助检查结果血β-hCG为6890IU/L，B超提示宫内未见孕囊，右附件区见5cm×4cm×3cm包块，内反射杂乱，后陷凹可见积液。正确的处理是

A. 腹腔镜下右附件切除

B. 后穹窿穿刺

C. 继续观察

D. 腹腔镜下右输卵管切除

E. MTX 50mg/kg肌内注射

F. 开腹右输卵管切除

（84～86题共用题干）

患者女，31岁。未避孕未孕3年。8年前结婚，婚后夫妻同居一处，感情好，性生活正常规律，每周2～3次。7年前足月顺娩一活男婴，现健在；6年前孕7+周时自然流产1次，流产后无特殊不适。此后安环避孕，3年前因节育环下移行取环术，此后一直未避孕但未孕至今，现有生育要求。平素偶有下腹部隐痛不适，休息后可自然缓解。既往无传染病史、腹部手术史及其他特殊病史。13岁月经初潮，月经规律，周期30日，经期5日，经量中等，偶有痛经。男方查精液无异常。

84. 该患者可诊断为

A. 原发性不孕　　B. 继发性不孕

C. 感染性不孕　　D. 绝对不孕

E. 药物性不孕　　F. 不育症

85. 该患者目前需做的不孕症相关检查包括

A. 查女性激素了解卵巢功能状态

B. 查腹部B超了解各脏器发育情况

C. 通过盆腔B超监测排卵了解卵泡生长、发育及排卵情况

D. 行胸部X光摄片了解心肺情况

E. 行心电图检查了解心脏情况

F. 行子宫输卵管碘油造影了解输卵管通畅情况

86. 若该患者输卵管碘油造影见宫腔形态正常，双侧输卵管全程显影，但走行稍扭曲，双侧输卵管伞端有造影剂积聚，提示双侧输卵管伞端不通、双输卵管积液。下一步诊治计划是

A. 监测排卵，嘱其排卵后24小时内行房

B. 嘱其测基础体温，于体温升高第1日行房

C. 行腹腔镜下双侧输卵管造口术，术后予输卵管通液治疗

D. 行体外受精-胚胎移植术

E. 行丈夫精液人工授精

（87~90题共用题干）

未婚女性，22岁，自述未有性生活。13岁初潮，月经周期较规律，近半年月经期延长，淋漓不尽。肛门指诊：子宫右侧可触及与子宫相连的囊实性不活动肿块7cm，有轻压痛，未触及痛性结节。

87. 以下诊断错误的是

A. 多囊卵巢综合征

B. 卵巢浆液性囊腺瘤

C. 卵巢黏液性囊腺瘤

D. 卵巢畸胎瘤

E. 原发性痛经

F. 子宫内膜异位症

G. 子宫腺肌病

88. 为进一步诊断，首选方便经济的辅助检查包括

A. 宫腔镜检查

B. 盆腔B超

C. 盆腔CT

D. 血CA125测定

E. 内分泌激素测定

F. 腹腔镜检查

89. 该患者选择的治疗方法是

A. 术后随访观察

B. 口服避孕药调经

C. 腹腔镜切除囊性肿块，送快速病理

D. GnRH-a治疗

E. 腹腔镜切除右卵巢，快速病理

F. 经腹切除右附件，快速病理

90. 如手术后病理是子宫内膜异位囊肿，医生的建议是

A. 3~6个月随访

B. 经期最好侧俯卧位休息

C. 坚持口服避孕药至婚后

D. 大剂量孕激素假孕疗法

E. GnRH-a假绝经疗法

F. 计划婚育

（91~95题共用题干）

患者女，35岁。葡萄胎刮宫术后3个月，阴道流血20余日，术后一直无月经来潮。2日前突然下腹剧痛，出冷汗，昏倒。查体：贫血貌，体温36.8℃，血压80/50mmHg，心率108次/分，腹部移动性浊音阳性，阴道左侧壁有1.5cm紫蓝结节，子宫大小不清，双侧附件有6~8cm直径囊性包块，尚活动，下腹有压痛及反跳痛。

91. 患者的诊断是

A. 输卵管妊娠破裂

B. 黄素囊肿破裂

C. 卵巢囊肿破裂

D. 卵巢囊肿蒂扭转

E. 侵蚀性葡萄胎并发子宫穿孔

F. 子宫肌瘤变性

92. 对于3个月前的葡萄胎治疗，导致现在严重后果最可能的原因是

A. 未行2次清宫
B. 未行全子宫切除
C. 未抗感染治疗
D. 未纠正贫血
E. 未行预防性化疗
F. 葡萄胎清宫后未定期随访

93. 紧急处理不应包括
A. 建立静脉通道，补充血容量及输血
B. 立即给予化疗
C. 开腹探查
D. B超或腹腔穿刺进一步明确诊断
E. 测定静脉血hCG水平，留给日后疗效比较
F. 诊刮

94. 病理表现可见
A. 水泡状组织侵入肌层
B. 未见绒毛组织
C. 子宫表面可见紫蓝色结节
D. 可见绒毛组织
E. 滋养细胞增生和分化不良
F. 可见胚胎组织

95. 该病的主要转移途径为
A. 直接蔓延
B. 淋巴转移
C. 血行转移
D. 直接蔓延和腹腔种植
E. 直接蔓延和淋巴转移
F. 血行转移和淋巴转移

（96～100题共用题干）

孕妇，63岁，G_3P_2，半年前发现阴道掉出物，伴小便困难。外阴经产型，子宫萎缩，宫颈外口及部分子宫脱出阴道口外，阴道前壁膨出和阴道后壁轻度膨出。

96. 该患者可诊断为
A. 子宫脱垂Ⅱ°轻型伴阴道前后壁膨出
B. 子宫脱垂Ⅱ°重型伴阴道前后壁膨出
C. 宫颈延长伴阴道前后壁膨出
D. 子宫脱垂Ⅲ°伴阴道前后壁膨出
E. 子宫脱垂Ⅰ°重型
F. 子宫脱垂Ⅲ°

97. 其处理方式为
A. 子宫悬吊术
B. 阴道纵隔形成术
C. 阴道前后壁修补术
D. 主韧带缩短及宫颈部分切除术
E. 阴道前后壁修补、主韧带缩短及宫颈部分切除术
F. 经阴道子宫全切除及阴道前后壁修补术

98. 该疾病最主要的病因为
A. 绝经
B. 分娩损伤
C. 经常超重负荷
D. 盆腔内巨大肿瘤
E. 盆底组织发育不良
F. 长期慢性咳嗽

99. 与子宫脱垂关系密切的有
A. 直肠子宫陷凹疝
B. 陈旧性会阴裂伤
C. 月经失调
D. 子宫颈延长
E. 宫颈糜烂合并溃疡
F. 输尿管积水

100. 如患者存在压力性尿失禁，可使用的药物为
A. 苯妥英钠　　B. 酚妥拉明
C. 坦索罗辛　　D. 米多君
E. 托特罗定　　F. 米索前列醇

高级卫生专业技术资格考试用书

妇产科学全真模拟试卷与解析

（副主任医师/主任医师）

答案解析

主　编　王丽霞

副主编　刘红秀　贺　佳

编　委　戴春阳　崔　雪　杨　坤　王玮琪

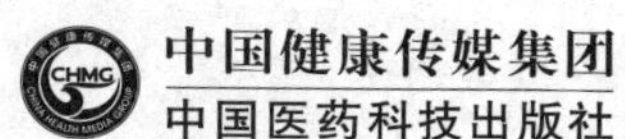

中国健康传媒集团
中国医药科技出版社

内容提要

根据人力资源和社会保障部、卫健委《关于深化卫生事业单位人事制度改革的实施意见》和《加强卫生专业技术职务评聘工作的通知》，高级卫生专业技术资格采取考试和评审结合的办法取得。本书是“高级卫生专业技术资格考试用书”系列之一，紧扣高级卫生专业技术资格考试前沿与新版考纲，包括两个分册：“全真模拟试卷”包含题型说明与6套高度仿真模拟试卷，其所设题目数量、题型比例分配、难易程度、考核知识点构架均严格模拟真题；“答案解析”为6套模拟试卷的全解析版，有助于考生及时检验复习效果，有的放矢地归纳、梳理并记忆考试重点、难点与易错点，主要适用于参加卫生专业技术资格高级职称考试（副高、正高）评审申报人员在最后阶段冲刺备考，高分通过考核。

图书在版编目（CIP）数据

妇产科学全真模拟试卷与解析/王丽霞主编．—北京：中国医药科技出版社，2023.8

高级卫生专业技术资格考试用书

ISBN 978－7－5214－4101－7

Ⅰ.①妇…　Ⅱ.①王…　Ⅲ.①妇产科学－资格考试－题解　Ⅳ.①R71－44

中国国家版本馆 CIP 数据核字（2023）第145832号

美术编辑　陈君杞

责任编辑　高一鹭　刘孟瑞

版式设计　友全图文

出版　**中国健康传媒集团**｜中国医药科技出版社

地址　北京市海淀区文慧园北路甲22号

邮编　100082

电话　发行：010－62227427　邮购：010－62236938

网址　www.cmstp.com

规格　787×1092 mm $^{1}/_{16}$

印张　$9\ ^{3}/_{4}$

字数　218千字

版次　2023年8月第1版

印次　2023年8月第1次印刷

印刷　北京紫瑞利印刷有限公司

经销　全国各地新华书店

书号　ISBN 978－7－5214－4101－7

定价　48.00元

获取新书信息、投稿、为图书纠错，请扫码联系我们。

目录

全真模拟试卷（一）答案解析

一、单选题

1. C 子宫的正常位置依靠子宫韧带及骨盆底肌和筋膜的支托，另外膀胱后筋膜及直肠前筋膜也有作用。所以选项 C 正确。

2. E 月经周期的长短取决于卵巢内卵泡发育成熟期的长短，即增生期的长短。如果卵泡发育期长则月经周期长，反之月经周期则短。

3. B 子宫内膜活组织检查时间：①了解卵巢功能，通常在月经期前 1～2 日或月经来潮 6 小时内取材，自宫腔前、后壁各取一条内膜；闭经如能排除妊娠则随时可取。②疑为子宫内膜异常增生：应于月经前 1～2 日或月经来潮 6 小时内取材；疑为子宫内膜不规则脱落时，则应于月经第 5～7 日取材。③原发性不孕者，应在月经来潮前 1～2 日取材。如为分泌期内膜，提示有排卵；内膜仍呈增生期改变则提示无排卵；④疑有子宫内膜结核，应于经前 1 周或月经来潮 6 小时内刮诊。刮诊前 3 日及术后 4 日每日肌内注射链霉素及异烟肼口服，以防诊刮引起结核病灶扩散。⑤疑有子宫内膜癌者随时可取。所以选项 B 叙述正确。

4. E 妊娠期母体心脏向左、向上、向前移位（选项 E 错误），心脏沿纵轴顺时针方向扭转，心浊音界稍扩大，心尖搏动左移 1～2cm。部分孕妇可闻及心尖区Ⅰ～Ⅱ级柔和吹风样收缩期杂音（选项 C 正确），第一心音分裂及第三心音，产后逐渐消失。心电图因心脏左移出现电轴左偏约 15°（选项 D 正确）。心脏容量至妊娠末期增加约 10%（选项 B 正确）。心率于妊娠晚期休息时每分钟增加 10～15 次（选项 A 正确）。因此本题应选 E。

5. A 多囊卵巢综合征的内分泌特征：①雄激素水平升高：主要为来自卵巢的雄烯二酮和睾酮，睾酮水平通常不超过正常范围上限 2 倍，部分为来自肾上腺的脱氢表雄酮（DHEA）和脱氢表雄酮硫酸盐（DHEA－S）。所以选项 A 正确，选项 D 错误。②雌酮（E_1）水平升高：雌二醇（E_2）正常或轻度升高，并恒定于早期卵泡水平，$E_1/E_2>1$，高于正常周期。所以选项 E 错误。③黄体生成激素/卵泡刺激素（LH/FSH）比值增大：促性腺激素水平比例异常表现为 LH 升高；FSH 正常或偏低，维持在卵泡早期水平，导致 LH/FSH 比例增加，≥2～3。所以选项 B、C 错误。④胰岛素水平升高。⑤抗米勒管激素水平增高（AMH），多为正常人的 2～4 倍。因此本题的正确答案为 A。

6. D 本例为宫缩乏力所致出血，故选用子宫收缩药，如麦角新碱静注加强宫缩以帮助止血。

7. D 视网膜小动脉痉挛程度反映全身小血管痉挛的程度，可反映妊娠期高血压疾病的严重程度。通常眼底检查可见视网膜小动脉痉挛（选项 A）、视网膜水肿（选项 B）和絮状渗出或者出血（选项 E），严重时可发生视网膜脱离（选项 C）。视神经乳头萎缩（选项 D）不是妊娠期高血压疾病的眼底改变。因此本题的正确答案为 D。

8. C 称重法、容积法、面积法、休克指数法（SI）和血红蛋白测定均是产后出血估测失血量的方法。观测尿量法不可估测失血量。因此本题应选 C。

9. B 按照 2009 年国际妇产科联盟（FIGO）分期，该患者属于ⅠB 期（肿瘤最大径线 >2cm 或间质浸润 >1.0mm，局限于外阴或会阴，无淋巴结转移），局限于一侧，可行改良广泛外阴切除或外阴广泛性局部切除（手术切缘距肿瘤边缘 2cm，深度达泌尿生殖膈浅筋膜）及同侧腹股沟淋巴结清扫术。所以选项 B 正确。

10. B 立即热敷易加重皮下组织肿胀。所以选项 B 错误。

11. C 流产、足月产后、异位妊娠以后出现不规则阴道出血等症状或转移灶，并有 hCG 升高，可诊断为绒毛膜癌。题中产妇人工流产术后 8 个月不断有阴道流血，并有 hCG 升高，可诊断为绒毛膜癌。X 线检查：肺转移患者胸片可见球样阴影，分布于两侧肺野，多在肺下叶，有时仅为单个转移病灶。因此本题的正确答案为 C。

12. A 根据病史、临床表现和实验室检查可做出妊娠合并淋病的诊断，妊娠合并淋病表现为阴道脓性分泌物增多，外阴瘙痒或灼热，偶有下腹痛，妇科检查见子宫颈水肿、充血等子宫颈炎表现；也可有尿道炎、前庭大腺炎、输卵管炎、子宫内膜炎等表现。所以选项 A 正确。

13. B 变异减速胎心率减速与宫缩无特定关系，是突发的显著的胎心率急速下降，减速的开始到最低点的时间 <30 秒，胎心率下降≥15 次/分，持续时间≥15 秒，但 <2 分钟。是宫缩时脐带受压迷走神经兴奋导致。

14. D 病原体分离培养为疾病确诊的金标准，特异性和灵敏度均很好，优于其他方法。

15. E 初产妇在规律宫缩前提下，宫口扩张 >4cm，宫口扩张速度 >1.2cm/h，骨盆各径线测量正常，无胎儿体重异常，属于正常分娩。正确的做法是不采取干预措施，继续观察产程进展。所以选项 E 正确。

16. A 外阴癌的症状：①外阴瘙痒为外阴癌的常见症状，病程一般较长；②出现外阴部结节或肿块。如局部有溃疡，常伴有外阴疼痛、分泌物增多，有时有出血；③肿瘤邻近尿道或晚期病例肿瘤侵犯尿道可出现尿频、尿痛、排尿烧灼感及排尿困难；④如侵犯腹股沟淋巴结，则一侧或双侧腹股沟淋巴结肿大。所以选项 A 正确。

17. B 该病例年龄较大，附件包块囊实性、不活动、CA125 异常升高，考虑卵巢癌可能性大。卵巢癌的治疗手术起关键作用，根据临床分期及组织学类型等决定是否辅以其他治疗，化疗为重要的辅助治疗。手术又分分期手术、肿瘤细胞减灭术、保留生育功能的手术等。所以选项 B 正确。

18. D 患者月经第 2 天发生急腹痛，症状明显，可诊断考虑为卵巢子宫内膜异位囊肿破裂，最恰当的处理是手术治疗，进行开腹或腹腔镜手术。

19. A 题中患者为女性，面部痤疮 1 年伴多毛，内分泌检查示睾酮增高，这些表现均提示存在多囊卵巢综合症（PCOS）。PCOS 是一种常见的内分泌疾病，特点是睾酮水平升高、排卵障碍和多囊卵巢。在治疗方面，可以选择口服避孕药来调节患者的内分泌失调情况。炔雌醇环丙孕酮片是一种常用的口服避孕药，可以抑制卵巢中的雄激素分泌，减少痤疮和多毛症的发生，也可以促进周期性月经的恢复。所以选项 A 正确。溴隐亭（选项 B）主要用于治疗高催乳素血症；尼尔雌醇（选项 C）适用于更年期妇女的激素替代治疗；甲羟孕酮（选项 D）主要用于治疗子宫内膜异位症；二甲双胍（选项 E）适用于糖尿病和胰岛素抵抗症的治疗。因此本题应选 A。

20. B 注射抗 D 免疫球蛋白以中和进入母体的 D 抗原。适用以下列情况：①第 1 次分娩 Rh 阳性婴儿后，于 72 小时内应用；②若第 1 次预防成功，孕妇未产生抗体，则在下一次分娩 Rh 阳性婴儿时应再次预防；③流产（自然或人工流产）后；④在羊膜腔穿刺后；⑤产前出血、宫外孕、妊娠期高血压疾病；⑥由于胎儿经胎盘失血至母体亦可发生在妊娠早、中、晚期，故有人主张对所有 Rh 阴性孕妇在产前预防；⑦输入 Rh 阳性血。所以选项 B 符合题意。

21. A 口服避孕药后发生阴道不规则流血，可能是由于漏服、迟服、服药方法错误、药片质量受损所致，或是由于个人体质不同，服药后体内激素水平不平衡，不能维持子宫内膜正常生长的完整性而发生。轻者点滴出血，不用处理，随着服药时间延长而逐渐减少直至停止。流血偏多者，每晚在服用避孕药同时加服少量雌激素直至停药。所以选项 A 正确。

22. C 甾体避孕药利用孕激素和雌激素对下丘脑、垂体的负反馈作用，抑制下丘脑分泌 GnRH、垂体分泌 FSH 和 LH，致卵泡发育不成熟且不能排卵。所以子宫内膜不可能为分泌型。因此本题应选 C。

23. E 软产道血肿形成时，处理原则为切开并清除血肿，彻底止血、缝合，必要时放置引流管。

24. B 女性生殖道淋病奈瑟菌感染的确诊方法主要是通过宫颈管分泌物涂片检查。由于奈瑟菌在感染早期就可以从宫颈管分泌物中检测到，因此在检测时应采集宫颈管分泌物进行检查，以便尽早发现和治疗。其他部位如子宫腔、阴道口等取样虽然也可以检测到淋病感染，但灵敏度及特异度较低。肛周虽然不是女性生殖道，但如果病人有肛门或直肠感染表现，也应相应地检查肛门或直肠分泌物，并进行奈瑟菌检测和治疗。所以选项 B 正确。

25. C 盆腔炎性疾病的后遗症包括不孕、异位妊娠、慢性盆腔痛、盆腔炎性疾病反复发作，与子宫内膜异位症无关。

二、多选题

26. ACDE 子宫内膜层衬于宫腔表面，无内膜下层组织，分为致密层、海绵层和基底层 3 层。内膜表面 2/3 为致密层和海绵层，统称为功能层，受卵巢性激素影响，发生周期变化而脱落。基底层为靠近子宫肌层的 1/3 内膜，不受卵巢性激素影响，不发生周期变化。所以选项 ACDE 正确，选项 B 错误。

27. ABCD 卵巢囊肿蒂扭转为常见的妇科急腹症，约 10% 卵巢肿瘤并发蒂扭转。好发于瘤蒂长、中等大、活动度良好、重心偏于一侧的肿瘤（如成熟畸胎瘤）。常在患者突然改变体位时，妊娠期或产褥期子宫大小、位置改变时发生。卵巢肿瘤扭转的蒂由骨盆漏斗韧带、卵巢固有韧带和输卵管组成。发生急性扭转后静脉回流受阻，瘤内极度充血或血管破裂瘤内出血，致使瘤体迅速增大，后因动脉血流受阻，肿瘤发生坏死变为紫黑色，可破裂和继发感染。有时不全扭转可自然复位，腹痛随之缓解。蒂扭转一经确诊，应尽快行剖腹手术。所以选项 ABCD 正确。

28. ABCD 脐带脱垂的原因有：①胎头未衔接时如头盆不称、胎头入盆困难；②胎位异常，如臀先露、肩先露、枕后位；③胎儿过小或羊水过多；④脐带过长；⑤脐带附着异常及低置胎盘等。多胎妊娠（选项 E）不是脐带脱垂的原因。所以本题应选 ABCD。

29. ABCE 脐带绕颈的发生原因与脐带过长、胎儿小、羊水过多及胎动频繁有关。羊水过少（选项 D）不是脐带绕颈的原因。脐带绕颈对胎儿影响与脐带缠绕松紧、缠绕周数及脐带长短有关。所以本题应选 ABCE。

30. ACDE 胎儿死亡超过 4 周尚未排出者，需常规行凝血功能检查，如凝血因子、纤维蛋白原、血小板计数、凝血酶原时间等，凝血功能不正常要给予用药治疗。如纤维蛋白原 < 1.5g/L，血小板 < 100×10^9/L，可用肝素治疗，一般用药 24 ~ 48 小时后可使纤维蛋白原和血小板恢复到有效的止血水平。纠正凝血功能异常后方可引产（可以应用羊膜腔内注射依沙吖啶引产），并备新鲜血，注意积极预防产后出血和感染。所以选项 ACDE 正确。

31. ACDE 肩先露又称横位，为对母儿最不利的胎位，是指胎肩为先露部，胎体位于骨盆入口以上，胎体纵轴与母体纵轴交叉成直角或垂直（选项 B 错误）。腹部检查：①子宫呈横椭圆形（选项 A 正确），宫底高度低于孕周，宫底部触不到胎头或胎臀，耻骨联合上方空虚（选项 D 正确）；②宫体横径较宽，一侧可触到胎头（选项 C 正确），另侧触到胎臀；③肩前位时胎背朝向母体腹壁，触之平坦；肩后位时可触及不规则的小肢体；④在脐周两侧胎心听诊最清晰（选项 E 正确）。所以选项 ACDE 正确。

32. DE 临产后疑有脐带过短，若经抬高床脚和吸氧，胎心率仍无改善，应立即行剖宫产结束分娩。所以选项 DE 正确。

33. ABCD 滴虫存在于阴道、尿道、尿道旁腺、膀胱、肾盂，可以引发多种症状。所以选项 A 正确。分泌物典型特点为稀薄脓性、泡沫状、有异味。所以选项 B 正确。阴道分泌物增多及外阴瘙痒，间或出现灼热、疼痛、性交痛等。瘙痒部位主要为阴道口及外阴。若合并尿道感染，可有尿频、尿痛的症状，有时可有血尿。所以选项 C 正确。根据病史、临床表现及分泌物观察可作出滴虫阴道炎的临床诊断。阴道分泌物中找到滴虫即可确诊。最简便的方法是湿片法（常用 0.9% 氯化钠温溶液）。对可疑患者，若多次悬滴法未能发现毛滴虫时，可送培养。取分泌物前 24 ~ 48 小时避免性交、阴道灌洗或局部用药；窥阴器不涂抹润滑剂；分泌物取出后应及时送检，冬天需注意保暖，以避免滴虫活动性下降后影响检查结果。所以选项 D 正确，选项 E 错误。因此本题的正确答案为 ABCD。

34. BCD 常见的生殖器官发育异常有：①正常管道形成受阻所致异常：包括处女膜闭锁、阴道横隔、阴道纵隔、阴道闭锁和宫颈闭锁；②副中肾管衍化物发育不全所致异常：包括无子宫、无阴道、痕迹子宫、子宫发育不良、单角子宫、始基子宫、输卵管发育异常；③副中肾管衍化物融合障碍所致异常：包括双子宫、双角子宫、鞍状子宫和纵隔子宫等。所以选项 BCD 正确。

35. ABCE 痛经是子宫内膜异位症的主要症状，症状特征与月经周期密切相关。典型症状为继发性痛经、进行性加重。痛经一般出现在月经前 1 ~ 2 日，月经期第 1 ~ 2 日加剧，以后逐渐减轻，月经干净后可完全缓解。疼痛的部位主要在下腹、腰骶及盆腔中部，可放射至会阴部、肛门周围及大腿根部。疼痛严重程度与病灶大小不一定呈正比。少数患者为慢性盆腔痛，腹痛与月经不同步，可表现为持续性下腹痛，经期加重。部分患者无痛经。部分患者伴有直肠刺激症状，表现为稀便和大便次数增加。所以选项 ABCE 正确，选项 D

错误。故本题应选 ABCE。

36. ABDE 由于婴幼儿的解剖、生理特点，其外阴阴道容易发生婴幼儿外阴阴道炎。常见病原体有大肠埃希菌及葡萄球菌、链球菌等。所以选项 C 错误。婴幼儿外阴尚未完全发育好，不能遮盖尿道口及阴道前庭，细菌容易侵入，引起婴幼儿外阴阴道炎。所以选项 B 正确。婴幼儿雌激素水平低，阴道上皮薄，糖原少，阴道抵抗力差，易受其他细菌感染，引起婴幼儿外阴阴道炎。所以选项 A 正确。主要症状为阴道分泌物增多，呈脓性。部分患儿伴有下泌尿道感染，出现尿急、尿频、尿痛。所以选项 D、E 均正确。因此本题的正确答案为 ABDE。

37. ABCE 产后催乳素水平因是否哺乳而异。所以选项 D 正确。哺乳产妇的催乳素于产后下降，但仍高于非孕时水平，吸吮乳汁时催乳素明显增高。所以选项 A 错误。不哺乳产妇的催乳素于产后 2 周降至非妊娠时水平。所以选项 E 错误。雌激素、孕激素急剧下降，至产后 1 周时降至未孕时水平，所以选项 B、C 均错误。因此本题的正确答案为 ABCE。

38. ABE 绒毛膜癌继发于葡萄胎、流产或足月分娩后，少数可发生于异位妊娠后。所以选项 B 正确，选项 C 错误。绒毛膜癌最常见的转移部位是肺（80%），其次是阴道（30%），以及盆腔（20%）、肝（10%）和脑（10%）等。所以选项 D 错误。手术标本或转移灶标本中若仅见大量滋养细胞浸润及出血坏死，则可诊断为绒癌；若见到绒毛结构或退化的绒毛阴影，可排除绒毛膜癌的诊断。所以选项 A 正确。治疗原则以化疗为主，手术和放疗为辅的综合治疗。所以选项 E 正确。因此本题的正确答案为 ABE。

39. ABCD 胎盘部位滋养细胞肿瘤常用辅助检查有：①血清 hCG 测定：多数阴性或轻度升高；②血清 hPL 测定：血清 hPL 一般为轻度升高或阴性，但免疫组化染色通常阳性；③超声检查：表现为类似于子宫肌瘤或其他滋养细胞肿瘤的声像图，彩色多普勒超声可见子宫血流丰富；④组织学诊断：是确诊手段。所以选项 ABCD 正确。

40. ABCE 先兆流产是指妊娠 28 周前，先出现少量的阴道流血，无妊娠物排出，随后出现阵发性下腹痛或腰背痛。子宫大小与停经周数相符，宫颈口未开，胎膜未破，妊娠产物未排出；经休息及治疗可继续妊娠或可发展为难免流产。所以选项 D 正确。稽留流产又称为过期流产，早孕反应消失，有先兆流产症状或无任何症状，子宫不再增大反而缩小。中期妊娠时，腹部不见增大，胎动消失。所以选项 A 错误。完全流产是指妊娠物已全部排出，阴道流血逐渐停止，腹痛逐渐消失，子宫接近正常大小，宫颈口已关闭。所以选项 B 错误。难免流产是先兆流产的继续，阴道流血量增多超过月经量，下腹阵发性剧痛或出现阴道流液（胎膜破裂）。所以选项 C 错误。不全流产由难免流产发展而来，妊娠产物已部分排出体外，尚有部分残留于宫腔内，影响子宫收缩，导致出血、休克。子宫小于停经周数，宫颈口已扩张，宫颈口有妊娠物堵塞及持续性血液流出。所以选项 E 错误。因此本题的正确答案为 ABCE。

41. ABCD 滴虫阴道炎初次治疗可选择甲硝唑或替硝唑 2g，单次口服；或甲硝唑 400mg，每日 2 次，连服 7 日；服用甲硝唑者在服药后 12 ~ 24 小时内避免哺乳；服用替硝唑者在服药后 3 日内避免哺乳。所以选项 C 正确。性伴侣应同时进行治疗，患者及性伴侣治愈前应避免无保护性行为。所以选项 A、B 均正确。对内裤、毛巾等进行高温消毒。所以选项 D 正确。滴虫阴道炎常于月经后复发，故治疗后检查滴虫阴性时，仍应每次月经后复查白带，若经 3 次检查均阴性，方可称为治愈。所以选项 E 错误。因此本题的正确答案为 ABCD。

42. ABCE 良性卵巢肿瘤的常见鉴别诊断：①卵巢瘤样病变：多单侧，直径≤8cm，壁薄，观察或口服避孕药 2～3 个月，可自行消失；若持续存在或长大，应考虑为卵巢肿瘤的可能性大。②输卵管卵巢囊肿：为炎性积液，常有盆腔炎性疾病病史；两侧附件区有不规则条形囊性包块，边界较清，活动受限。③子宫肌瘤：肌瘤常为多发性，与子宫相连，检查时随宫体及子宫颈移动；超声检查可协助鉴别。④妊娠子宫：妊娠妇女有停经史，做 hCG 测定或超声检查即可鉴别。⑤腹腔积液：常有肝病、心脏病史，平卧时腹部两侧突出如蛙腹，叩诊腹部中间鼓音，两侧浊音，移动性浊音阳性；巨大卵巢囊肿平卧时腹部中间隆起，叩诊浊音，腹部两侧鼓音，无移动性浊音，边界清楚，超声检查有助于鉴别。子宫内膜异位症需与恶性卵巢肿瘤相鉴别。所以选项 ABCE 正确。

43. ABC 子宫颈活检的适应证：①阴道镜诊断为子宫颈 HSIL 或可疑癌者。②阴道镜诊断为子宫颈 LSIL，但细胞学为 ASC－H 及以上或 AGC 及以上，或阴道镜检查不充分或检查者经验不足等。③肉眼检查可疑癌。所以选项 ABC 正确，选项 D、E 属于阴道活检的适应证。故本题应选 ABC。

44. ABCE 曼氏手术是指阴道前、后壁修补术加主韧带缩短及子宫颈部分切除术，适用于年龄较轻、要求保留生育功能的子宫颈较长的Ⅱ、Ⅲ度子宫脱垂患者。所以选项 ABCE 正确。

45. CDE 外阴平滑肌瘤是由平滑肌细胞组成的皮肤良性肿瘤，少见，可发生于外阴的平滑肌，毛囊的立毛肌或血管的平滑肌组织。所以选项 A 正确。生育期妇女多见。所以选项 B 正确。平滑肌瘤的发生部位以大阴唇最多，阴蒂、小阴唇次之。所以选项 D 错误。患者一般无不适症状，有时会感到外阴不适，外阴下坠感。所以选项 C 错误。治疗方式为手术切除。如果肌瘤位于浅表，可行局部切除；如果位置较深，可打开包膜，将肌瘤剜出。所以选项 E 错误。因此本题应选 CDE。

46. BCE 有助于诊断子宫内膜异位症的辅助检查主要包括：影像学检查（超声检查、盆腔 CT 及磁共振检查）、血清 CA125 和人附睾蛋白 4 测定（鉴别恶性卵巢肿瘤，同时可以监测子宫内膜异位症）、腹腔镜检查（是目前国际公认的诊断最佳方法）。末梢血白细胞（选项 B）、血清白蛋白（选项 C）和宫腔镜检查（选项 E）对诊断子宫内膜异位症没有帮助。故本题应选 BCE。

47. ABCDE 第二产程延长可因产道受压过久，发生产后尿潴留，受压组织长期缺血，继发水肿、坏死，软产道受损，形成生殖道瘘。同时，易导致产后出血和产褥感染。宫缩乏力可引起产程延长，不协调性宫缩乏力时子宫收缩间歇期子宫壁不能完全松弛，对子宫胎盘循环影响大，易发生胎儿窘迫；产程延长使胎头及脐带等受压时间过久，手术助产机会增加，易导致新生儿窒息、产伤、颅内出血以及尿瘘或粪瘘等。所以选项 ABCDE 均正确。

48. DE 急性子宫颈炎的病原体：①性传播疾病病原体：为淋病奈瑟菌及沙眼衣原体，主要见于性传播疾病的高危人群；②内源性病原体：部分子宫颈炎发病与细菌性阴道病病原体、生殖支原体感染有关。所以选项 DE 正确。

三、共用题干单选题

49. D 妊娠早期发现腹痛阴道流血等异常应行 B 超检查明确诊断。题中孕妇无腹痛、阴道流血等症状，故无需进行 B 超检查，也无需排除异位妊娠。所以本题应选 D。

50. C 妊娠早期超声检查的主要目的是确定宫内妊娠，排除异位妊娠、滋养细胞疾病、盆腔肿块等。B 超检查可了解宫内情况。所以选项 C 正确。

51. C 大多细菌性阴道病患者外阴和阴道黏膜无充血及红斑等炎症表现，有症状者主要表现为阴道分泌物增多，呈稀薄均质状或稀糊状，为灰白色或灰黄色，有鱼腥臭味，性交后加重，可伴有轻度外阴瘙痒或烧灼感。有的患者可发生下腹部疼痛、性交困难或尿痛。所以选项 C 符合题意。其他选项如输卵管炎、慢性宫颈炎、念珠菌阴道炎和滴虫性阴道炎的表现与该患者不符。

52. A pH >4.5 对诊断细菌性阴道病最敏感，但特异性低，阴道中的精液、宫颈黏液、经血等可使阴道分泌物 pH 值升高。所以选项 A 错误。细菌性阴道病的实验室检查特点包括：胺臭味试验阳性，显微镜检查可见线索细胞和极少白细胞，乳酸杆菌明显减少，阴道加德纳菌鉴定试验阳性。因此本题应选 A。

53. E 患者最可能诊断为细菌性阴道病。硝基咪唑类药物可以有效治疗细菌性阴道病，例如甲硝唑和米曲霉素等口服或阴道内应用（选项 E 正确）。其他选项如甲硝唑洗剂外洗（选项 A）、中药制剂外洗（选项 B）和外用乳酸活菌（选项 C）虽然也有一定的缓解作用，但其疗效不如口服或阴道内应用硝基咪唑类药物。克霉唑阴道栓外用（选项 D）适用于念珠菌阴道炎的治疗。因此本题的正确答案为 E。

54. E 子宫内膜异位症的临床表现有：①下腹痛或痛经；②不孕；③性交不适；④月经异常；⑤其他特殊症状如局部出现周期性疼痛和出血。生育期女性有继发性痛经且进行性加重、不孕或慢性盆腔痛，妇科检查扪及与子宫相连的囊性包块或盆腔内有触痛性结节，即可初步诊断为子宫内膜异位症。

55. A 腹腔镜检查是目前国际公认的内异症诊断的最佳方法，除了阴道或其他部位可直视的病变外，腹腔镜检查是确诊盆腔内异症的标准方法。经腹腔镜检查的盆腔可见病灶和病灶的活组织病理检查是确诊依据。

56. E 该病例初步诊断为盆腔子宫内膜异位症导致不孕，应手术治疗。手术治疗目的是：①明确诊断及进行临床分期；②清除异位内膜病灶及囊肿；③分离粘连及恢复正常解剖结构；④治疗不孕；⑤缓解和治疗疼痛等症状。手术指征包括附件肿块、盆腔疼痛及不孕。手术途径有开腹手术和腹腔镜手术两种，腹腔镜手术为首选。目前认为腹腔镜确诊、手术 + 药物为内异症的“金标准”治疗。

57. A 根据该产妇的孕周（39 周）和宫口开大程度（3cm），可以初步判断为正常产程。此外，枕左前位和胎心率 145 次/分也符合正常产程的特点。所以选项 A 正确。胎儿窘迫（选项 B）通常表现为胎心率异常、胎动减弱等，本例中未见明显异常。子宫收缩乏力（选项 C）通常表现为宫口开大缓慢、产程延长等，不符合本例的临床表现。头盆轻度相对不称（选项 D）需要通过 B 超或手指检查来明确诊断，本例中未提及有关信息。因此本题最可能的诊断是正常产程。故正确答案为 A。

58. A 题中宫口已经开大 4cm，且胎膜已经膨出，这表明可能胎膜已经破裂或即将破裂。此时通过人工破膜可以加速胎膜破裂，促进宫缩的发生，进而推动分娩的进行。

59. B 第二产程出现宫缩乏力时，可静脉滴注缩宫素加强产力，同时指导产妇配合宫缩屏气用力，争取经阴道自然分娩。若出现胎儿窘迫征象应尽快结束分娩，此时胎头双顶径已过坐骨棘平面，可行产钳术、胎头吸引术助产分娩；若胎头仍不衔接或伴胎儿窘迫征象，应行剖宫产。题中孕妇胎头+4，双顶径已超过坐骨棘平面，应行产钳术助产。所以选项B正确。

60. C 卵巢恶性肿瘤早期常无症状。晚期主要症状为腹胀、腹部肿块、腹腔积液及其他消化道症状；部分可有消瘦、贫血等恶病质表现。妇科检查可扪及肿块多为双侧，实性或囊实性，表面凹凸不平，活动差，常伴有腹腔积液。三合诊检查可在直肠子宫陷凹处触及质硬结节或肿块。有时可扪及上腹部肿块，及腹股沟、腋下或锁骨上肿大的淋巴结。结合患者表现及体征，可考虑为卵巢恶性肿瘤。所以选项C正确。

61. E 患者盆腔B超见大量腹腔积液，可行细胞学检查，抽取腹腔积液查找癌细胞，有利于明确诊断。所以选项E正确。

62. B 卵巢肿瘤一经发现，应行手术。手术目的：①明确诊断；②切除肿瘤；③恶性肿瘤进行手术病理分期；④解除并发症。术中应剖检肿瘤，必要时行冰冻切片组织学检查以明确诊断。一经疑为恶性肿瘤应尽早剖腹探查。所以选项B正确。

63. D 卵巢恶性肿瘤患者术后应根据其组织学类型、细胞分化程度、手术病理分期和残余灶大小决定是否接受辅助性治疗，化疗是主要的辅助治疗。所以选项D正确。

64. C 根据题干提供的信息，该患者不孕的可能原因是无排卵。男方精液常规正常，女方阴道通畅，可排除男性因素和输卵管因素。患者宫颈红呈颗粒状、宫口见透明分泌物、宫体后位、正常大小、活动，附件未及异常，基础体温测定单相，可排除子宫内膜异位症、子宫肌瘤、子宫腺肌症等疾病，也没有明显的卵巢囊肿或其他异常。因此，可以考虑可能存在无排卵情况，导致未能怀孕。需要进一步进行相关检查，如血黄体生成素（LH）、雌二醇、孕激素等激素水平检测，以明确是否存在无排卵的情况，并进行治疗。所以选项C正确。

65. B 氯米芬是首选的诱发排卵药物，适用于体内有一定雌激素水平者。

四、案例分析题

66. F 根据子宫底部触及圆而硬的胎头，在耻骨联合上方触到较软而宽、不规则的胎臀，胎背位于母体腹部右前方，胎心音在脐上右侧，可判断胎位为骶右前。

67. ABCDE 臀先露常见的病因：①胎儿发育因素：胎龄愈小臀先露发生率愈高。妊娠未足月时，羊水量相对偏多，胎儿常取臀先露，一旦发生早产，即以臀先露方式分娩；②胎儿活动空间因素：胎儿活动空间过大或受限均可导致臀先露，如双胎及多胎妊娠、羊水过多及羊水过少。经产妇腹壁过于松弛或子宫畸形，盆腔肿瘤、骨盆狭窄阻碍产道时，也可导致臀先露。所以选项ABCDE正确。

68. A 根据题干信息，患者考虑为臀先露。超声检查不仅可以确定臀先露的类型，还可估计胎儿大小、胎头姿势。所以选项A正确。

69. ABCDF 臀先露经阴道分娩指征：①孕龄≥36周；②单臀先露；③胎儿体重为2500～3500g；④无胎头仰伸；⑤骨盆

大小正常；⑥无其他剖宫产指征。所以选项 ABCDF 正确。

70. DE 臀先露第一产程：尽可能防止胎膜过早破裂（选项 B 错误），产妇取侧卧位休息（选项 D 正确），减少站立走动，予以足够的水分和营养（选项 E 正确），不灌肠（选项 A 错误）、少做阴道检查（选项 F 错误），不用缩宫素引产（选项 C 错误）。所以本题的正确答案为 DE。

71. D 从临产规律宫缩开始至活跃期起点（4~6cm）称为潜伏期。初产妇 >20 小时、经产妇 >14 小时称为潜伏期延长。所以选项 D 正确。

72. C 低张性子宫收缩乏力即协调性子宫收缩乏力，是指宫缩具有正常的节律性、对称性和极性，但收缩力弱，持续时间短，间歇期长且不规律，宫缩 <2 次/10 分钟。结合患者情况，考虑为低张性子宫收缩乏力。

73. CF 孕妇考虑为潜伏期延长，应消除紧张情绪，指导其休息，及时补充膳食营养与水分等。所以选项 C 正确。人工破膜适用于宫口扩张≥3cm、无头盆不称、胎头已衔接而产程延缓者；破膜后宫缩仍未改善者可考虑应用缩宫素加强宫缩。所以选项 F 正确。因此本题应选 CF。

74. E 出现频繁晚期减速是胎儿缺氧的表现，因产妇尚处于潜伏期估计短时间内难以结束分娩，应行剖宫产术终止妊娠。所以选项 E 正确。

75. BD 宫口扩张表现为子宫颈管逐渐变软、变短、消失，子宫颈展平并逐渐扩大。开始宫口扩张速度较慢，后期速度加快。所以选项 B 错误。第三产程为胎盘娩出期，即从胎儿娩出到胎盘娩出，需 5~15 分钟，不超过 30 分钟。所以选项 D 错误。因此本题应选 BD。

76. F 最可能的诊断是盆腔炎性疾病。盆腔炎性疾病是指由细菌感染引起的盆腔内器官的炎症，常见的原因之一是人工流产等妇科手术后的感染。临床表现包括发热、下腹部疼痛、性交疼痛、阴道分泌物异常等。上述病史和检查结果符合盆腔炎性疾病的特点。所以选项 F 正确。

77. D 盆腔炎性疾病是由感染引起的盆腔内器官的炎症，常见的病原体包括淋球菌、沙眼衣原体、支原体和大肠杆菌等。因此，病原体检查是盆腔炎性疾病治疗中很重要的一部分，可以帮助医生确定病因，选择有效的抗生素治疗。常见的病原体检查包括分泌物培养和 PCR 检测等。所以选项 D 正确。其他选项中，血常规（选项 A）和血沉（选项 B）可以反映炎症程度，尿常规（选项 C）可以排除泌尿系统的感染，尿妊娠试验（选项 E）可以确定是否怀孕，但这些检查无法直接确定盆腔炎性疾病的病因和治疗方案。妇科超声（选项 F）可以观察子宫和附件的形态和结构，判断是否有脓肿或积液等，但不能确定具体的病原体。因此本题应选 D。

78. E 盆腔炎性疾病主要为抗生素药物治疗，需要静脉滴注广谱抗生素，必要时手术治疗。抗生素治疗可清除病原体，改善症状及体征，减少后遗症。抗生素的治疗原则为经验性、广谱、及时和个体化。所以选项 E 正确。

79. ACDFG 若盆腔炎性疾病未得到及时正确的诊断或治疗，可能会发生盆腔炎性疾病后遗症。病理改变为输卵管增生、增粗，输卵管阻塞；形成输卵管卵巢肿块；输卵管积水或输卵管积脓（选项 F）；输卵管卵巢囊肿（选项 G）等。临床表现为不孕（选项 A）、异位妊娠（选项 D）、慢性盆腔痛（选项 C）以及盆腔炎性疾病反复发作。所以选项 ACDFG 正确。

80. AE OCT 出现频繁晚期减速等，

表示胎儿窘迫，所以可排除选项 E。临产开始的标志为有规律且逐渐增强的子宫收缩，持续 30 秒或以上，间歇 5 ~ 6 分钟，同时伴随进行性子宫颈管消失、宫口扩张和胎先露部下降。根据题中所述可排除选项 A。分娩发动前，出现的一些预示孕妇即将临产的症状，称为先兆临产。先兆临产会出现的表现有不规律宫缩、胎儿下降感、见红等。所以选项 F 正确。宫内足月妊娠是指胎龄满足 37 周以上至 42 周以下，该病例为孕 39 周，故符合选项 D 的诊断。巨大胎儿（选项 B）、足月活胎（选项 C）均可能出现在孕 39 周的情况下。因此本题应选 AE。

81. EF 选项 E 是指静脉滴注缩宫素加速产程，该方法应该在宫颈口开大 4cm 以上、胎儿头已经下降至骨盆入口、子宫收缩力不足等情况下使用，否则可能会增加胎儿窘迫及母亲并发症的风险。因此，在本例中，由于宫口仅开大 2cm，且宫缩频率和持续时间均符合正常分娩过程，因此不适宜使用缩宫素。选项 F 是指行人工破膜，此时胎儿尚未下降至骨盆入口，羊水破裂时间还不明确，对胎儿窒息、感染等风险较大，如果不必要地进行人工破膜，有可能增加母婴并发症的发生率。因此，在本例中选项 E、F 均为不恰当的处理措施。故本题应选 E、F。

82. A 从临产规律宫缩开始至活跃期起点（4 ~ 6cm）称为潜伏期。初产妇 > 20 小时、经产妇 > 14 小时称为潜伏期延长。在本例中，产妇已经经历了 20 小时的临产期，但肛查仅发现宫口开大 2cm，提示潜伏期延长。所以选项 A 正确，选项 B、F、G 均错误。宫缩减弱变稀可能是由于继发性子宫收缩力不足（排除选项 C）引起的，胎心心率 150 次/分钟正常且无窘迫表现，排除了胎儿窘迫（选项 D）的可能性；血压尚未达到妊娠期高血压的标准，因此可以排除选项 E。故本题的正确答案为 A。

83. B 阴道流血为子宫颈癌的常见症状之一，常表现为接触性出血，即性生活或妇科检查后阴道流血。也可表现为不规则阴道流血，或经期延长、经量增多。老年患者常为绝经后不规则阴道流血。根据患者症状表现及子宫颈刮片细胞学检查结果，考虑子宫颈癌的可能性大。

84. B 早期病例的诊断应采用子宫颈细胞学检查和（或）HPV 检测、阴道镜检查、子宫颈活组织检查的“三阶梯”程序，确诊依据为组织学诊断。子宫颈有明显病灶者，可直接在癌灶取材。对子宫颈活检为 HSIL 但不能除外浸润癌者、或活检为可疑微小浸润癌需要测量肿瘤范围或除外进展期浸润癌者，需行子宫颈锥切术。切除组织应作连续病理切片（24 ~ 36 张）检查。所以选项 B 正确。

85. D 子宫颈癌是可以预防的肿瘤，预防措施：①推广 HPV 预防性疫苗接种（一级预防），通过阻断 HPV 感染预防子宫颈癌的发生；②普及、规范子宫颈癌筛查，早期发现 SIL（二级预防）；及时治疗高级别病变，阻断子宫颈浸润癌的发生（三级预防）；③开展预防子宫颈癌知识宣教，提高预防性疫苗注射率和筛查率，建立健康的生活方式。所以选项 ABCEF 均正确，选项 D 不属于预防措施。故本题应选 D。

86. ACDF 患者 32 岁，出现月经稀发，首先应考虑内分泌激素紊乱，可能是多囊卵巢综合征（选项 A）、高催乳激素血症（选项 C）；患者未避孕 5 年，4 年前流产 1 次，符合继发性不孕（选项 F）；现有停经史近半年，不能排除早孕（选项 D）。所以选项 ACDF 正确。

87. BCE 为进一步确诊，首先应进行内分泌激素测定（选项E），还应进行尿妊娠试验（选项C）排除早孕，盆腔B超（选项B）检查内生殖器官有无器质性病、是否妊娠等。所以选项BCE正确。

88. C 尿妊娠试验阴性排除妊娠（选项D）。LH/FSH >3，睾酮升高及双侧卵巢多囊性改变，B超检查显示双侧卵巢被膜下均见多个直径 <1cm 的卵泡，均符合多囊卵巢综合征的诊断。因此，本题最可能的诊断是多囊卵巢综合征。故选项C正确。宫腔粘连、子宫腺肌症、子宫内膜异位症和卵巢囊肿等疾病，其临床表现和检查结果均与本例不符。所以可排除选项A、B、D、F。因此本题的正确答案为C。

89. BDE 多囊卵巢综合征的典型特征是月经稀发、不孕、肥胖、痤疮、多毛和黑棘皮症。所以选项BDE正确。

90. BCD 该患者有生育要求，治疗可选用口服避孕药炔雌醇环丙孕酮（选项D）调整月经周期，并对抗雄激素，然后用氯米芬（选项B）诱发排卵，治疗不孕。螺内酯（选项C）可对抗雄激素，也可采用。所以选项BCD正确。

91. B 子宫肌瘤典型症状经量增多及经期延长，多见于大的肌壁间肌瘤及黏膜下肌瘤；还有下腹包块、白带增多、压迫症状等。妇科检查可见子宫增大，或表面有单个或多个球形隆起。浆膜下肌瘤可扪及单个实质性球状肿块与子宫有蒂相连。根据题干信息，考虑患者为子宫浆膜下肌瘤的可能性大，应首选超声检查。

92. F 子宫浆膜下肌瘤蒂扭转时可有急性腹痛。该患者突然出现右下腹剧痛，考虑最可能发生了浆膜下肌瘤蒂扭转。

93. C 子宫肌瘤手术适应证包括：①因肌瘤导致月经过多，致继发贫血；②严重腹痛、性交痛或慢性腹痛、有蒂肌瘤扭转引起的急性腹痛；③肌瘤体积大压迫膀胱、直肠等引起相应症状；④因肌瘤造成不孕或反复流产；⑤疑有肉瘤变。肌瘤切除术适用于希望保留生育功能的患者。该患者具有手术指征，结合其已婚未育，应行肌瘤切除术。

94. EF 先兆子宫破裂时产妇诉下腹疼痛难忍、烦躁不安、呼叫，脉搏呼吸加快，血尿形成，可见病理缩复环，胎心改变或听不清。晚期妊娠合并急性胆囊炎，常表现为突发右上腹绞痛，阵发性加重疼痛可向右肩或右背部放射，常伴发热、恶心、呕吐，查体右上腹压痛、肌紧张等。题中无此相关症状。故可排除选项EF。

95. CF 患者血压降低，不应使用降压药。所以选项F错误。产时胎心率变化是急性胎儿窘迫的重要征象。该孕妇胎心监测出现多个晚期减速，胎心过缓，提示急性胎儿窘迫，不能静脉滴注缩宫素，应行剖宫产术。所以选项C错误。因此本题应选CF。

96. E 根据题干信息，考虑患者发生了感染性休克，应在抗感染的同时行剖宫产终止妊娠，做好新生儿复苏的准备。

97. CE 先天性处女膜闭锁绝大多数患者至青春期发生周期性下腹坠痛，进行性加剧。严重者可引起肛门胀痛和尿频等症状，根据题干信息，考虑有患本病的可能。所以选项C正确。先天性无阴道多系青春期后一直无月经来潮，或因婚后性交困难而就诊，检查见第二性征以及外阴发育正常，但无阴道口，或仅在阴道外口处见一浅凹陷，偶见短浅阴道盲端。所以选项E正确。因此本题应选CE。

98. C 根据症状和妇科检查，结合超声检查，多可明确诊断。患者首先应做妇科检查。所以选项C正确。虽然B超（选项A）可以帮助确定下腹部肿块的性质和大小，但首先需要明确诊断才能进行相应的检查。胸部 X 线平片（选项 B）与该患者的症状和体征无关，不是首选检查项目。染色体异常是导致青春期发育异常的一个原因，但并非所有青春期发育异常都与染色体异常有关，因此染色体检查（选项 D）不是首选检查项目。血常规检查（选项 E）对于诊断该患者的情况没有帮助。心电图检查（选项 F）与该患者的症状和体征无关，不是首选检查项目。肿瘤标志物检查（选项 G）可诊断该患者是否存在肿瘤，不是首选检查项目。肝肾功能检查（选项 H）与该患者的症状和体征无关，不是首选检查项目。

99. D 先天性处女膜闭锁患者检查时可见处女膜膨出，表面呈紫蓝色；肛诊可扪及盆腔囊性包块。偶有幼女因大量黏液潴留在阴道内，导致处女膜向外凸出、下腹坠痛而就诊。患者妇科检查结果符合上述特点，考虑为先天性处女膜闭锁。

100. D 先天性处女膜闭锁确诊后应及时手术治疗。先用粗针穿刺处女膜中部膨隆部，抽出陈旧积血后再进行“X”形切开，排出积血；常规检查子宫颈是否正常，切除多余的处女膜瓣，修剪处女膜，再用可吸收缝线缝合切口边缘。

全真模拟试卷（二）答案解析

一、单选题

1. A 月经来潮前24小时，子宫肌层收缩引起内膜功能层的螺旋小动脉持续痉挛，内膜血流减少，组织变性、坏死，血管壁通透性增加，使血管破裂导致内膜底部血肿形成，促使组织坏死、剥脱。所以选项A正确。

2. C 子宫动脉为髂内动脉前干分支，在腹膜后沿骨盆侧壁向下向前通行，经阔韧带基底部、宫旁组织到达子宫外侧，相当于子宫颈内口水平约2cm处，横跨输尿管至子宫侧缘，此后分为上下两支：上支较粗，沿宫体侧缘迂曲上行，供血给子宫前后壁，至宫角处又分为宫底支（分布于宫底部）、输卵管支（分布于输卵管）及卵巢支（与卵巢动脉末梢吻合）三支；下支较细，供血给宫颈、阴道上部及部分膀胱，与阴道动脉吻合。所以选项C错误。

3. A 根据末次月经第1日可以推算孕周及预产期（选项B正确）；孕妇通常在妊娠18～20周时能察觉到胎动（选项C正确）；子宫底随妊娠进展逐渐增高，手测宫底高度或尺测耻上子宫长度可以初步估计胎儿大小及孕周（选项D正确）；约60%的妇女在停经6周左右出现早孕反应，多在停经12周左右，自行消失（选项E正确）。孕周与腹围之间没有太紧密的联系，两者没有明确的对照，因为腹围很多时候是由孕妇的肥胖决定的，而不是胎儿的大小。所以不能通过测量腹围值估计孕周。故本题应选A。

4. A 雌激素和孕激素是女性生殖系统中重要的激素，它们会引起子宫内膜周期性变化，即周期性月经。在月经周期的不同阶段，雌激素和孕激素的分泌量、比例和作用时间都不同，从而导致子宫内膜的不同形态和功能。子宫内膜是周期性变化最显著的组织之一。而宫颈上皮、输卵管黏膜、阴道黏膜、卵巢表面上皮的周期性变化并不如子宫内膜明显。所以选项A正确。

5. C 妊娠期输卵管伸长，但肌层并不增厚。所以选项A错误。妊娠期卵巢排卵和新卵泡发育均停止。所以选项B错误。妊娠期阴道黏膜变软，水肿充血呈紫蓝色（Chadwick征）。阴道壁皱襞增多，结缔组织变疏松，伸展性增加，有利于分娩时胎儿的通过。所以选项C正确。子宫峡部在非孕时长约1cm，妊娠后子宫峡部变软。妊娠12周后，子宫峡部逐渐伸展拉长变薄，形成子宫下段，临产后伸展至7～10cm，成为产道的一部分。所以选项D错误。由于血管及淋巴管的增加及结缔组织的增生水肿等，致宫颈肥大变软，内膜增厚，腺体增生，黏液分泌量增多，在颈管内形成黏液塞，可防止细菌进入宫腔。所以选项E错误。因此本题的正确答案为C。

6. B 卵磷脂/鞘磷脂（L/S）比值是监测胎肺成熟度的指标。若羊水L/S>2，提示胎儿肺成熟。所以选项B符合题意。高危评分法（选项A）是通过判断孕妇的相关因素来评估孕妇发生早产的风险程度，如子宫颈长度、早期先兆流产史、多胎妊娠等。这是常用的早产风险评估方法之一。B超检查（选项C）可检查宫颈管的长度和宫颈内口形状以预测早产的发生。胎儿纤维连接蛋白（选项 D）如果在宫颈黏液中出现，预示在近期发生早产的可能性比较大，是用来预测早产发生的方法。胰岛素样生长因子结合蛋白（IGFBP－1）（选项 E）是一种胎儿体内产生的蛋白质，早产时其浓度会升高。因此，IGFBP－1 检查也是早产预测的常用方法之一。

7. C 硫酸镁是子痫治疗的一线药物，也是重度子痫前期预防子痫发作的关键药物。对于非重度子痫前期患者也可考虑应用硫酸镁。硫酸镁可抑制中枢神经系统，松弛骨骼肌，具有镇静、抗痉挛以及减低颅内压等作用。常用于治疗惊厥、子痫、尿毒症、破伤风及高血压脑病等。镁离子可通过下列机制解痉：①抑制运动神经末梢释放乙酰胆碱，阻断神经肌肉接头间的信息传导，使骨骼肌松弛；②刺激血管内皮细胞合成前列环素，抑制内皮素合成，降低机体对血管紧张素Ⅱ的反应，从而缓解血管痉挛状态；③通过阻断谷氨酸通道阻止钙离子内流，解除血管痉挛、减少血管内皮损伤；④提高孕妇和胎儿血红蛋白的亲和力，改善氧代谢。所以选项 C 错误。

8. E 患者月经不规律，妇科检查未发现特殊症状应首先在月经前或者月经来潮 12 小时内进行诊刮病理检查，以判断是否有排卵。

9. A 子宫颈息肉是子宫颈管腺体和间质的局限性增生，并向子宫颈外口突出形成息肉。最佳治疗方法是行息肉摘除术，术后将切除息肉送组织学检查。

10. A 该产妇在静脉滴注缩宫素后出现烦躁不安、呛咳、呼吸困难、发绀等症状，提示可能发生了羊水栓塞。羊水栓塞是一种罕见但严重的并发症，通常发生在分娩晚期或产后，是由于羊水中的羊水栓子进入母体循环系统引起的。症状包括突然出现的呼吸困难、胸痛、心动过速和低血压等表现。如果不及时处理，可导致死亡。所以选项 A 正确。其他选项的症状与描述均不符合本例情况：子宫破裂（选项 B）的症状包括剧烈腹痛、休克等；重度子痫前期（选项 C）的症状包括高血压、蛋白尿等；胎盘早剥（选项 D）的症状包括腹痛、阴道出血等；低纤维蛋白原血症（选项 E）的症状为易出血等。因此本题的正确答案为 A。

11. B 晚期产后出血的定义为分娩 24 小时以后，在产褥期内发生的阴道大量出血。晚期产后出血的病因有胎盘、胎膜残留，蜕膜残留，子宫胎盘附着面复旧不全，感染，剖宫产术后子宫切口愈合不良，产后子宫滋养细胞肿瘤、子宫黏膜下肌瘤、宫腔异物等。继发性子宫收缩乏力为分娩期并发症，可导致产后出血，不会引起晚期产后出血。所以本题应选 B。

12. A 产褥感染是指在分娩及产褥期内生殖道受病原体侵袭而引起的局部或全身感染，是产妇死亡的四大原因之一，产后出血是首要原因。产褥病率与产褥感染的含义不同，是指分娩 24 小时以后的 10 天内，每日测量 4 次体温，间隔时间 4 小时，凡体温有 2 次达到或超过 38℃（口表）。造成产褥病率的原因以产褥感染为主，但也包括生殖道以外的感染，如急性乳腺炎、上呼吸道感染、泌尿系统感染、血栓静脉炎等。所以选项 A 正确。

13. B 产褥期抑郁症（PPD）是指产妇在产褥期间出现抑郁症状，是产褥期精神障碍最常见的一种类型。通常在产后 2 周内发病，产后 4～6 周症状明显。处理包括心理治疗和药物治疗。心理治疗为重要的治疗手段。包括心理支持、咨询与社会干预等。但严重病例应给予药物治疗，尽量选用不进入乳汁的抗抑郁药。患者可以继续哺乳。本病预后良好，约70%患者于1年内治愈，极少数患者持续1年以上。再次妊娠复发率约20%。所以选项B正确。

14. D 巨大胎儿为宫缩乏力的诱因之一，宫缩乏力是产后出血最常见的原因。宫缩乏力时，胎盘剥离面血窦持续开放，可在短期内大量失血。表现为子宫出血较多，但血液能凝固，检查腹部可见子宫软，轮廓不清，摸不清宫底，宫腔内较多血块，清除后不久又出现。所以选项D正确。胎儿娩出后立即发生阴道流血，色鲜红，应考虑软产道裂伤。胎儿或胎盘娩出后阴道持续流血，且血液不凝，应考虑凝血功能障碍。

15. E 羊齿状结晶和椭圆体是人体内雌激素水平变化所产生的两种不同形态的子宫颈黏液。羊齿状结晶可以通过宫颈黏液涂片观察到，但不能用于胎膜早破的确诊。所以选项A错误。宫颈黏液在雌激素作用下稀薄透明，拉丝度长，干燥后可见羊齿状结晶（主支直而粗，分支细而长），而孕激素作用下黏稠浑浊，干燥后断裂呈椭圆体。所以选项B、D错误，选项E正确。异常子宫出血患者流血前见到羊齿状结晶提示雌激素水平高、波动而缺乏孕激素，故应为无排卵性异常子宫出血。所以选项C错误。因此本题的正确答案为E。

16. A 子宫内膜癌为女性生殖道常见三大恶性肿瘤之一，多见于围绝经期和绝经后女性。病理分为两型：Ⅰ型子宫内膜癌为雌激素依赖型，约占80%，均为子宫内膜样癌；Ⅱ型子宫内膜癌为非激素依赖型约占10%，包括子宫内膜浆液性癌、透明细胞癌、癌肉瘤等。早期无明显症状，一旦出现症状则多表现为：①阴道流血：主要表现为绝经后阴道流血，量一般不多。尚未绝经者表现为经量增多、经期延长或月经紊乱；②阴道排液：多为血性液体或浆液性分泌物，合并感染则有脓血性排液，恶臭；③下腹疼痛：若癌肿累及宫颈内口，可引起宫腔积脓，出现下腹胀痛及痉挛样疼痛。晚期浸润周围组织或压迫神经可引起下腹部及腰骶部疼痛。④恶病质：晚期可出现贫血、消瘦、发热、全身衰竭等症状。诊刮或分段诊刮取样，病理确诊。所以选项A正确。

17. A 患者出现严重绝经综合征症状时，宜采用激素替代治疗。该患者子宫已切除，不需要保护子宫内膜，使用单纯雌激素治疗即可，但应注意乳腺增生情况。所以选项A正确。单纯孕激素（选项B）适用于绝经过渡期异常子宫出血患者；围绝经期需要激素替代时，应用雌、孕激素序贯方案（选项D），使子宫内膜周期性脱落；绝经后需要激素替代时，应用雌、孕激素联合方案（选项E）；子宫切除后的患者某些情况下需要雌、孕激素联合治疗，如盆腔子宫内膜异位症、次全子宫切除（部分内膜残留）、子宫内膜癌等。因此本题正确答案为A。

18. A 垂体兴奋试验又称GnRH刺激试验，可了解垂体对GnRH的反应性。通过垂体兴奋实验，可以区分到底是下丘脑性闭经还是垂体性闭经。注射LHRH后LH值升高，说明垂体功能正常，病变在下丘脑；经多次重复试验，LH值无升高或升高不显著，为无反应性，表明垂体功能减退。因此，选项A正确。

19. E 卵巢功能检查项目：①基础体温（BBT）；②在月经周期中，连续涂抹阴道上段及宫颈阴道部的阴道上皮脱落细胞也可能推测卵巢排卵功能，角化细胞随雌激素轻、中、重度影响分别占20%、20%～60%及60%以上；③宫颈黏液；④子宫内膜组织学检查；⑤女性激素检查。腹腔镜检查为对女性不孕症进行卵巢功能检查不必要的项目。因此本题应选 E。

20. D 从病史分析，患者有多次流产史，现月经量减少并周期性下腹坠痛，很可能为宫腔粘连，严重者会闭经，即 Asherman 综合征。子宫输卵管造影（选项C)、B 超联合宫腔镜检查（选项 B、E）是确诊宫腔粘连的有效方法。吸刮宫术是造成宫腔粘连的主要原因，生殖道结核感染是另一重要病因，故应询问患者流产史和月经情况（选项 A)，明确是否为继发痛经。B 超检查和妇科检查可除外子宫腺肌病、盆腔炎症、子宫内膜异位症等情况，必要时还可行腹腔镜检查。患者月经规律，妇科内分泌检查不是必需的有意义检查项目。所以本题应选 D。

21. B 尿瘘的预防：正确处理分娩过程，手术操作应规范化。对产时软组织压迫过久，疑有损伤可能者，产后应留置导尿管 10 天，保持膀胱空虚，改善组织血供，预防尿瘘形成。经阴道手术分娩时，术前先导尿，术时严格遵守操作规程，术后常规检查生殖道和泌尿道有无损伤。妇科手术时应辨清解剖关系，避免损伤，发现损伤应立即修补。应用抗生素只能预防产褥期感染，不能预防尿瘘。所以选项 B 符合题意。

22. C 该患者经阴道分娩后 5 天出现急性下腹痛、发热，伴随腹部肿块增大至脐部，提示可能为子宫肌瘤发生红色变并合并感染。子宫肌瘤是女性常见的良性肿瘤，其中约 5% 会发生红色变。在产后，由于分娩创面的存在，细菌易于进入子宫内膜层引起感染，而子宫肌瘤的红色变更容易受到感染的影响，导致急性下腹痛、发热，甚至可以引起脓肿形成。因此，本题最可能的诊断是子宫肌瘤红色变。其他选项均与临床表现不符合。

23. A 选项 ABCE 均属于卵巢生殖细胞来源的肿瘤，其中成熟畸胎瘤属良性，占卵巢生殖细胞肿瘤的 85% ~97%。可发生于任何年龄，以 20 ~40 岁居多。多为单侧性，中等大小，呈圆形或卵圆形，壁光滑、质韧。所以选项 A 正确。选项 D“颗粒细胞瘤”属于卵巢性索间质肿瘤。故本题应选 A。

24. E 宫内节育器禁忌使用于宫颈过松、重度陈旧性宫颈裂伤或子宫脱垂患者，所以选项 A 不正确。避孕药禁忌证之一为急、慢性肝炎患者，所以选项 B、D 不正确。安全期避孕不可靠，失败率高，所以选项 C 不正确。阴茎套具有预防性传播疾病的作用，乙肝可通过性接触传播，所以患者应选用此方式避孕。故本题应选 E。

25. E 复方短效口服避孕药服药后使经期缩短，经量减少，所以选项 A 错误。孕激素使宫颈黏液量减少，所以选项 B 错误。由于钠水潴留会导致体重增加，所以选项 D 错误。雌激素刺激胃黏膜引起早孕反应，所以选项 C 错误。目前常用的避孕药大多由雌激素和孕激素配伍而成，其中的雌激素可使水钠潴留，所以选项 E 正确。因此本题应选 E。

二、多选题

26. ACDE 女性尿道短而直，又邻近阴道，故易引起泌尿系统感染。所以选项 A 正确。右侧输尿管常受右旋妊娠子宫的压迫，可致肾盂积水。所以选项 B 错误。异常分娩时最常见的损伤之一为膀胱阴道瘘，即产生连接膀胱和阴道的通道。这种情况可能会导致排尿障碍和其他并发症。所以选项 C 正确。妊娠期阑尾的位置可随妊娠月份的增加而逐渐向上外方移位，妇女患阑尾炎时有可能累及子宫附件。所以选项 D 正确。输尿管距子宫颈外侧约 2cm

处，在子宫动脉的后方与之交叉，故施行子宫切除结扎子宫动脉时要注意避免损伤输尿管。所以选项 E 正确。因此本题的正确答案为 ACDE。

27. CE 红细胞生成主要来自卵黄囊，约在受精后 3 周末开始造血。所以选项 A 正确。妊娠 10 周肝是红细胞的主要生成器官，以后骨髓、脾逐渐有造血功能。所以选项 B 正确。妊娠足月时，骨髓产生 90% 的红细胞。所以选项 C 错误。妊娠前半期均为胎儿血红蛋白，至妊娠最后 4～6 周，成人血红蛋白增多，至临产时胎儿血红蛋白仅占 25%。所以选项 D 正确。妊娠 8 周以后，胎儿血液循环出现粒细胞。妊娠 12 周，胸腺、脾产生淋巴细胞，成为体内抗体的主要来源。妊娠足月时白细胞计数可高达（15～20）$\times 10^9$/L。所以选项 E 错误。因此本题应选 CE。

28. ABCE 女性第一次月经来潮称为月经初潮，为青春期的重要标志，所以选项 A 正确。月经来潮提示卵巢产生的雌激素足以使子宫内膜增殖，雌激素达到一定水平且有明显波动时，引起子宫内膜脱落即出现月经。由于此时中枢对雌激素的正反馈机制尚未成熟，即使卵泡发育成熟也不能排卵，故月经周期常不规律，经 5～7 年建立规律的周期性排卵后，月经才逐渐正常，所以选项 D 错误。女性青春期第一性征的变化是在促性腺激素作用下卵巢增大，卵泡开始发育和分泌雌激素，生殖器从幼稚型变为成人型。皮质内有不同发育阶段的卵泡，致使卵巢表面呈现凹凸不平。此时虽已初步具备生育能力，但整个生殖系统的功能尚未完善。所以选项 BE 正确。除生殖器外，女性其他特有的性征即第二性征包括音调变高、乳房发育、阴毛及腋毛分布等呈现女性特征，所以选项 C 正确。所以选项 ABCE 正确。

29. ACDE 在诊断无排卵性异常子宫出血前，必须排除全身性疾病或生殖器官器质性病变引起的异常子宫出血。需要鉴别的疾病包括：①全身性疾病：如血液病、肝脏疾病、甲状腺功能亢进或减退等。②异常妊娠或妊娠并发症：如流产、异位妊娠、葡萄胎、子宫复旧不良、胎盘残留。③生殖器感染：如急性或慢性子宫内膜炎、子宫肌炎等。④生殖器肿瘤：如子宫内膜癌、子宫颈癌、子宫肌瘤、卵巢肿瘤、滋养细胞肿瘤等。⑤生殖道损伤：如阴道裂伤出血、阴道异物等。⑥宫内节育器或异物引起的子宫不规则出血。⑦性激素类药物使用不当：剂量不足、突然停药发生撤退性出血或因治疗其他疾病使用皮质激素等诱发的阴道出血。心功能不全在诊断无排卵性异常子宫出血时不需首先排除。故本题应选 ACDE。

30. ABDE 胎盘剥离征象有：①宫体变硬呈球形，胎盘剥离后降至子宫下段，下段被动扩张，宫体呈狭长形被推向上方，宫底升高达脐上（选项 A 正确，选项 C 错误）；②阴道口外露的脐带段自行延长（选项 D 正确）；③阴道少量流血（选项 B 正确）；④用手掌尺侧在产妇耻骨联合上方轻压子宫下段，宫体上升而外露的脐带不再回缩（选项 E 正确）。胎盘剥离后从阴道排出体外。所以选项 ABDE 符合题意。

31. ABCD 产后出血原因包括：①宫缩乏力：是产后出血最常见的原因；②软产道裂伤；③胎盘因素：是产后出血常见原因，包括胎盘滞留、胎盘植入、胎盘部分残留；④凝血功能障碍。子宫破裂（选项 E）不是产后出血的原因。故本题应选 ABCD。

32. BCDE 子宫内膜异位症的药物治疗主要采用性激素，包括非甾体炎抗炎药（NSAID）、口服避孕药、孕激素（甲地孕酮）、孕激素受体拮抗剂、孕三烯酮、达那唑以及 GnRH－a 等，抑制卵巢功能，阻止内异症的发展，减少内异症病灶的活性，减少粘连的形成，导致异位内膜萎缩、退变、坏死而达到治疗目的。所以选项 BCDE 正确。

33. ABCD 原发性输卵管癌的病理学标准为：①肿瘤来源于输卵管内膜；②组织学类型可以产生输卵管黏膜上皮；③可见由良性上皮向恶性上皮转变的移行区；④卵巢和子宫内膜可以正常，也可以有肿瘤，但肿瘤体积必须小于输卵管肿瘤。所以选项 ABCD 正确。

34. BCDE 胎盘早剥是指妊娠 20 周后正常位置的胎盘在胎儿娩出前，部分或全部从子宫壁剥离，属于妊娠晚期严重并发症。所以选项 B 正确。胎盘早剥是妊娠期发生凝血功能障碍最常见的原因，可导致弥散性血管内凝血（DIC）。所以选项 C 正确。胎盘早剥典型临床表现是阴道流血、腹痛，可伴有子宫张力增高和子宫压痛，尤以胎盘剥离处最明显。所以选项 A 错误，选项 E 正确。阴道流血特征为陈旧不凝血，但出血量往往与疼痛程度、胎盘剥离程度不一定符合。所以选项 D 正确。因此本题的正确答案为 BCDE。

35. ABCD 输卵管妊娠化学药物治疗的指征：①无药物治疗的禁忌证；②输卵管妊娠未发生破裂；③妊娠囊直径 <4cm；④血 hCG <2000U/L；⑤无明显内出血征象。所以选项 ABCD 正确。选项 E“异位妊娠破裂”是输卵管妊娠化学药物治疗的禁忌证。故本题应选 ABCD。

36. ABCE 一旦诊断为产褥感染，原则上应给予广谱、足量、有效抗生素，并根据感染的病原体调整抗生素治疗方案。处理措施有：①支持疗法：取半卧位，以利恶露排出并使炎症局限于盆腔部分。加强营养，注意休息，补充维生素，纠正水、电解质失衡。病情严重或贫血者可酌情输血。所以选项 C 正确。②胎盘胎膜残留处理：在有效抗感染同时清除宫腔内残留物。所以选项 E 正确。③应用抗生素：未能确定病原体时，根据临床表现及临床经验，选用广谱高效抗生素。然后依据细菌培养和药敏试验结果，调整抗生素种类和剂量。中毒症状严重者可短期加用适量的肾上腺皮质激素。所以选项 A 正确，选项 D 错误。④抗凝治疗：血栓静脉炎时，应用大量抗生素同时，可加用肝素钠。所以选项 B 正确。⑤手术治疗。所以本题的正确答案为 ABCE。

37. ABCDE 受精卵在子宫体腔以外着床称为异位妊娠，习惯称宫外孕。异位妊娠以输卵管妊娠为最常见，少见的还有卵巢妊娠、腹腔妊娠、子宫颈妊娠、阔韧带妊娠。所以五个选项均正确。

38. BCDE 外阴鳞状细胞癌发病的相关因素：①人乳头瘤病毒（HPV）感染；②非 HPV 感染相关病变，如外阴硬化性苔藓、分化型外阴鳞状上皮内瘤变等；③吸烟：吸烟抑制了人体的免疫力，导致人体的抵抗力下降，不能抵抗病毒等感染，可导致肿瘤的发生；④其他：性传播性疾病和性卫生不良也与此病的发生有一定的关系。所以选项 BCDE 正确。

39. BCDE 经腹输卵管结扎术的禁忌证有：①24 小时内两次体温达 37.5℃或以上者；②全身状况不良不能耐受手术者；③患严重的神经官能症者；④处于各种疾病的急性期者；⑤腹部皮肤有感染灶或患有急性生殖道及盆腔炎症者。所以选项 BCDE 正确。选项 A 属于经腹输卵管结扎术的适应证。

40. ABDE 人工授精是将精子通过非性交方式注入女性生殖道内，使其受孕的一种技术。具备正常发育的卵泡、正常范围的活动精子数目、健全的女性生殖道结构、至少一条通畅的输卵管的不孕（育）症夫妇，才可以实施人工授精治疗。所以选项 C 错误。其余四个选项均正确。因此本题应选 ABDE。

41. ABC　恶性卵巢肿瘤病程短，生长快，多为双侧固定，实性或囊实性，表面凹凸不平，结节状，有腹水，多为血性腹水，腹水中可查到癌细胞。B 超检查可看到液性暗区内有杂乱的光点，肿块边界不清，内有乳头，乳头内一般可见血彩。恶性肿瘤的肿瘤标记物一般是升高的。所以选项 ABC 正确。

42. BCE　阴道黏膜层由非角化复层鳞状上皮覆盖，无腺体，淡红色，有许多横行皱襞，有较大伸展性，受性激素影响有周期性变化。所以选项 BCE 正确。

43. ABDE　子宫收缩乏力的病因包括：①子宫肌源性因素：子宫肌纤维过度伸展、子宫畸形、子宫肌瘤、子宫腺肌症、经产妇、高龄产妇等均可影响子宫肌纤维的正常收缩能力，从而导致子宫收缩乏力；②头盆不称或胎位异常：胎儿先露部下降受阻，先露部不能紧贴子宫下段及宫颈内口，不能引起反射性子宫收缩；③内分泌失调；④精神源性因素：待产时间久、过于疲劳、睡眠减少以及水、电解质紊乱等；⑤其他：在产程早期大剂量使用宫缩抑制剂及解痉、镇静、镇痛剂，可直接抑制子宫收缩。所以选项 ABDE 正确。

44. ABC　由子宫颈的淋巴播散的病原菌，通过宫旁结缔组织，首先侵及浆膜层，发生输卵管周围炎，然后累及肌层，使肌层变厚，而输卵管黏膜层可不受累或受累极轻。所以选项 A、B 正确。病变以输卵管间质炎为主，其管腔常可因肌壁增厚受压变窄，但仍能保持通畅。所以选项 C 正确，选项 D、E 错误。因此本题的正确答案为 ABC。

45. ADE　阴道毛滴虫检查最简便的方法是湿片法，在低倍光镜下寻找滴虫。所以选项 A 错误。经性交传播是阴道毛滴虫主要传播方式，所以性伴侣应同时进行治疗。所以选项 C 正确。滴虫阴道炎的主要症状是阴道分泌物增多及外阴瘙痒，或出现灼热、疼痛、性交痛等，分泌物呈稀薄脓性、泡沫状、有异味。白色凝乳状或豆腐渣样白带是假丝酵母菌性阴道炎的特征。所以选项 D 错误。滴虫阴道炎是常见的性传播疾病，可发生于任何年龄组。所以未婚妇女也可有。因此选项 E 错误。使用甲硝唑治疗滴虫阴道炎有效。所以选项 B 正确。因此本题应选 ADE。

46. ABCDE　黄体功能不足是指月经周期中有卵泡发育及排卵，但黄体期孕激素分泌不足或黄体过早衰退，导致子宫内膜分泌反应不良和黄体期缩短。主要治疗包括：①促进卵泡发育：卵泡期使用低剂量雌激素；氯米芬治疗；②促进月经中期 LH 峰形成；③黄体功能刺激疗法；④黄体功能补充疗法；⑤口服避孕药：一般周期性使用口服避孕药 3 个周期，病情反复者酌情延至 6 个周期。

47. BCD　手术流产的并发症有术中出血、子宫穿孔、人工流产综合反应、漏吸或空吸、吸宫不全、生殖系统感染、羊水栓塞、子宫颈或宫腔粘连以及远期并发症（如月经失调、继发性不孕等）。所以选项 BCD 正确。体重增加（选项 A）和色素沉着（选项 E）为药物流产的并发症。故本题应选 BCD。

48. ABC　经阴道后穹窿穿刺术的适应证是：①疑有腹腔内出血，如宫外孕、卵巢黄体破裂等；②疑盆腔内有积液、积脓，穿刺抽液检查了解积液性质、盆腔脓肿穿刺引流及局部注射药物；③盆腔肿块位于直肠子宫陷凹内，经后穹窿穿刺直接抽吸肿块内容物做涂片或细胞学检查以协助诊断，若怀疑恶性肿瘤需明确诊断时，可行细针穿刺活检，送组织学检查；④超声引导下行卵巢子宫内膜异位囊肿或输卵管妊娠部位注药治疗；⑤在超声引导下经阴道后穹窿穿刺取卵，用于各种助孕技术。所以选项 ABC 正确。

三、共用题干单选题

49. C 孕妇取左侧卧位，右腿伸直，左腿弯曲，测量自第 5 腰椎棘突下至耻骨联合上缘中点的距离，测量出来的值即为骶耻外径。骶耻外径值（18cm）减去 1/2 尺桡周径（13cm）或对角径值（13cm）减去 1.5 ~ 2.0cm 即相当于骨盆入口前后径值，即骨盆入口前后径值约为 11.5cm。所以选项 C 正确。

50. E 坐骨结节间径正常值为 8.5 ~ 9.5cm。题中孕妇的坐骨结节间径为 7.5cm，为不正常的径线。所以选项 E 正确。

51. C 坐骨结节间径值小于 8cm 时，应加测出口后矢状径，两径之和大于 15cm 时，表明骨盆出口狭窄不明显。

52. C 下肢血栓性静脉炎常继发于盆腔静脉炎，病变多位于股静脉、腘窝静脉及大隐静脉，可导致下肢血液回流受阻，出现患者下肢肿胀、发白，伴有疼痛，俗称“股白肿”。患者表现为弛张热，下肢持续性疼痛，局部静脉压痛或触及硬索状包块。题中患者表现符合上述特点，故考虑可能为下肢血栓性静脉炎。

53. B 血栓静脉炎时，在应用大量抗生素的同时，可加用肝素钠、尿激酶，用药期间注意监测凝血功能。可适当应用中药活血化瘀。下肢血栓性静脉炎不需要使用止血药。故本题应选 B。

54. A 在孕期保健中，应关注孕妇的身体状况和家族病史，以便及时识别和处理可能的并发症风险。具体来说：子宫内膜异位症是一种常见的妇科疾病，表现为月经不规律、周期延长、腹痛等，与孕期保健无关。有无糖尿病家族史（选项 B）和有无高血压家族史（选项 C）关系到孕妇是否存在相关风险因素，需要及早干预和管理，是孕期保健中非常重要的内容。孕产史（选项 D）是评估孕妇分娩风险和指导管理的重要依据，也是孕期保健中需要了解的内容。月经史（选项 E）反映了孕妇的生殖健康情况，包括月经周期、经量、经期等指标，对于孕期保健和临床管理具有重要意义。所以，只有选项 A 是与孕期保健无关的病史询问。故本题应选 A。

55. B 如果孕妇有糖尿病家族史，应该重视其患糖尿病的风险。根据中国抗癌协会肿瘤防治专业委员会制定的《糖尿病合并妊娠诊治指南》，建议对高危人群进行糖筛查。50g 葡萄糖耐量试验（OGTT）即为糖筛查的常规检查方法，可在孕妇 14 ~ 26 周进行。若筛查结果异常，应进一步进行 75g OGTT 诊断性检查以明确是否存在妊娠期糖尿病或糖尿病前期。因此，选项 B 是孕妇有糖尿病家族史时首选的检查。故本题应选 B。糖耐量试验（选项 A）、糖化血红蛋白检查（选项 C）和 24 小时动态血糖监测（选项 D）主要用于诊断和评估糖尿病的程度和控制情况，胰岛素分泌试验（选项 E）一般用于评估胰岛 β 细胞功能。

56. A 有明确糖尿病家族史的孕妇为高危孕妇，应于首次产前检查开始糖筛查，正常者于 24 ~ 28 周复筛，糖筛查阳性应进一步行口服葡萄糖耐量试验。

57. A 该患者妊娠 12 周，子宫大，易出现穿孔，术中夹出似大网膜组织，同时出现腹膜刺激征，腹部剧痛、伴恶心呕吐，心率加快，血压下降，故诊断为子宫穿孔。

58. E 钳刮术中见清出物里有黄色脂肪组织且患者腹痛剧烈，提示发生子宫穿孔损伤，且可能已涉及损伤网膜或肠系膜组织，为复杂性子宫穿孔，应立即停止手术操作，进行抢救。应行剖腹探查术，检查子宫破裂范围，检查整个肠管及其系膜，进行修补。在暴露腹腔情况下，另一组医生完成流产手术。所以选项 E 不正确。

59. A 对于绝经后阴道流血，绝经过渡期月经紊乱，均应排除子宫内膜癌后再按良性疾病处理。生育史与子宫内膜癌密切相关。女性生育次数越多，罹患子宫内膜癌的风险越低。所以选项 A 正确。其他选项也可能提供一些有用的信息，但不如生育史对疾病诊断和治疗具有直接决定性的作用。因此本题应选 A。

60. A 为进一步诊断，门诊常用的辅助检查方法首选超声检查。经阴道超声检查可了解子宫大小、宫腔形状、宫腔内有无赘生物、子宫内膜厚度、肌层有无浸润及深度，可对异常阴道流血的原因作出初步判断，并为选择进一步检查提供参考。相比 MRI 检查、分段刮宫活组织检查、宫颈细胞学检查和宫腔镜检查等其他检查方法，超声检查简单、方便、无创、费用低廉，是门诊常规检查手段之一，能够为临床诊断提供重要的参考信息。所以选项 A 正确。

61. B 分段诊刮术提示可能为子宫内膜癌，属于早期发现。根据国际妇产科联合会（FIGO）2018 年更新的子宫内膜癌分期标准，病变仅局限于子宫内膜，未侵及子宫肌层和浆膜层，也未侵犯邻近组织或器官，也未出现远处转移。因此，该患者临床分期为 FIGO 的Ⅰ期，即癌变仅侵犯子宫内膜，但占位直径大于 1 厘米。所以选项 B 正确。

62. D 术前 MRI 检查对子宫内膜癌的临床分期有所帮助，但不够准确，筋膜外子宫切除 + 双附件切除后，送快速病理检查确定手术 - 病理分期，再决定是否清扫淋巴结，更为合理。Ⅰ期子宫内膜癌存在以下几个因素应考虑行盆腔及腹主动脉淋巴结切除术：①G2/G3；②高危组织类型如透明细胞癌，浆液性乳头状腺癌；③肌层浸润≥1/2；④肿瘤直径超过 2cm；⑤肿瘤位置低。所以选项 D 正确。

63. B 根据 FIGO 2018，肿瘤局限于子宫内膜，肿瘤占位直径 >50%，可诊断为ⅠB 期。所以选项 B 正确。

64. A 最可能的诊断是前庭大腺脓肿。前庭大腺脓肿的临床表现为阴唇肿胀疼痛，阴道前庭下外侧出现疼痛，有波动感肿块，局部有发热，红斑。

65. E 前庭大腺炎症急性发作，脓肿尚未形成时需卧床休息，减少摩擦。可取前庭大腺开口处的分泌物做细菌培养，根据病原体及药物敏感情况，选用合适的抗生素静脉滴注及口服。若已形成脓肿，需尽早切开引流，以缓解疼痛。切口应选择在波动感明显处，尽量靠低位以便引流通畅，原则上在内侧黏膜面切开，并放置引流条，脓液可送细菌培养。

四、案例分析题

66. A 滴虫阴道炎主要症状是阴道分泌物增多及外阴瘙痒，间或出现灼热、疼痛、性交痛等。分泌物典型特点为稀薄脓性、泡沫状、有异味。分泌物可为灰黄色、黄白色呈脓性等。结合患者临床症状，初步考虑为滴虫阴道炎。

67. C 滴虫阴道炎是由阴道毛滴虫引起，最简便的方法是湿片法，显微镜下可见到呈波状运动的滴虫及增多的白细胞被推移。

68. CF 滴虫阴道炎患者可同时存在尿道、尿道旁腺、前庭大腺多部位滴虫感染，治愈此病需全身用药，并避免阴道冲洗。可选用甲硝唑或替硝唑口服。滴虫阴道炎主要由性行为传播，所以其配偶应同时进行治疗。所以选项 CF 正确。

69. ABCDEG 滴虫阴道炎的主要传播方式是经性交直接传播。滴虫可寄生于男性的包皮皱褶、尿道或前列腺中，男性由于感染滴虫后常无症状，易成为感染源。也可经公共浴池、浴盆、浴巾、游泳池、坐式便器、衣物、污染的器械及敷料等间接传播。拥抱、握手不会传播。

70. ABCDEF 查滴虫最简便的方法是湿片法，取 0.9% 氯化钠温溶液 1 滴放于玻片上，在阴道侧壁取典型分泌物混于其中，立即在低倍光镜下寻找滴虫。在患者阴道分泌物中找到滴虫即可确诊。取分泌物前 24 ~ 48 小时避免性交、阴道灌洗或局部用药。取分泌物时阴道窥器不涂润滑剂，分泌物取出后应及时送检并注意保暖，否则滴虫活动力减弱，造成辨认困难。对于可疑患者，若多次湿片法未能发现滴虫时，可送培养。

71. AEFG 阴道毛滴虫生存力较强，适宜在温度 25 ~ 40℃、pH 5.2 ~ 6.6 的潮湿环境中生长，在 pH5.0 以下或 7.5 以上的环境中则不生长。毛滴虫对不同的环境适应力很强，在 46℃ 时仍能生存 20 ~ 60 分钟，在半干燥的环境下可生存约 10 小时。滴虫不仅寄生于阴道，还常侵入尿道或尿道旁腺，甚至膀胱、肾盂，可以引发多种症状。所以选项 AEFG 正确。

72. ABCDE 甲硝唑治疗滴虫阴道炎使用全身用药。初次治疗可选择甲硝唑 2g，单次口服；或甲硝唑 400mg，每日 2 次，连服 7 日。口服药物的治愈为 90% ~ 95%。甲硝唑口服后偶见胃肠道反应，如食欲减退、恶心、呕吐。此外，偶见头痛、皮疹、白细胞减少等。所以选项 ABCDE 正确。甲硝唑能通过乳汁排泄，用药后 12 ~ 24 小时内不宜哺乳。所以选项 F 错误。

73. BEF 子宫颈妊娠主要症状为无痛性阴道流血或血性分泌物，流血量一般由少到多，也可为间歇性阴道大量流血，检查见子宫颈显著膨大呈桶状，变软变蓝，子宫颈外口扩张边缘很薄，内口紧闭，子宫体大小正常或稍大。患者清宫未见绒毛组织，可能为子宫颈妊娠。所以选项 B 正确。患者阴道出血量明显增多伴头昏，出血量超过 1000ml，考虑有失血性休克所以选项 E 正确。人流不全可有术后阴道流血时间长，也会出现多量阴道流血，不能完全排除此病。所以选项 F 正确。因此本题应选 BEF。绒毛膜癌（选项 A）、胎盘部位滋养细胞肿瘤（选项 C）和上皮样滋养细胞肿瘤（选项 D）的可能性较低。需要进一步的检查和评估来明确诊断并制定治疗方案。

74. ACDEF 考虑到阴道大量出血且存在出血灶，再次清宫有助于切断出血源，减少出血量。所以选项 A 正确。患者失血量较大，需要输注相应的血液制品，维持正常血容量和功能。所以选项 C 正确。在输血的同时，进行快速补液，纠正失血性休克等情况，保证有效循环血量。所以选项 D 正确。缩宫素具有收缩子宫和止血的作用，可以减少宫腔内出血量。同时，静脉滴注和肌注可以根据情况选择使用。所以选项 E 正确。多巴胺可增加心脏收缩力和心输出量，改善患者的血流动力学状态，对于失血性休克等情况有一定帮助。故应多巴胺 20mg + 5% 葡萄糖 500ml 静脉滴注。所以选项 F 正确。因此本题的正确答案为

ACDEF。题中患者为宫腔内大量出血，但并没有明确的原因。在这种情况下，使用止血药可能不是最恰当的选择。所以选项B错误。本题应选ACDEF。

75. ADG 患者经以上抢救后仍有阴道流血，可以栓塞后宫腔镜下吸出胎囊，电凝止血，或双侧子宫动脉栓塞术或髂内动脉结扎术止血减少子宫切除机会，若效果不佳，应急诊行全子宫切除术，以挽救生命。MTX治疗一般用于子宫颈妊娠出血少或未出血者。所以选项ADG正确。

76. D 妊娠20周后出现收缩压≥140mmHg和/或舒张压≥90mmHg，伴有尿蛋白≥0.3g/24h，或随机尿蛋白（+），符合子痫前期的临床特征。子痫前期伴收缩压≥160mmHg，或舒张压≥110mmHg，考虑为重度子痫前期。

77. A 子痫前期的治疗原则主要为降压、解痉、镇静等；密切监测母儿情况；适时终止妊娠。

78. AB 患者现宫内妊娠35周，因头昏、头痛就诊。查体发现血压升高、水肿、尿蛋白增多，提示妊娠期高血压综合征。患者治疗过程中阴道少量出血和腹痛，结合孕周等情况，可能的诊断为先兆早产、胎盘早剥。所以选项AB正确。前置胎盘（选项C）表现为妊娠晚期或临产时，突发无诱因、无痛性反复阴道流血。羊膜腔感染时羊水呈脓性有异味，孕妇体温升高、寒战、头痛、脉搏加快、子宫触痛、宫缩乏力等。先兆子宫破裂（选项F）主要表现为子宫病理性缩复环、子宫压痛、胎心率改变及血尿等。完全性子宫破裂（选项E）表现为继先兆子宫破裂症状后，产妇突感下腹部撕裂样剧痛，子宫收缩骤然停止。腹痛稍缓解后，很快又出现持续性全腹疼痛，伴休克征象。全腹压痛明显，反跳痛，腹壁可清楚扪及胎体，子宫缩小位于侧方，胎心、胎动消失。

79. B 孕妇最大可能的并发症是胎盘早剥。胎盘早剥的主要症状为突然发生的持续性腹痛和腰酸、腰背痛，积血越多疼痛越剧烈，严重时出现休克征象。腹部检查子宫板状硬，有压痛，尤以胎盘附着处明显。随胎盘后血肿不断增大，子宫底升高，压痛明显，间歇期不放松，胎位不清，可出现胎心消失。

80. EF 胎盘早剥严重危及母儿生命，治疗原则为早期识别、积极处理休克、及时终止妊娠、控制DIC，减少并发症。该孕妇出现休克症状，病情恶化，应立即开放静脉通道，迅速补充血容量，及时终止妊娠，行剖宫产术，同时做好新生儿抢救准备。所以选项EF正确。

81. BCD 产后出血是指胎儿经阴道娩出后24小时内出血量超过500ml，或者剖宫产胎儿娩出后24小时内出血量超过1000ml。题中患者产后即出血约1000ml，结合其低血压症状，初步考虑患者发生失血性休克以及贫血。所以选项BCD正确。

82. CFG 分娩过程中可能出现软产道裂伤而导致产后出血，软产道裂伤包括会阴、阴道和子宫颈，严重裂伤者可达阴道穹窿、子宫下段甚至盆壁，导致腹膜后或阔韧带内血肿，甚至子宫破裂。软产道裂伤的原因有阴道手术助产、巨大胎儿分娩、急产、软产道静脉曲张、外阴水肿、软产道组织弹性差等。胎儿娩出后立即发生阴道流血，色鲜红，应考虑软产道裂伤。结合其症状表现，判断软产道裂伤的可能性大。所以选项CFG正确。

83. ACDEFG 患者胎盘尚未娩出，应立即设法娩出胎盘（选项A）。存在失血性休克，应密切观察患者生命体征（选项F），注意保暖、吸氧（选项D），建立静脉通道（选项C），及时补充血容量，给予输血、输液等抗休克治疗（选项E）。患者右侧阴道壁裂伤，应彻底止血，缝合裂伤（选项G）。所以选项ACDEFG正确。

84. BDF 根据题干信息，患者存在子宫收缩乏力，加强宫缩是最有效的止血方法，可给予按摩子宫（选项F），同时应用宫缩剂（选项B）如缩宫素等。胎膜边缘有一较粗的血管折断，考虑胎盘部分残留，应立即进行刮宫术（选项D）。所以选项BDF正确。

85. AB 根据患者的年龄、月经量增多和妇科检查结果，子宫肌瘤和子宫腺肌瘤都是可能的诊断。子宫肌瘤是最常见的良性肿瘤之一，通常在40～50岁的绝经前妇女中发现，可以导致月经量增多、不规则或长时间持续的月经；而子宫腺肌瘤也是一种常见的子宫内膜异位症，表现为月经失调和不孕。其他选项都与该患者的症状和检查结果不符。因此，选项AB是正确答案。

86. A 黏膜下子宫肌瘤是发生在子宫内膜下层的一种良性肌瘤。它通常会导致月经过多和月经周期不规律等症状。其他类型的子宫肌瘤也有可能导致月经不规律，但相对而言，黏膜下子宫肌瘤更容易引起这种情况。因此，本题的正确答案是A。

87. ACD 子宫肌瘤的症状与肌瘤部位、大小和有无变性相关，而与肌瘤数目关系不大。经量增多及经期延长多见于大的肌壁间肌瘤及黏膜下肌瘤。所以选项AC正确，选项B错误。肌瘤使宫腔增大，子宫内膜面积增加，并影响子宫收缩，可引起经量增多、经期延长，所以选项D正确。黏膜下肌瘤伴坏死感染时，可有不规则阴道流血或血样脓性排液。所以选项E错误。患者的年龄（选项F）可以影响子宫肌瘤的发生率，但不能直接导致月经量增多。

88. D 肌瘤变性是肌瘤失去原有的典型结构。子宫肌瘤常见的变性有玻璃样变、红色样变、肉瘤样变、囊性变和钙化。水样样变不属于子宫肌瘤常见的变性。所以选项D正确。

89. ABDEF 引起子宫肌瘤的确切病因尚未明了，发生可能与女性激素相关（选项F正确）。①生物化学检测证实肌瘤中雌二醇的雌酮转化明显低于正常肌组织（选项C错误）；肌瘤中雌激素受体浓度明显高于周边肌组织，故认为肌瘤组织局部对雌激素的高敏感性是肌瘤发生的重要因素之一（选项D正确）。研究还证实孕激素有促进肌瘤有丝分裂、刺激肌瘤生长的作用（选项E正确）。②细胞遗传学研究显示25%～50%子宫肌瘤存在细胞遗传学的异常（选项A正确），包括12号和14号染色体长臂片段相互换位、12号染色体长臂重排、7号染色体长臂部分缺失等。③分子生物学研究提示子宫肌瘤是由单克隆平滑肌细胞增殖而成，多发性子宫肌瘤是由不同克隆平滑肌细胞增殖形成（选项B正确）。所以选项ABDEF正确。

90. D 根据患者的临床表现和检查结果，子宫肌瘤已经增大到相当程度，药物治疗没有明显好转。同时妇检发现子宫颈存在中度糜烂，这提示了病变可能已经波及到宫颈部位。综合考虑，子宫全切除术是最佳的治疗方案，可以完全清除子宫内的肌瘤和病变组织，避免因手术范围不足而留下残余病灶。对于女性来说，子宫全切除术会影响到生育能力，但鉴于其情况已经较为严重，这一副作用可以接受。患者双侧附件无症状，故无需切除。其他选项均不能彻底去除病变组织或无法覆盖到病变部位，因此不是最佳治疗方案。所以选项D正确。

91. AC 黏膜下肌瘤可影响受精卵着床，导致早期流产。所以选项A错误。肌壁间肌瘤过大可使宫腔变形或内膜供血不足引起流产。所以选项 C 错误。生长位置较低的肌瘤可妨碍胎先露下降，使妊娠后期及分娩时胎位异常、胎盘早剥、产道梗阻等。所以选项 B 正确。胎儿娩出后易因胎盘附着面大或排出困难及子宫收缩不良导致产后出血。所以选项 E 正确。妊娠期及产褥期易发生红色变性，表现为肌瘤在短期内迅速增大，剧烈腹痛伴发热和白细胞计数升高。所以选项 D 正确。妊娠合并子宫肌瘤多能自然分娩，但应预防产后出血；子宫肌瘤阻碍胎儿下降应行剖宫产术，术中是否同时切除肌瘤，需根据肌瘤大小、部位和患者情况而定。所以选项 F 正确。因此本题的正确答案为 AC。

92. A 子宫肌瘤肉瘤变多见于绝经后子宫肌瘤伴疼痛和出血的患者。若绝经后妇女肌瘤增大仍应警惕恶变可能。根据题干信息，患者既往有长期肌瘤病史，已绝经，结合其症状表现、妇科检查结果，考虑子宫肌瘤肉瘤变的可能性大。所以选项 A 正确。

93. BCG 分段诊刮（选项 C）可获取组织行病理检查，可明确诊断；血 CA125（选项 B）、妇科超声检查（选项 G）对鉴别诊断有一定意义。所以选项 BCG 正确。

94. DE 子宫肌瘤肉瘤变相对较少见，其临床表现包括：①腹部包块：由于肌瘤生长在子宫内壁，可以形成局部突起，从而产生腹部包块的感觉。所以选项 A 正确。②不规则阴道出血：是常见症状。肌瘤肉瘤变时，由于瘤体的破坏和出血，可以引起不规则的阴道出血或者经期过多等异常情况。所以选项 B 正确。③晚期可有血性腹水及压迫症状：随着肿瘤的进一步发展，可能会侵犯周围的组织和器官，如子宫、输尿管、膀胱等，产生压迫症状和相应器官功能障碍，甚至伴有血性腹水。所以选项 C 正确，选项 E 错误。④在肌瘤坏死或者合并感染时，可能会产生大量脓性分泌物、组织碎片等排出，并伴有臭味。所以选项 F 正确。选项 D 中，早期症状即很明显是不恰当的。通常情况下，子宫肌瘤在早期并没有很明显的症状，随着肿瘤的增大才会产生相应的临床表现。所以选项 D 错误。因此本题应选 DE。

95. BCDEF 破水 7 小时，宫缩 20 秒，间隔 8～10 分钟，胎心 180 次/分，羊水Ⅱ度污染，说明胎儿及母体已处于一定的危险状态。阴道检查：宫口开大 5cm，S^{-0}，矢状缝在右斜径上，小囟门在 7 点处，坐骨棘突，坐骨切迹 <2 横指，骶骨浅弧型，提示胎儿已经进入产道，但是有可能会遇到难产等问题。ROP（枕右后）是由于胎位不正造成的一种难产方式，如果发现胎儿头部向后旋转，则需要注意 ROP 的可能性。所以选项 B 正确。题中指出坐骨棘突，坐骨切迹 <2 横指，说明存在中骨盆狭窄的可能。所以选项 C 正确。由于羊水污染严重以及胎心过快，说明胎儿已经处于一定的窘迫状态。所以选项 D 正确。由于宫缩时间不长、间隔较长，同时该情况还可能由于胎儿窘迫等因素导致产程延长，进而引起继发性宫缩乏力的可能。所以选项 E 正确。根据题目中给出的数据，孕周为 40 周，临产 10 小时，符合 40 周妊娠临产的特征。所以选项 F 正确。综上所述，选项 BCDEF 均正确。

96. BD 立即剖宫产：考虑到孕妇已经进行了 10 小时的产程并且胎儿有窘迫的表现（胎心过快），同时羊水污染也说明胎儿可能存在感染风险。因此，应该立即进行剖宫产手术。持续吸氧可以提高孕妇血氧饱和度并减少母体和胎儿的窒息发生率，是非常重要的支持治疗措施。所以选项 BD 正确。该孕妇已经进行了 10 小时的产程，而且已经有胎儿窘迫表现，这时等待自然分娩可能会加重孕妇和胎儿的危险。所以选项 A 错误。小剂量滴注缩宫素可能会导致子宫过度收缩，造成更多风险。所以选项 C 错误。地西泮是一种镇静、催眠药，不适合用于产程中。所以选项 E 错误。手法转胎位、产钳助产等方式需要明确的指征，而且并非所有医院都具备这些操作能力。所以选项 F 错误。综上所述，选项 B 和 D 是最合适的措施。

97. CG 10% ~20% 的分娩中会出现羊水胎粪污染，羊水中胎粪污染不一定是胎儿窘迫的征象。所以选项 C 错误。出现羊水胎粪污染时，可考虑连续电子胎心监护，如果胎心监护正常，不需要进行特殊处理；如果胎心监护异常，存在宫内缺氧情况，会引起胎粪吸入综合征，造成不良胎儿结局。所以选项 G 错误。因此本题应选 CG。

98. E 患者为老年女性，出现绝经后阴道不规则出血，查体见子宫颈呈菜花样，考虑为子宫颈癌的可能性大。为明确诊断，应做阴道镜检查以及子宫颈活组织检查。

99. C 子宫颈癌的临床分期（FIGO，2018）：①Ⅰ期：肿瘤局限于子宫颈。②Ⅱ期：肿瘤超越子宫，但未达阴道下 1/3 或未达骨盆壁。③Ⅲ期：肿瘤累及阴道下 1/3 和/或引起肾盂积水或肾无功能和/或累及盆腔和/或腹主动脉旁淋巴结。ⅢA 期：肿瘤累及阴道下 1/3，未扩展到骨盆壁；ⅢB 期：肿瘤扩展到骨盆壁和/或引起肾盂积水或肾无功能；ⅢC：不论肿瘤的大小和扩散程度，累及盆腔和/或主动脉旁淋巴结。④Ⅳ期：肿瘤侵犯膀胱黏膜及直肠的黏膜（活检证实），或肿瘤播散超出真骨盆。结合患者体征，可知临床分期为Ⅱ期。

100. ABCDEG 确诊后根据具体情况选择胸部 X 线或 CT 平扫、静脉肾盂造影、膀胱镜检查、直肠镜检查、超声检查及盆腔或腹腔增强 CT 或磁共振、PET - CT 和淋巴造影等检查，有助于了解子宫颈病灶大小、有无淋巴结转移等。

全真模拟试卷（三）答案解析

一、单选题

1. E 孕激素可使子宫内膜由增生期转变为分泌期；子宫颈黏液变黏稠，拉丝度降低，阻止细菌与精子进入宫腔；通过对下丘脑的负反馈作用，影响垂体促性腺激素的分泌；兴奋丘脑下部体温调节中枢，升高体温；排卵后，基础体温可升高0.3℃～0.5℃；促进水钠排泄。所以选项E错误。选项E是雌激素的生理作用。

2. D 子宫血流杂音为血液流过扩大的子宫血管时出现的柔和吹风样低音响，节律与孕妇心率一致。

3. A 胎头径线主要有4条，分别为双顶径、枕额径、枕下前囟径及枕颏径。双顶径（选项B）可用于判断胎儿大小，胎儿一般以枕额径（选项C）衔接，以枕下前囟径（选项A）通过产道。枕下前囟径又称小斜径，为前囟中央至枕骨隆突下方相连处之间的距离，胎头俯屈后以此径通过产道。所以本题应选A。

4. D 妊娠期卵巢排卵和新卵泡发育均停止。所以选项A正确。在妊娠第10周左右，胎盘已经完全发育成熟，可以从黄体接管孕激素的分泌，此时黄体通常会逐渐萎缩消失。故黄体功能于妊娠第10周后由胎盘替代。所以选项B正确。血容量从妊娠6～8周开始增加，至妊娠32～34周达高峰，维持此水平直至分娩。所以选项C正确。妊娠期促肾上腺皮质激素（ACTH）分泌增加。妊娠期中层束状带分泌糖皮质醇增多3倍，外层球状带分泌的醛固酮增多4倍，内层网状带分泌睾酮略增加。所以选项D错误。妊娠期肋膈角增宽、肋骨向外扩展，胸廓横径及前后径加宽使周径加大，膈肌上升使胸腔纵径缩短，但胸腔总体积不变，肺活量不受影响。所以选项E正确。因此本题应选D。

5. C 卵巢畸胎瘤的组织分化来源于卵巢内的生殖细胞。因为畸胎瘤通常是由多种类型的胚层组织合并而成，其中包括内胚层、外胚层和中胚层。而生殖细胞具有三胚层的源头，可以发展为包括神经上皮、骨骼肌、软骨和其他细胞类型在内的多个组织类型。因此，选项C为正确答案。

6. B 超声检查可清楚显示子宫壁、胎盘、胎先露部及宫颈的位置，有助于确定前置胎盘的类型。

7. C 卵巢成熟畸胎瘤是一种含有多种胚层组织（如牙齿、发根、软骨等）的卵巢肿瘤。因此，当在腹部X光平片检查中发现内有牙齿或骨片影子时，应首先考虑到卵巢成熟畸胎瘤的可能性。其他选项不太可能出现牙齿或骨片影子，故可排除选项A、B、D、E。因此本题应选C。

8. E 羊水栓塞确诊需自腔静脉取血查出羊水中的有形物质，并有DIC各项血液检查阳性；或尸检证实在肺小动脉有羊水成分栓塞。

9. A 题中产妇血压为160/108mmHg，尿蛋白2g/24h，并有自觉症状，属于重度子痫前期（选项A错误）。现妊娠38周，B超示胎头双顶径<8.5cm，提示胎儿生长受限（选项B）；胎心168次/分，提示有胎儿窘迫（选项C）；羊水最大直径≤2.0cm，提示羊水过少（选项D）；尿E/C

比值<10，为危险值，提示胎盘功能受损（选项 E）。因此本题应选 A。

10. B 产妇在最初 24 小时体温略升高，一般不超过 38℃，仅持续数小时，最多不超过 12 小时，产后脉搏缓慢，60～70 次/分，于产后 1 周恢复，产后血压平稳，产褥早期皮肤排泄功能增强，出汗较多，以夜间睡眠和初醒时更为明显，不属病态，应属于正常产褥期表现。所以选项 B 正确。

11. D 结核性腹膜炎因合并腹腔积液和盆腹腔内粘连性块物而与恶性肿瘤相混淆。结核性腹膜炎常有肺结核史，多发生于年轻、不孕妇女，表现为消瘦、低热、盗汗、月经稀少或闭经等症状。多有腹水征，妇科检查肿块位置较高，不规则，边界不清、活动差。X 线胸片检查、B 型超声检查、胃肠检查多可协助诊断。腹腔镜或剖腹探查是明确诊断的最可靠方法，通过手术可以直接观察局部病变情况并进行组织活检，以明确是卵巢癌还是盆腹腔结核。所以选项 D 正确。B 超引导下活检是一种方法，但活检组织量少，病理诊断困难。

12. C 外阴鳞状细胞癌即浸润性鳞状细胞癌，是外阴癌中最常见的一种，一般分化较好。外阴癌最常见的发生部位为大阴唇，其次为阴蒂，其他部位有小阴唇、会阴后联合、尿道口周围。所以选项 C 正确。

13. E 血清镁离子有效治疗浓度为 1.8～3.0mmol/L，超过 3.5mmol/L 可能出现硫酸镁中毒。症状首先表现为膝反射消失，随后出现全身肌张力减退及呼吸抑制，严重者心搏突然停止。

14. B Apgar 评分法是用于评估新生儿出生后第 1 分钟和第 5 分钟的健康状况，采用 10 分制。在 Apgar 评分中，决定是否需要复苏的三项重要指标为：心率、呼吸、肌肉张力。此外，还包括神经反射和皮肤色泽。所以选项 B 正确。

15. A 卵巢黏液性肿瘤有：①黏液性囊腺瘤：多为单侧，圆形或卵圆形，体积较大，表面光滑，灰白色。切面常为多房，囊腔内充满胶冻样黏液，囊内很少有乳头生长；②黏液性交界性肿瘤：一般较大，几乎均为单侧，瘤体较大，通常直径 > 10cm，表面光滑，切面常为多房或海绵状，囊壁增厚，可有细小、质软乳头形成。③黏液性囊腺癌：绝大多数为转移性癌，瘤体巨大，单侧多见，表面光滑，囊壁可见乳头或实质区，切面多房为囊、实性，可有出血、坏死。镜下见腺体密集，细胞明显异形，并有间质浸润。所以选项 A 正确。

16. E 巧克力囊肿是一种常见的卵巢囊肿，常见于生育期女性。本病以内分泌紊乱引起的子宫内膜异位症为基础，子宫内膜异位症手术后往往会再次发生盆腔粘连、输卵管扭曲等情况，刚做完腹腔镜手术剥除巧克力囊肿后解剖最接近正常状态，故应尽快促进妊娠。所以选项 E 正确。

17. E 多囊卵巢综合征多起病于青春期，临床表现为月经失调（继发性闭经）、不孕、多毛、痤疮、肥胖、黑棘皮症。其中月经失调为最主要症状。临床表现还表现为双侧卵巢呈多囊性增大，而不是单纯的卵巢囊肿。所以本题应选 E。

18. C 排卵的监测方法主要有：①B 超自月经周期第 10 日起动态监测卵泡；②排卵期排卵试纸显示阳性（2 条红线）；③黄体期孕酮水平 > 15.9nmol/L，且排除未破裂卵泡黄素化综合征（LUFS）；④基础体温连续 3 个周期均显示双相，体温升高可达 0.3～0.5℃；⑤宫颈黏液检查排卵期拉丝度好，见羊齿状结晶，而黄体期见椭圆体；⑥月经来潮第22日诊刮见分泌期子宫内膜腺体，提示有排卵且黄体形成。所以选项C正确。

19. B 超声检查有卵泡发育，但是没有排卵，基础体温双相，应是黄素化未破裂卵泡综合征。

20. A 患者宫颈及部分宫体脱出阴道口外，为Ⅱ度重型子宫脱垂，且合并阴道壁明显脱垂，最适宜的处理方式是手术治疗，选择曼彻斯特手术，即阴道前后壁修补、主韧带缩短及子宫颈部分切除术。适用于年龄较轻、宫颈延长的Ⅱ、Ⅲ度子宫脱垂者。

21. D 阴茎套避孕是世界上最常用、最无害的男用避孕法，不但可以避孕，还可以防止性传播疾病。生殖器官的肿瘤为放置宫内节育器（选项C）的禁忌证，生殖器官的肿瘤为避孕药（选项A、B）或避孕针（选项E）的禁忌证，而且影响凝血状态。所以本题应选D。

22. D 该病例符合多囊卵巢综合征的特征：月经稀发，LH/FSH比值≥2～3。多囊卵巢综合征是一种常见的内分泌代谢紊乱疾病，主要表现为多个囊状卵巢、高雄激素血症和排卵障碍，临床上可出现不规则月经、闭经、不孕等症状。而其他选项如功血、闭经、卵巢早衰和垂体功能低下等均与该患者的具体病情不符。

23. C 产褥期，雌激素急剧下降，至产后1周时降至未孕时水平。所以选项A正确。HPL于产后6小时已不能测出。所以选项B正确。恢复排卵与月经复潮是不一致的。所以选项C错误。①哺乳者：月经复潮延迟，平均在产后4～6个月恢复排卵。产后较晚月经复潮者，首次月经来潮前多有排卵，故哺乳期仍有受孕可能。所以选项D正确。②不哺乳者：一般在产后6～10周月经复潮，在产后10周左右恢复排卵。所以选项E正确。因此本题应选C。

24. C 输卵管绝育术是一种安全、永久性节育措施，通过手术将输卵管切断、结扎、电凝、钳夹、环套，或采用化学药物、高分子聚合物阻断输卵管，防止精卵相遇而达到避孕目的。所以选项C正确。

25. E 过度水化综合征又称急性水中毒，是指宫腔镜手术（电切术）中膨宫液体经手术创面大量快速吸收所引起的，以稀释性低钠血症及血容量过多为主要特征的临床综合征，故大量灌流可导致此病。

二、多选题

26. CDE 子宫体前后壁淋巴可分别回流至膀胱淋巴结和直肠淋巴结。子宫体两侧淋巴沿圆韧带汇入腹股沟浅淋巴结。所以选项A、B均正确。阴道下段的淋巴主要汇入腹股沟浅淋巴结。阴道上段淋巴回流基本与子宫颈淋巴回流相同，大部汇入髂内及闭孔淋巴结，小部汇入髂外淋巴结，经髂总淋巴结汇入腰淋巴结和（或）骶前淋巴结。所以选项C、D均错误。内生殖器主要由交感神经和副交感神经支配。所以选项E错误。因此本题应选CDE。

27. ABCD 此患者有明显的阴道出血和低血压，需要尽快进行检查和处理，以防止严重并发症的发生。各项检查的具体意义如下：备用输血是保证手术安全的重要准备工作，有条件时需提前进行备血。所以选项A正确。对于出血量不大的孕妇，应及时检测血红蛋白水平和凝血功能，并根据情况决定是否需要输血或其他干预措施。所以选项B正确。普鲁卡因是局部麻醉药物，常用于剖宫产麻醉。进行手术前需要做普鲁卡因皮试，以减少过敏反应的发生。所以选项C正确。B超检查可以帮助确定胎儿的存活情况、胎盘位置和胎盘前置等问题，并对胎儿进行评估和监测。所以选项D正确。缩宫素激惹试验常用于评估子宫收缩情况和子宫颈成熟度，但对于存在明显阴道出血的孕妇不适宜进行。所以选项 E 不正确。故本题应选 ABCD。

28. ACE 早期妊娠的主要表现有停经、早孕反应、尿频、自觉乳房胀痛等。中晚期妊娠时可感到子宫增大和自觉胎动。所以选项 ACE 正确。

29. BDE 女性生殖器官在胚胎期发育形成过程中，若受到某些内在或外来因素干扰，均可导致发育异常，且常合并泌尿系统畸形。副中肾管衍化物融合障碍所致异常，包括双子宫、双角子宫、鞍状子宫和纵隔子宫等。所以选项 BDE 正确。

30. ABC 胎盘多在胎儿娩出后 15 分钟内娩出，若 30 分钟后仍不排出，将导致出血。胎盘滞留是产后出血的常见原因，可由膀胱充盈、胎盘嵌顿、胎盘剥离不全引起。所以选项 ABC 正确。胎盘植入（选项 D）和凝血功能障碍（选项 E）均为产后出血的常见原因。

31. ABCE 原发性输卵管癌是一种较少见的妇科恶性肿瘤，约 60% 发生在绝经后妇女。临床上常表现为阴道排液、腹痛和盆腔包块，即所谓的输卵管癌“三联征”。如果颈管、子宫内膜病理检查均为阴性，对阴道不规则出血、阴道排液患者，有助于输卵管癌的诊断。如果病理检查为癌，首先应考虑子宫内膜原发癌。所以选项 ABC 均正确。CA125 检测对诊断、疗效检测及估计预后有一定意义。所以选项 D 错误。腹腔镜检查可见输卵管增粗，外观似输卵管积水，呈茄子形态，有时可见到赘生物。可用于明确诊断。所以选项 E 正确。因此本题应选 ABCE。

32. ABCD 子宫脱垂应与子宫颈延长、慢性子宫内翻、子宫黏膜下肌瘤或子宫颈肌瘤、阴道壁囊肿或良性肿瘤等疾病进行鉴别。所以选项 ABCD 正确。

33. ABCD 卵巢周期性变化时所产生的两种主要激素即雌、孕激素，影响着生殖系统的变化，其中最明显的是子宫内膜的周期性变化，并使之产生月经。此外，子宫颈、输卵管和阴道上皮细胞也发生相应的周期性变化。所以选项 ABCD 正确。

34. ABDE 胎盘娩出后，子宫圆而硬，宫底在脐下一指。产后第 1 日略上升至脐平，以后每日下降 1 ~ 2cm，至产后 10 日子宫降入骨盆腔内，经腹部检查不易摸到子宫底。所以选项 A、B 均正确。产后体温可以升高且可持续 3 ~ 4 日。所以选项 D 正确。浆液恶露内含较多坏死蜕膜组织、宫腔渗出液、宫颈黏液，少量红细胞及白细胞，且有细菌。所以选项 E 正确。胎盘、胎膜从蜕膜海绵层分离并娩出后，遗留的蜕膜分为 2 层，表层发生变性、坏死、脱落，形成恶露的一部分自阴道排出；接近肌层的子宫内膜基底层逐渐再生新的功能层，内膜缓慢修复，约于产后第 3 周，除胎盘附着部位外，宫腔表面均由新生内膜覆盖，胎盘附着部位内膜完成修复需至产后 6 周。所以选项 C 错误。因此本题的正确答案为 ABDE。

35. ABCD 卵泡刺激素（FSH）是卵泡发育必需的激素，主要生理作用有：①直接促进窦前卵泡及窦卵泡颗粒细胞增殖与分化，分泌卵泡液，使卵泡生长发育；②激活颗粒细胞芳香化酶，合成与分泌雌二醇；③在前一周期的黄体晚期及卵泡早期，促使卵巢内窦卵泡群的募集；④促使颗粒细胞合成分泌 IGF 及其受体、抑制素、激活素等物质，并与这些物质协同作用，调节优势卵泡的选择与非优势卵泡的闭锁退化；⑤在卵泡期晚期与雌激素协同，诱导颗粒细胞生成 LH 受体，为排卵及黄素化作准备。所以选项 ABCD 正确。选项 E 为黄体生成素（LH）的生理作用。故本题应选 ABCD。

36. ABCD 羊水过多合并正常胎儿，应根据羊水过多的程度与胎龄决定处理方法。症状严重孕妇无法忍受（胎龄不足37周）者，应穿刺放羊水。一次放羊水量不超过1500ml，以孕妇症状缓解为度。必要时3～4周后可再次放羊水，以降低宫腔内压力。吲哚美辛可抑制胎儿排尿能使羊水量减少。妊娠已近37周，胎儿已成熟，行人工破膜终止妊娠。所以选项ABCD均错误，选项E正确。故本题应选ABCD。

37. BCDE 产后出血的处理原则是针对出血病因，迅速止血；补充血容量，纠正失血性休克；防止感染。若有活动性出血、病情加重或恶化、穿透性胎盘植入时应切除子宫。所以选项BCDE正确。

38. ABCE 输卵管通畅性检查的主要目的是检查输卵管是否畅通，了解宫腔和输卵管腔的形态及输卵管的阻塞部位。常用的方法有输卵管通液术、子宫输卵管造影术。近年来随着内镜的广泛应用，已普遍采用腹腔镜直视下输卵管通液检查、宫腔镜下经输卵管口插管通液检查等方法。子宫颈黏液检查不是输卵管通畅性的检查。因此本题应选ABCE。

39. ACE 治愈滴虫阴道炎需全身用药，并避免阴道冲洗。所以选项A错误。细菌性阴道病无症状患者无需治疗，性伴侣不必治疗，妊娠期合并BV应积极治疗。所以选项B正确。内源性传染为外阴阴道假丝酵母菌病主要的传播途径，少部分患者可通过性交直接传染，极少部分患者通过接触感染的衣物间接传染。所以选项C错误。外阴阴道假丝酵母菌病的治疗需消除诱因及改变阴道酸碱度，应积极治疗糖尿病，及时停用广谱抗生素、皮质醇激素及雌激素，勤换内衣裤。所以选项E错误。萎缩性阴道炎的治疗原则为针对病因给予雌激素制剂以增加阴道抵抗力，以及抑制细菌生长。所以选项D正确。因此本题的正确答案为ACE。

40. ABD 臀位阴道分娩时，尽可能防止胎膜过早破裂，产妇取侧卧位休息，减少站立走动，予以足够的水分和营养，不灌肠、少做阴道检查，不用缩宫素引产。一旦破膜，应立即听胎心。胎心有异常者需检查有无脐带脱垂。当宫缩时用无菌巾以手掌堵住阴道口，阻止胎臀娩出，以利于子宫颈和阴道充分扩张，待宫口开全、阴道充分扩张后，才能让胎臀娩出。所以选项ABD错误。

41. ABCD 预防子痫前期的发生及发展，应注意加强孕期健康教育，定期进行产检以及重视孕妇的主诉。对预测发现的高危人群，可能有效的预防措施：①适度锻炼，合理安排休息；②合理饮食：妊娠期不推荐严格限制盐的摄入，也不推荐肥胖孕妇限制热量摄入；③补钙；④阿司匹林，抗凝治疗主要针对有特定子痫前期高危因素者。所以选项ABCD正确。

42. ABCE 根据题干信息，可能发生急性胎儿窘迫。应立即采取相应措施纠正胎儿缺氧，包括改变孕妇体位（选项C正确）、吸氧（选项E正确）、停止缩宫素使用（选项D错误）、抑制宫缩；积极纠正脱水（选项A正确）、酸中毒、低血压及电解质紊乱（选项B正确）等。所以选项ABCE正确。

43. ABCDE ICSI的主要步骤：刺激排卵和卵泡监测，后行经阴道超声介导下取卵，去除卵丘颗粒细胞，在高倍倒置显微镜下行卵母细胞质内单精子显微注射授精，胚胎体外培养、胚胎移植及黄体支持、移植后处理等。

44. ABDE 高危儿包括：①孕龄＜37周或≥42周；②出生体重＜2500g；③小

于孕龄儿或大于孕龄儿；④生后 1 分钟内 Apgar 评分 0 ~ 3 分；⑤产时感染；⑥高危妊娠产妇的新生儿；⑦手术产儿；⑧新生儿的兄姐有严重的新生儿病史或新生儿期死亡等。所以选项 ABDE 正确。

45. BCE 葡萄胎一经确诊应及时清除子宫腔内容物，一般选用吸刮术。所以选项 A 正确。葡萄胎患者不常规推荐预防性化疗，预防性化疗仅适用于有高危因素和随访困难的完全性葡萄胎患者，但也非常规。所以选项 C 错误。葡萄胎极少应用子宫切除术，除非患者合并其他需要切除子宫的指征。对于年龄接近绝经、无生育要求者可行全子宫切除术，两侧卵巢可以保留。所以选项 D 正确，选项 E 错误。当子宫小于妊娠 14 周大小时可直接切除子宫。绒癌的治疗原则是以化疗为主，手术和放疗为辅的综合治疗。对于绒癌大病灶、耐药病灶或病灶穿孔出血时应手术；对无生育要求的无转移绒癌患者在初次治疗时可选择全子宫切除术。所以选项 B 错误。因此本题应选 BCE。

46. AC 妊娠合并卵巢良性肿瘤以成熟囊性畸胎瘤及浆液性囊腺瘤居多，占妊娠合并卵巢肿瘤的 90%，合并恶性肿瘤者以无性细胞瘤及浆液性囊腺癌居多。所以选项 AC 正确。

47. ABCE 紧急避孕（EP）是指无保护性生活或避孕失败后一定时间内采用补救避孕法以防止非意愿妊娠。包括放置宫内节育器（IUD）和口服紧急避孕药。所以选项 A 正确。含铜宫内节育器在无保护性生活后 5 日（120 小时）之内放入。所以选项 B 正确。紧急避孕仅对一次无保护性生活有效，避孕有效率明显低于常规避孕方法，且紧急避孕药激素剂量大，副作用亦大，不能替代常规避孕。所以选项 C 正确，选项 D 错误。紧急避孕的不良反应主要有恶心、呕吐等消化道反应，阴道出血以及其他症状，如头晕、头痛、乳房胀痛、无力等。所以选项 E 正确。因此本题的正确答案为 ABCE。

48. ABCE 经腹输卵管结扎术是国内应用最广的绝育方法，具有切口小、组织损伤小、操作简易、安全、方便等优点。手术并发症有：①出血或血肿：过度牵拉、钳夹而损伤输卵管或系膜，或创面未充分止血引起出血或形成血肿。②感染：包括腹壁伤口、盆腔及全身感染。可因体内原有感染灶未行处理，器械、敷料消毒不合格或未遵守无菌操作所致。③脏器损伤：多因解剖关系辨认不清或操作粗暴所致。④绝育失败：因手术方法本身缺陷，或施术时技术误差导致绝育失败。所以选项 ABCE 正确。

三、共用题干单选题

49. C 根据题干信息，患者考虑为急性子宫内膜炎、子宫肌炎。（1）子宫内膜炎：病原体侵入胎盘剥离面，扩散至子宫蜕膜层。表现为子宫内膜充血、坏死，阴道内有大量脓性分泌物且有臭味。（2）子宫肌炎：病原体侵入胎盘剥离面达到子宫肌层，常与子宫内膜炎相伴发。表现为腹痛，恶露增多呈脓性，子宫压痛明显，子宫复旧不良，可伴发高热、寒战、头痛，白细胞明显增高等全身感染征象。所以选项 C 正确。

50. C 根据题干信息，患者考虑为急性子宫内膜炎、子宫肌炎。应取半卧位，利于恶露引流并使炎症局限于盆腔。所以选项 C 错误。未能确定病原体时，应根据临床表现及临床经验，选用广谱高效抗生素。然后依据细菌培养和药敏试验结果，调整抗生素种类和剂量。

51. D 结合题目中患者年龄、月经紊乱、潮热出汗、阴道干涩、入睡困难等症状，考虑诊断为绝经综合征。所以选项 D 正确。经前期综合征（选项 B）多见于 25 ~45 岁女性，症状出现于月经期 1 ~2 周，主要症状有躯体症状（头痛、背痛、乳房胀痛、便秘、肢体水肿等）、精神症状（易怒、焦虑、抑郁、疲乏、情绪不稳定等）、行为改变（注意力不集中、工作效率低、记忆力减退等）。抑郁症、甲亢和异常子宫出血均未在题中有所表述，故可排除选项 ACE。因此本题应选 D。

52. B 绝经后妇女雌激素缺乏使骨质吸收增加，导致骨量快速丢失，而出现骨质疏松。50 岁以上女性半数以上会发生绝经后骨质疏松，一般发生在绝经后 5 ~ 10 年内，最常发生在椎体。所以选项 B 正确。

53. A 绝经后雄烯二酮的产生量约为绝经前的一半，所以选项 A 错误。绝经后下丘脑促性腺激素释放激素增加，促性腺激素的清除率较低，卵巢负反馈作用的消失和卵巢产生抑制素的功能减退，使 FSH 和 LH 水平升高，FSH/LH > 1。所以选项 B、C、D 均正确。绝经过渡期卵巢尚有排卵功能，仍有孕酮分泌。但孕酮分泌减少。绝经后无孕酮分泌。所以选项 E 正确。因此本题应选 A。

54. D 最可能的诊断是输卵管癌。输卵管癌早期无症状，体征多不典型，易被忽视或延误诊断。临床上常表现为阴道排液、腹痛和盆腔包块，即所谓的输卵管癌“三联征”。

55. D 原发性输卵管癌因少见而易被忽略，输卵管位于盆腔内不易扪及，检查不易准确，症状不明显，术前诊断率极低而常误诊。超声检查、CT 等可协助诊断，腹腔镜检查用于明确诊断。血清 CA125 检测对诊断、疗效检测及估计预后有一定意义。进行全面的分段诊刮，可除外宫腔、颈管的癌瘤以及引起阴道排液的其他良性病变，如黏膜下肌瘤。选项 D“红细胞沉降率检查”对明确诊断没有帮助。故本题应选 D。

56. E 患者考虑为输卵管癌，治疗应根据患者年龄、身体状况、病期、组织学类型等采用个体化的治疗方法。采用以手术治疗为主，辅以放疗和化疗的治疗原则。所以选项 E 错误。

57. C 根据胎方位和产程表现，考虑胎方位为右枕横位，前不均倾。前不均倾位因前顶骨先入盆，后顶骨不能入盆，可使胎头下降停滞、产程延长。临床可表现为因前顶骨入盆胎头折叠于胎肩之后，使在耻骨联合上方不易触及胎头，形成胎头已衔接的假象。而阴道检查胎头矢状缝与骨盆入口横径方向一致，矢状缝向后移靠近骶岬侧。后顶骨的大部分尚在骶岬之上，致使盆腔后半部空虚。而前顶骨紧嵌于耻骨联合后方，宫颈前唇因受压出现水肿。所以选项 C 正确。

58. D 右枕横位，前不均倾，一经确诊，除个别胎儿小、骨盆宽大、宫缩强者给予短时间试产外，均应尽快行剖宫产术。所以选项 D 正确。

59. C 子宫腺肌病的主要症状是经量过多、经期延长和逐渐加重的进行性痛经，痛经表现为周期性下腹正中疼痛，通常在月经来潮前 1 周即开始，直至月经结束，并逐渐加重。妇科检查发现子宫呈均匀性增大，或有局限性结节隆起，质地硬，有压痛，经期时压痛更为显著。结合患者的临床表现，初步考虑为子宫腺肌病。

60. C 子宫腺肌病可依据典型病史、妇科检查作出初步临床诊断。超声检查、CT、MRI 检查有助于诊断和鉴别，确诊依靠手术后的病理组织学检查。所以选项 C 正确。

61. E 子宫腺肌病被认为是由基底层子宫内膜侵入肌层生长所致，多次妊娠及分娩、人工流产、慢性子宫内膜炎等造成子宫内膜基底层损伤，与腺肌病发病密切相关。所以选项 E 正确。

62. C 子宫腺肌病的治疗应视患者症状、年龄和生育要求而定。无症状、无生育要求者可采用期待治疗，定期随访观察；对于症状较轻、有生育要求及近绝经期患者可试用 GnRH－a、孕三烯酮或达那唑等药物治疗；适用于症状严重、无生育要求或药物治疗无效者。为避免残留病灶，以全子宫切除为首选，一般不主张次全子宫切除。是否保留卵巢，取决于卵巢有无病变和患者年龄。所以选项 C 正确。

63. D 根据患者的病史和手术结果，考虑到停经 47 天后行人工流产，但吸出物中未见胎囊绒毛，可能存在药物流产不完全、自然流产等原因。针对这种情况，首先应该将吸出物全部送病理检查，并交代随诊。所以选项 D 正确。其他选项都不是首选处理措施。

64. E 药物流产不完全需要进行细致的病史询问和体格检查，以确定治疗方案。在此过程中，以下病史信息都是有意义的：选项 A 中，月经不规则可能影响药物流产效果，因此需要了解患者的月经史。选项 B 中，对于女性育龄期患者，要在手术前进行尿妊娠试验，排除已经怀孕的情况。选项 C 中，通过触诊等妇科检查可以了解子宫大小、位置等情况，为确定药物流产的适应证提供参考依据。选项 D 中，药物流产后，如果存在未完全流出的胚胎组织，患者可能出现阴道流血、腹痛等反应，需要重点关注，询问闭经后有无早孕反应。而选项 E 中，闭经后有无发热对于判断药物流产效果或存在残留胚胎组织等情况并没有明显的指导意义，因此无意义。综上所述，本题的正确答案为 E。

65. D “A－S”征是指刮宫术或流产后在病理检查中发现子宫内膜下有异位成分，并且伴有早期囊性结构的存在。如果病理检查报告显示“A－S”征，应该考虑是否存在妊娠残余或异位妊娠等情况，进一步明确病因。在此情况下，为了尽快确诊，应该 B 超检查确定附件有无肿物。所以选项 D 正确。其他选项中，再次全面刮宫术（选项 E）不是首选措施，只有在 B 超检查不能确定诊断时才需要考虑；复查尿 hCG（选项 A）和口服米非司酮（选项 B）都不能明确诊断；动态观察病情（选项 C）也不够及时和精准。故本题应选 D。

四、案例分析题

66. B 子宫颈癌患者可表现为接触性出血、不规则阴道流血，或经期延长、经量增多。多数患者有白色或血性、稀薄如水样或米泔水状、有腥臭味的阴道排液。晚期可有癌灶累及相应部位的继发性症状、贫血、恶病质等。外生型子宫颈癌可见息肉状、菜花状赘生物，常伴感染，质脆易出血；内生型表现为子宫颈肥大、质硬、子宫颈管膨大；晚期癌组织坏死脱落，形成溃疡或空洞伴恶臭。阴道壁受累时可见赘生物生长或阴道壁变硬；宫旁组织受累时，可扪及子宫颈旁组织增厚、结节状、质硬或形成冰冻骨盆状。结合患者症状及体征，考虑可能为子宫颈癌。所以选项 B 正确。其他几个选项的可能性较小：阴道癌（选项 A）较少见，且多数表现为阴道流血、带下增多等症状，不太符合患者的症状和体征。子宫颈肌瘤（选项 C）一般不会出现分泌物增多的症状，且其体检表现多为子宫颈触及到的肿块，不符合患者的检查结果。膀胱癌转移（选项 D）、卵巢癌转移（选项 E）和子宫内膜癌（选项 F）均不能解释患者出现分泌物增多、黏液水样和腰部胀痛等症状，且肿瘤侵犯到韧带、达盆壁等症状也较少见。故本题应选 B。

67. AD 子宫颈癌的确诊依据为组织学诊断（选项 D），子宫颈有明显病灶者，可直接在癌灶取材。确诊子宫颈癌后，行妇科三合诊检查（选项 A）确定临床分期，一经确定分期后，治疗中不再更改。所以本题应选 AD。

68. E 子宫颈癌的临床分期（FIGO，2018）：①Ⅰ期：肿瘤局限于子宫颈。②Ⅱ期：肿瘤超越子宫，但未达阴道下 1/3 或未达骨盆壁。③Ⅲ期：肿瘤累及阴道 1/3 和/或引起肾盂积水或肾无功能和/或累及盆腔和/或腹主动脉旁淋巴结。ⅢA 期：肿瘤累及阴道下 1/3，未扩展到骨盆壁；ⅢB 期：肿瘤扩展到骨盆壁和/或引起肾盂积水或肾无功能；ⅢC：不论肿瘤的大小和扩散程度，累及盆腔和/或主动脉旁淋巴结。④Ⅳ期：肿瘤侵犯膀胱黏膜及直肠的黏膜（活检证实），或肿瘤播散超出真骨盆。结合患者体征，可知临床分期为ⅢB 期。

69. C 宫颈癌侵及输尿管或者肿物过大，压迫输尿管，引起肾盂积水，会引起腰部胀痛。

70. ACD 子宫颈腺癌的显微镜检类型包括普通型子宫颈腺癌（选项 D）和黏液性腺癌（选项 A），后者又进一步分为胃型、肠型、印戒细胞样和非特指型。其中，高分化的胃型腺癌（选项 C）既往称为微偏腺癌，几乎是所有子宫颈腺癌中预后最差的一种亚型。所以选项 ACD 正确。

71. ABDE 该患者因阴道出血就诊，考虑怀孕或其他妇科疾病引起。结合年龄、月经史和症状，下一步的检查可以考虑：①首先需要排除是否存在妊娠，尿妊娠试验是快速、简便的方法。选项 A 正确。②妇科检查：可以检查子宫大小、形态、触痛等情况，以及感染、肿块等可能引起阴道出血的病变。选项 B 正确。③可以通过 B 超检查来确定是否存在宫内孕或宫外孕等情况，以及子宫和卵巢的异常情况。选项 D 正确。④如果尿妊娠试验结果不明确，可以进行血 hCG 检查以判断是否存在妊娠。选项 E 正确。选项 C、F、G 对排除或诊断妊娠问题没有帮助。因此本题应选 ABDE。

72. F 先兆流产是指妊娠 28 周前先出现少量阴道流血，常为暗红色或血性白带，无妊娠物排出，随后出现阵发性下腹痛或腰背痛。妇科检查子宫颈口未开，胎膜未破，子宫大小与停经周数相符。结合患者症状及检查，考虑最可能为先兆流产。

73. ACD 先兆流产时建议卧床休息，严禁性生活（选项 A）。对黄体功能不足的患者，可肌内注射孕酮（选项 C）或口服孕酮，具有保胎效果。可同时口服维生素 E（选项 D），有保胎作用。所以选项 ACD 正确。

74. B 难免流产指流产已不可避免。一般均由先兆流产发展而来，此时阴道流血增多或阵发性腹痛加重阴道流液（胎膜破裂）。妇科检查子宫颈口已扩张，或胚胎组织或胎囊堵塞于子宫颈口内，子宫大小与停经月份相符或略小。B 超检查仅见胎囊，无胚胎或无原始血管搏动者亦属于此类型。

75. C 难免流产一旦确诊，应尽早使胚胎及胎盘组织完全排出。当胎儿及胎盘排出后检查是否完全，必要时刮宫。所以选项 C 正确。

76. C 推荐对所有尚未被诊断为孕前糖尿病（PGDM）或妊娠期糖尿病（GDM）的孕妇，在妊娠 24～28 周及 28 周后首次就诊时行 75g OGTT。所以选项 C 正确。

77. E 75g OGTT 的诊断标准：空腹及服糖后 1 小时、2 小时的血糖值分别低于 5.1mmol/L，10.0mmol/L、8.5mmol/L。任何一点血糖值达到或超过上述标准即诊断为妊娠期糖尿病。所以题中患者最可能诊断为妊娠期糖尿病。所以选项 E 正确。

78. A 经过饮食和运动管理，不能达标的妊娠期糖尿病患者首先推荐应用胰岛素控制血糖。一般从小剂量开始，并根据病情、孕期进展及血糖值加以调整，力求控制血糖在正常水平。所以选项 A 正确。

79. D 需胰岛素治疗的妊娠期糖尿病孕妇，若血糖控制不满意或出现母儿并发症，应及时收入院观察，根据病情决定终止妊娠时机。妊娠期血糖控制不佳，胎儿偏大（尤其估计胎儿体重≥4250g 者）或者既往有死胎、死产史者，应适当放宽剖宫产手术指征。根据题干信息，患者宜住院促胎肺成熟，等治疗后再终止妊娠。所以选项 D 正确。

80. BF 女性无避孕性生活至少 12 个月而未孕称为不孕症，对男性则称为不育症。不孕症分为原发性和继发性两大类，既往从未有过妊娠史，未避孕而从未妊娠者为原发性不孕。不明原因性不孕是一种生育力低下的状态，男女双方因素均不能排除，目前难以确定明确病因。患者已行不孕的相关检查，未发现异常；丈夫精液分析正常，可能为不明原因性不孕。所以选项 BF 正确。

81. CD 女性进行基础内分泌检查，有助于了解卵巢功能；抗精子抗体检查可了解是否存在免疫性不孕。所以选项 CD 正确。

82. A 抗精子抗体阳性可以使用免疫抑制治疗，如类固醇等激素。如果女性体内检测出抗精子抗体，可以考虑采用免疫抑制剂，如口服糖皮质激素泼尼松，也可以考虑免疫屏障，如避孕套同房等，在一定程度上减少抗精子抗体产生。所以选项 A 正确。

83. C 如果患者 FSH 为 25IU/L 说明卵巢功能早衰，建议采取的最佳治疗方法为赠卵。卵巢早衰一般可以进行 IVF（体外受精）受孕，但是受孕的成功率较低，所以选项 B 不是最佳选项。

84. A 根据题干信息，患者出现失血性休克，首先应建立有效的静脉通道，给予大量补液、输血等抗休克治疗。所以选项 A 正确。

85. A 分娩 24 小时后，在产褥期内发生的子宫大量出血，称为晚期产后出血。多见于产后 1～2 周，也可迟至产后 2 个月左右发病。剖宫产子宫切口裂开或愈合不良所致的阴道流血，多在术后 2～3 周发生，常常是子宫突然大量出血，可导致失血性休克。根据题干信息，考虑最可能为剖宫产后子宫切口裂开出血。所以选项 A 正确。

86. CE 疑剖宫产子宫切口裂开者，仅少量阴道出血也应住院，给予广谱抗生素及支持疗法，密切观察病情变化；若阴道出血量多，可行剖腹探查或腹腔镜检查。①若切口周围组织坏死范围小、炎症反应轻微，可行清创缝合及髂内动脉、子宫动脉结扎止血；②若为切口假性动脉瘤形成，首选髂内动脉或选择性子宫动脉栓塞术；③若组织坏死范围大，酌情行次全子宫切除术或全子宫切除术。患者有继续生育的要求，可行双侧髂内动脉或子宫动脉结扎；或子宫动脉栓塞术。所以选项 CE 正确。

87. ABCDE 晚期产后出血表现为阴道出血。子宫血管异常引起的晚期产后出血表现为无痛性的间歇性、不规则阴道流血或突发的大出血。胎盘附着部位复旧不良可反复多次阴道出血，也可突然大量阴道流血。剖宫产子宫切口裂开或愈合不良所致的阴道流血常常是子宫突然大量出血，可导致贫血和失血性休克。所以选项 ABCDE 正确。晚期产后出血与产褥没有因果关系。故选项 F 错误。

88. G 根据该孕妇的症状和体征，血压升高（195/123mmHg），头痛、眼花、呕吐等症状，考虑到可能是妊娠期高血压综合征或子痫前期，需要进行一系列检查来确定诊断和制定治疗方案。常规检查包括：①尿常规（选项 A）：可以了解尿蛋白、红细胞、白细胞等情况，有助于判断肾脏功能是否异常。②血常规（选项 B）：可以了解血小板计数、红细胞计数、白细胞计数等情况，有助于判断是否存在贫血、血小板减少等情况。③肝肾功能（选项 C）：可以了解肝脏和肾脏的功能是否正常，有助于判断是否存在肝肾损害等情况。④病毒系列（选项 D）：可排除感染等因素导致的头痛、眼花等症状。⑤凝血功能（选项 E）：可以了解血小板、凝血酶原时间、活化部分凝血酶时间等情况，有助于了解凝血功能是否正常。⑥胎儿 B 超（选项 F）：可以观察胎儿发育情况、胎盘情况等。⑦眼底检查（选项 H）：可以了解眼底血管、视网膜出血、渗出等情况，有助于判断是否存在高血压性视网膜病变等情况。⑧孕妇心脏超声检查（选项 I）：可以了解孕妇的心脏情况，有助于判断是否存在心脏结构异常或心功能不全等情况。颅脑平片（选项 G）对孕妇来说，辐射剂量较大，可能会对胎儿产生不良影响，因此不是首选的检查方法。所以本题应选 G。

89. DEFH 由于肾脏在胆固醇代谢中发挥重要作用，因此患者可能会出现高胆固醇血症。所以选项 D 正确。慢性肾炎的一些类型会导致尿中出现各种病理性管型，如肾病综合征等。所以选项 C 错误，选项 E 正确。该患者有慢性肾炎史，提示其已经存在肾功能损害，怀孕期间肾脏负担增加可能导致肾功能进一步恶化。所以选项 F 正确。血压升高可能导致眼底动脉硬化、扩张、壁厚，从而出现弯曲和压迹表现。所以选项 H 正确。“水肿自脚踝开始，一般较轻”是慢性肾炎的典型表现，但对于妊娠毒血症引起的水肿则通常从面部和手部开始，并逐渐波及全身。所以选项 A 错误。由于患者存在明显的蛋白尿，因此其血浆蛋白水平可能偏低。所以选项 B 错误。眼底动脉扩张通常是高血压的表现之一，但并非所有高血压患者都会出现眼底动脉扩张。所以选项 G 错误。因此本题应选 DEFH。

90. D 该患者的高血压可能是妊娠期并发症，而且伴随有明显的肾功能损害和其他表现。根据孕妇目前情况，正确的处理方法应该是剖宫产结束妊娠。所以选项 D 正确。高血压引起的脑病在怀孕期间常常是剖宫产结束妊娠的紧急指征。如果使用药物进行终止妊娠或引产，则需要考虑对母体和胎儿的影响。高血压是该患者的主要问题之一，需要尽快控制血压，但用药需要谨慎，在避免对胎儿产生不良影响的前提下控制血压。

91. CF 负压吸引术（选项 C）适用于妊娠 10 周内要求终止而无禁忌证，患有某种严重疾病不宜继续妊娠。药物流产（选项 F）较适用于妊娠≤49 日、有人工流产术高危因素（如瘢痕子宫、哺乳期、子宫颈发育不良等）的健康妇女，目前临床应用的药物为米非司酮和米索前列醇。所以选项 CF 正确。

92. ABCDEF 负压吸引术可能的并发症：①术中出血；②子宫穿孔；③人工流产综合反应；④漏吸或空吸；⑤感染；⑥羊水栓塞；⑦吸宫不全；⑧远期并发症，有子宫颈粘连、宫腔粘连、慢性盆腔炎、月经失调继发性不孕等。

93. C B 超是可靠的检查方法之一，可以帮助确定子宫内膜是否异常、宫腔积液等情况，评估子宫及其附近结构的状态。所以选项 C 正确。血 hCG（选项 A）主要用于妊娠的诊断，而对于术后并发症的诊断并不敏感或特异，不是首选检查项目。如果需要进一步检查子宫内膜的情况，宫腔镜（选项 B）是一种有效的选择，但它不适用于急性情况下的检查。腹部平片（选项 D）不能提供子宫和附件的详细信息，也无法确定异常情况的原因。子宫造影（选项 E）是一种 X 线检查，通常用于评估输卵管和子宫的解剖结构，但在急性情况下不适用。血常规（选项 F）可以检查白细胞计数和分类，但不能直接诊断术后并发症的病因。综上所述，对于患者出现阴道流血增多、腹痛和发热等情况，应首先进行 B 超检查以确诊。因此本题应选 C。

94. ABCDF 多胎妊娠可以引起羊水过多，以单绒毛膜性双胎居多。还可能并发双胎输血综合征，两个胎儿间的血液循环相互沟通，受血胎儿的循环血量多，尿量增加，导致羊水过多。所以选项 E 错误。羊水和脐带也是胎儿附属物。正常妊娠时羊水的产生与吸收处于动态平衡中。任何引起羊水产生与吸收失衡的因素均可造成羊水过多或过少的病理状态。妊娠期间羊水过多的发生率为 0.5% ~1%。羊水过少主要与羊水产生减少或羊水外漏增加有关。所以选项 ABCDF 均正确。

95. ABCDEH 与死胎有关的因素：①胎盘及脐带因素：如胎盘早剥、前置胎盘、脐带血管前置、脐带帆状附着、急性绒毛膜羊膜炎、脐带过短、脐带扭转、脐带打结、脐带脱垂等；②胎儿因素：如胎儿严重畸形、胎儿生长受限、双胎输血综合征、胎儿感染、严重遗传性疾病、母儿血型不合等；③孕妇因素：严重的妊娠合并症、并发症；子宫局部因素如子宫张力过大或收缩力过强、子宫畸形、子宫破裂等。所以选项 ABCDEH 均正确。该孕妇为经产妇，脐带脱垂见于胎膜破裂时，孕妇弥散性血管内凝血多有原发病表现，均与题干不符。所以选项 FG 错误。因此本题应选 ABCDEH。

96. DFH 死胎一经确诊，应尽早引产，原则是尽量经阴道分娩，剖宫产仅限于特殊情况下使用。若出现凝血功能异常，应给予纠正，使纤维蛋白原和血小板恢复到有效止血水平，然后再引产，并备新鲜血，注意预防产后出血和感染。胎儿死亡 4 周尚未排出者，应行凝血功能检查。若纤维蛋白原 $<1.5g/L$，血小板 $<100\times10^9/L$ 时，可用肝素治疗，可使纤维蛋白原和血小板恢复到有效止血水平，然后再引产，并备新鲜血，注意预防产后出血和感染。所以选项 DFH 错误。

97. B 凡育龄妇女有继发性痛经，进行性加重和不孕史，盆腔检查扪及盆腔内有触痛性结节或子宫旁有不活动的囊性包块，应高度怀疑为子宫内膜异位症。结合患者症状及妇科检查，考虑不孕的原因可能为子宫内膜异位症。

98. BE 患者考虑为子宫内膜异位症，超声检查是诊断卵巢异位囊肿和膀胱、直肠内异症的重要方法，可确定异位囊肿位置、大小和形状，其诊断敏感性和特异性均较高。子宫内膜异位症患者血 CA125 水平可能升高，重症患者更为明显。

99. E 保留生育功能手术适用于药物治疗无效、年轻和有生育要求的患者。术后复发率约 40%，因此术后宜尽早妊娠或使用药物以减少复发。

100. A 若手术治疗，最佳的治疗方案为腹腔镜下剥除右侧卵巢囊肿 + 输卵管通液术，术后内分泌治疗。

全真模拟试卷（四）答案解析

一、单选题

1. C 卵巢表面无腹膜，由单层立方上皮（生发上皮）覆盖。生发上皮的深面有一层卵巢白膜。再往内为卵巢实质，分为外层的皮质和内层的髓质。

2. B 孕中期腹部检查可触及增大的子宫，子宫增大与孕周相符。所以选项 A 正确。孕妇常在妊娠 20 周左右自觉胎动。胎动随妊娠进展逐渐增强，至妊娠 32～34 周达高峰，妊娠 38 周后逐渐减少。孕早期是第 1 周到第 13 周末期间。孕早期没有胎动。所以选项 B 错误，选项 C 正确。妊娠 18～20 周用一般听诊器经孕妇腹壁能够听到胎心音。所以选项 D 正确。妊娠达 20 周及以上后，可经腹壁触到胎体。所以选项 E 正确。因此应选 B。

3. E 初产妇通常能在妊娠 18～20 周时察觉到胎动，结合子宫长度 23cm，考虑妊娠周数为 24 周末。所以选项 E 最可能。

4. C 头围大小与脑和颅骨的发育有关。新生儿出生时头围 34cm，1 岁以内增长迅速，上半年增长 8cm，下半年增长 4cm，1 岁时达 46cm，2 岁时 48cm。若头围过小，提示脑发育不良；若头围过大，则怀疑脑积水。所以选项 C 正确。

5. B 妊娠早期子宫略呈球形且不对称，受精卵着床部位的子宫壁明显突出。妊娠 12 周后，增大子宫逐渐超出盆腔，在耻骨联合上方可触及。妊娠晚期子宫轻度右旋。子宫各部的增长速度不一，子宫宫底于妊娠后期增长最快，宫体含肌纤维最多，子宫下段次之，子宫颈最少。所以选项 A、C 均正确，选项 B 错误。自妊娠早期开始，子宫可出现 Braxton Hicks 收缩，即不规律无痛性收缩，特点为稀发、不规律和不对称。所以选项 D 正确。妊娠 12 周后，子宫峡部逐渐伸展拉长变薄，形成子宫下段，临产后伸展至 7～10cm，成为产道的一部分。所以选项 E 正确。因此本题的正确答案为 B。

6. A Rh 阴性孕妇应检查其丈夫的 Rh 血型，若不合，于第 1 次产前检查时即可测孕妇血型抗体。所以本题应选 A。

7. E 此患者考虑轻度积奶，应让新生儿多吸吮双乳，吸吮动作能反射性引起神经垂体释放缩宫素，使乳腺腺泡周围肌上皮细胞收缩，增加乳腺管中的压力喷出乳汁，有利于乳汁的分泌和排出。所以选项 E 正确。

8. C 轻型胎盘早剥主要症状为阴道流血，出血量一般较多，色暗红，可伴有轻度腹痛或腹痛不明显。胎盘早剥孕妇在并发妊娠期高血压疾病、肾脏疾病，尤其是已有全身血管病变者居多。当底蜕膜螺旋小动脉痉挛或硬化，引起远端毛细血管缺血坏死以致破裂出血，血液流至底蜕膜层形成血肿，导致胎盘自子宫壁剥离。

9. C 妊娠期高血压疾病患者可能需要使用硫酸镁静脉滴注进行治疗，以预防癫痫发作。在静滴硫酸镁期间应密切监测生命体征和药物副作用，及时调整剂量。定时检查膝反射，膝反射必须存在，膝反射消失（选项 A）提示硫酸镁使用过量应停止使用；呼吸每分钟不少于 16 次，呼吸 12 次/分（选项 B）低于正常值可疑呼吸抑制，应暂停使用；尿量每 24 小时不少于

400ml，每小时不少于17ml，尿量15ml/h（选项D）提示排泄功能受抑制，应停止使用。血清镁离子有效治疗浓度为1.8～3.0mmol/L，超过3.5mmol/L可能出现中毒症状。血清镁离子浓度为3.8mmol/L（选项E）也应停止静滴硫酸镁。心率100次/分不一定需要停止静滴硫酸镁，具体是否需要停止应该根据患者的整体情况进行综合评估。因此本题的正确答案为C。

10. D 28岁初产妇，现妊娠39周，规律宫缩10小时，查宫口扩张6cm（宫口扩张正常），LOA（左枕前，正常胎位），先露S^{+1}，胎心140次/分（胎心正常）。胎儿监护NST有反应型，继续观察无需特殊处理。产妇及胎儿各项指标都正常，故下一步处理为严密观察产程即可。所以选项D正确。

11. C 自然破膜可以在分娩任何时候发生，与胎头衔接于骨盆入口处无必然联系。所以选项A错误。生理缩复环多在平脐部位看到，若达脐上两指，为病理性缩复环。所以选项B错误。初产妇是宫颈管完全消失后宫口才逐渐扩张，经产妇则是宫颈管消失与宫口扩张同时进行。所以选项C正确。正确运用腹压是缩短第二产程的关键，宫缩时深吸气屏住，增加腹压。所以选项D错误。密切监测胎心是第二产程的观察内容，此产程应勤听胎心，每次宫缩过后或每5分钟监测一次，听诊胎心应在宫缩间歇期至少听诊30～60秒。所以选项E错误。因此本题应选C。

12. E 有闭经溢乳表现的不孕症妇女属于功能性不孕症，需要进行内分泌检查以明确患者的病因。其中LH、FSH、E_2和PRL等检查项目都是常规的内分泌检查，可以帮助医生判断患者是否存在黄体功能不全、卵巢早衰等问题。而β-hCG则是人绒毛膜促性腺激素，主要用于怀孕检测，对于非孕期患者来说并不必要。因此，在有闭经溢乳表现的不孕症妇女进行内分泌检查时，不需要检查β-hCG。所以选项E正确。

13. C 非梅毒螺旋体抗原血清实验是梅毒常规筛查方法。梅毒螺旋体抗原血清实验是梅毒确诊筛查方法。所以选项C错误。梅毒螺旋体可经胎盘传给胎儿引起流产、早产、死胎、死产。患梅毒的孕妇，妊娠期内梅毒螺旋体可通过胎盘及脐静脉进入胎儿体内，引起胎儿先天梅毒，造成流产、早产、死胎、死产。所以选项A、B正确。未接受治疗的梅毒患者在感染后1～2年内传染性最强，随着病程延长，传染性越来越小，病期超过4年者几乎无传染性。所以选项D正确。早期梅毒表现为硬下疳、硬化性淋巴结炎、全身皮肤黏膜损害；晚期梅毒表现为永久性皮肤黏膜损害，并可侵犯心血管、神经系统等多种组织器官而危及生命。所以选项E正确。因此本题应选C。

14. B 子宫复旧不良应给予缩宫素，若合并感染应给予抗生素，不必每日用1/5000高锰酸钾液抹洗会阴。产后4小时应让产妇排尿，若排尿困难，可给予熏洗药物等处理，多种方法均无效时方导尿。产后会阴部拆线多于产后3～5日。产后1小时可让产妇进流质或清淡半流质，以后正常进食。所以选项B正确，其余四个选项均错误。

15. D 患者女性，15岁，因“外阴皮肤局部变白”就诊，其余无不适。查体发现会阴部多发白色斑片，境界清楚，发白皮肤光泽、弹性正常，全身其他部位无脱色素改变。结合临床表现和检查结果，最可能的诊断是外阴白癜风。该病是黑素细胞被破坏所引起的疾病，青春期发病多见，无自觉症状，全身部位皆可有白癜风。在外阴白色区周围皮肤往往有色素沉着，故界限分明。病变区皮肤光滑润泽，弹性正常，不发生恶变。所以选项D正确。其他选项中，外阴白化病、外阴癌、外阴硬化性苔藓和外阴慢性单纯性苔藓均不符合该患者的临床表现和检查结果。

16. A 出现产后大量阴道出血最常见和最危险的原因是胎盘部分剥离。胎盘分离是指胎儿娩出后，胎盘与子宫壁分离，导致子宫内膜表面破损，从而引起大出血。如果不及时处理，产妇可能会失去大量血液，导致休克、器官功能障碍和死亡。所以选项A正确。其他选项的病因描述与此情况不符：阴道静脉破裂（选项B）通常由于盆腔静脉曲张而引起，其症状并不如描述中所示严重。宫颈裂伤（选项C）通常是由于产妇产程过长或需要侧切等原因引起的，而不是在胎儿娩出3分钟内出现大量活动性流血的原因。宫缩乏力（选项D）通常在分娩开始时就表现出来，而不是在胎儿娩出后3分钟才发生。凝血功能障碍（选项E）通常不会在胎儿娩出后立即发生，需要时间来发展。胎儿娩出后阴道持续流血，且血不凝，应考虑凝血功能障碍。因此本题的正确答案为A。

17. C 葡萄胎一经诊断应及时清除子宫腔内容物，一般选用吸刮术。所以选项A正确。组织学是葡萄胎的最终诊断依据，故葡萄胎每次刮宫的刮出物均应送组织学检查，取材应注意选择近宫壁种植部位新鲜无坏死的组织送检。所以选项D、E正确。对于年龄接近绝经、无生育要求者可行全子宫切除术，两侧卵巢可以保留。当子宫小于妊娠14周大小时可直接切除子宫。所以选项B正确。葡萄胎若有持续子宫出血或超声提示有妊娠物残留，可于1周以后再做第二次刮宫，所以并不是所有的葡萄胎都需要进行两次的清宫。所以选项C错误。因此本题应选C。

18. B 对于外阴阴道假丝酵母菌病患者，无需对性伴侣进行常规治疗。有龟头炎症者，需要进行假丝酵母菌检查及治疗，以预防女性重复感染。男性伴侣包皮过长者，需要每日清洗，建议择期手术。所以选项B错误。

19. C 本例为低血糖表现，首先应进食、口含糖块或输葡萄糖。

20. D 分段诊刮是诊断性刮宫的一种，操作时，应根据需要进行适当程度的刮宫。先不探查宫腔深度，以免将子宫颈管组织带入宫腔。用小刮匙自子宫颈内口至外口顺序刮子宫颈管一周，将所刮取组织置纱布上，然后刮匙进入宫腔刮取子宫内膜。刮出子宫颈管黏膜及宫腔内膜组织分别装瓶、固定，送病理检查。宫底部也需要刮。所以选项D正确。

21. C 卵泡膜细胞瘤是有内分泌功能的卵巢实性肿瘤，能分泌雌激素，有女化作用。常与颗粒细胞瘤合并存在。纯卵泡膜细胞瘤为良性肿瘤，单侧，表面被覆有光泽的纤维包膜。切面实性，灰白色。镜下见瘤细胞短梭形，细胞交错排列成旋涡状。常合并子宫内膜增生。恶性卵泡膜细胞瘤少见。所以选项C正确。

22. E 经腹输卵管结扎术手术时间：非孕妇女在月经干净后3～4日实施手术；早、中期妊娠人工流产后，如无并发症，可在流产后48小时内实施手术；足月阴道分娩产后和剖宫产术时即可施行手术；哺乳期或闭经患者应排除早孕后再行绝育术；自然流产建议在月经恢复正常后，药物流产后月经正常复潮2个周期；宫内节育器取出术后，或其他盆腔手术时。所以选项E正确。

23. C 宫内节育器取出术的适应证：①计划再生育或已无性生活不再需避孕者；

②放置期限已满需更换者；③绝经过渡期停经 1 年内；④拟改用其他避孕措施或绝育者；⑤有并发症及副作用，经治疗无效；⑥带器妊娠，包括宫内和宫外妊娠。该患者48 岁，不规则阴道流血是放置 IUD 常见的副作用，经治疗无效，应首选取出宫内节育器 + 分段诊刮。故本题应选 E。

24. A 先天性无阴道是双侧副中肾管发育不全或双侧副中肾管尾端发育不良所致。阴道闭锁是由于尿生殖窦未参与形成阴道下段，该处阴道被纤维组织替代。所以选项 A 正确。

25. C 妇科腹腔镜手术时取头低臀高并倾斜 15° ~ 25°，使肠管滑向上腹部，以暴露盆腔手术野。所以选项 C 正确。

二、多选题

26. ABCD 子宫分为子宫体和子宫颈。子宫体的顶部称为子宫底，宫底两侧称为子宫角。所以选项 A 正确。子宫体与子宫颈之间为子宫峡部，是最狭窄的部分，在非孕期长约 1cm。所以选项 B 正确。子宫峡部上端因解剖上狭窄称为解剖学内口；其下端因在此处子宫内膜转变为子宫颈黏膜，称为组织学内口。所以选项 E 错误。子宫肌层分为 3 层，分别为：①内层：肌纤维环行排列，痉挛性收缩可形成子宫收缩环；②中层：肌纤维交叉排列，收缩时可压迫血管，有效地制止子宫出血；③外层：肌纤维纵行排列，是子宫收缩的起始点。所以选项 C 正确。子宫颈阴道部由复层鳞状上皮覆盖，表面光滑。所以选项 D 正确。因此本题的正确答案为 ABCD。

27. BCDE 分娩启动时子宫平滑肌由非活跃状态向活跃状态转化，这种转化受多种内分泌激素的调控，最终触发宫缩及宫颈扩张，启动分娩。所以选项 E 正确。（1）前列腺素（PGs）：是一种旁 - 自分泌激素。子宫前列腺素（PGs）合成增加是分娩启动的重要因素。所以选项 C 正确。（2）缩宫素：对分娩的启动起重要的但非绝对的作用。妊娠期间母体循环中缩宫素的水平不发生改变，仅在分娩发动后，随产程进展逐渐增加，在第二产程胎儿娩出前达峰值。所以选项 A 错误。缩宫素结合到子宫肌上的缩宫素受体，激活磷脂酶 C，从膜磷脂释放出三磷酸肌醇和二酯酰甘油，升高细胞内钙的水平，使子宫收缩。所以选项 B 正确。缩宫素能促进肌细胞间隙连接蛋白的合成；此外，足月时缩宫素刺激子宫内前列腺素生物合成，通过前列腺素驱动子宫收缩。所以选项 D 正确。因此本题的正确答案为 BCDE。

28. CE 臀位妊娠无论骨盆入口是否狭窄，均不应阴道试产。所以选项 C 错误。胎粪污染羊水并不一定代表胎儿缺氧的存在，只有极小一部分会发展为胎粪吸入综合征。所以选项 E 错误。第一产程中，一旦破膜，立即听胎心。胎心异常者检查有无脐带脱垂。所以选项 A 正确。妊娠 30 周后若仍为臀先露应予以矫正。腹壁较松子宫壁不太敏感者，可试外倒转术（ECV），将臀位转为头位。所以选项 B 正确。临产后禁止肥皂水灌肠。所以选项 D 正确。因此本题的正确答案为 CE。

29. BCE 常用的产褥感染病原体检测方法有：①微生物的培养：将患者分泌物（如血液、尿液、阴道分泌物等）标本采集后进行培养，可鉴定其中的病原体类型和数量。所以选项 B 正确。②分泌物的涂片检查：利用染色技术或显微镜观察分泌物中的微生物形态和数量，可以快速判断是否存在感染病原体。所以选项 C 正确。③病原体抗原和特异性抗体检测：通过检测分泌物中的病原体抗原和特异性抗体水平，来确定是否存在相应的病原体感染。所以选项 E 正确。血 CRP（选项 A）可以反映机体炎症反应的程度，并不能直接确定产褥感染的病原体。分泌物的性质（选项D）也不能明确诊断产褥感染的病原体类型。因此，选项B、C、E是产褥感染确定病原体的方法。

30. ABC 胎盘合体滋养细胞能合成多种激素、酶、神经递质和细胞因子，对维持正常妊娠起重要作用。胎盘可产生的激素包括人绒毛膜促性腺激素（hCG）、人胎盘生乳素（hPL）、雌激素、孕激素。所以选项ABC正确。

31. ABCE 产褥期时，输尿管在没有受压迫后逐渐恢复；子宫在大约6周后逐渐恢复至未孕状态；阴道黏膜皱襞在3周后重新显现；外阴在3～4天内愈合；乳房在各种激素的刺激下出现二次发育。所以本题的正确答案为ABCE。

32. ABCD 胎头沿骨盆轴前进的动作称为下降。分娩过程中促使胎头下降的因素有：①宫缩时通过羊水传导，压力经胎轴传至胎头；②宫缩时宫底直接压迫胎臀；③胎体伸直、伸长；④腹肌收缩使腹压增加。所以选项ABCD正确。肛提肌收缩力为协助胎头内旋转、仰伸和娩出。因此本题应选ABCD。

33. ABCE 妊娠合并心脏病早期心力衰竭的临床表现：①轻微活动后即出现胸闷、心悸、气短；②休息时心率每分钟超过110次，呼吸每分钟超过20次；③夜间常因胸闷而坐起呼吸，或到窗口呼吸新鲜空气；④肺底部出现少量持续性湿啰音，咳嗽后不消失。所以选项ABCE均正确。正常人剧烈活动后也可胸闷、气促，故选项D不是妊娠合并心脏病早期心力衰竭的表现。因此本题应选ABCE。

34. CDE 副中肾管衍化物发育不全所致异常，包括无子宫、无阴道、痕迹子宫、子宫发育不良、单角子宫、始基子宫、输卵管发育异常。所以选项CDE正确。选项A、B均属于正常管道形成受阻所致异常。

35. ABDE 尿促性素（hMG）联合绒促性素（hCG）可促进卵泡发育及诱发排卵；氯米芬是最常用的促排卵药物；促性腺激素释放激素（GnRH）利用其天然制品促排卵，适用于下丘脑性闭经；溴隐亭为多巴胺受体激动剂，通过与垂体多巴胺受体结合，直接抑制垂体PRL分泌，恢复排卵。所以选项ABDE正确。选项C“雌激素+孕酮方案”用于性激素补充治疗。因此本题应选ABDE。

36. ABC 足月胎膜早破时应评估母胎状况，包括有无胎儿窘迫、绒毛膜羊膜炎、胎盘早剥和脐带脱垂，注意羊水的颜色和性状等。破膜超过12小时应预防性应用抗生素，同时尽量避免频繁阴道检查。若无明确剖宫产指征，宜在破膜后2～12小时内积极引产。对子宫颈成熟的孕妇，首选缩宫素引产。子宫颈不成熟且无阴道分娩禁忌证者，可应用前列腺素制剂促子宫颈成熟，试产过程中应严密监测母胎情况。有明确剖宫产指征时宜行剖宫产终止妊娠。所以选项ABC正确，选项DE错误。故本题应选ABC。

37. ABE 胎盘部位滋养细胞肿瘤大体检查见肿瘤可为突向宫腔的息肉样组织，也可侵入子宫肌层或子宫外扩散，切面为黄色或黄褐色。镜下见肿瘤几乎全部由中间型滋养细胞组成，无绒毛结构，呈单一或片状侵入子宫肌纤维之间，仅有灶性坏死和出血。免疫组化染色见部分肿瘤细胞hCG和人胎盘生乳素（hPL）阳性。所以选项ABE错误。

38. BC 外阴慢性单纯性苔藓的病理表现：①巨检可见皮损为红色或白色斑块，或苔藓样。②鳞状上皮表层细胞的角化过度和角化不全。所以选项 A 正确。③棘细胞层不规则增厚，上皮脚向下延伸，上皮脚之间的真皮层乳头明显，并有轻度水肿以及淋巴细胞或少量浆细胞浸润。所以选项 B 错误，选项 E 正确。④上皮细胞层次排列整齐，极性保持，细胞大小、极性和核的形态、染色均正常。所以选项 C 错误，选项 D 正确。因此本题的正确答案为 BC。

39. ABC 卵巢肿瘤的位置与恶性与否无直接联系，其余均间接说明恶性可能性大。所以选项 ABC 正确。

40. DE 均小骨盆是指骨盆外形属女型骨盆，但骨盆 3 个平面各径线小于正常值 2cm 或更多，多见于身材矮小、体形匀称的妇女。胎儿小，产力好，胎位及胎心正常，头盆相称，可阴道试产；若胎儿较大，合并头盆不称或者出现胎儿窘迫征象者，应行剖宫产术。所以选项 D、E 均错误。故本题应选 DE。

41. BCDE 胎盘部位滋养细胞肿瘤主要症状为闭经后不规则的阴道流血或月经过多，除此以外，还有腹痛、溢乳等，少数患者还伴有转移部位症状。少数患者可表现为女性男性化、肾病综合征、红细胞增多症、咯血、子宫破裂和颈部淋巴结肿大等病征。所以选项 A 错误，本题应选 BCDE。

42. ABE 输卵管通液术是检查输卵管是否通畅的一种方法，且具有一定的治疗功效。其适应证为：①不孕症，男方精液正常，疑有输卵管阻塞者；②检验和评价输卵管绝育术、输卵管再通术或输卵管成形术的效果；③对输卵管黏膜轻度粘连有疏通作用。所以选项 ABE 正确。

43. ACE 成熟畸胎瘤又称皮样囊肿（选项 A），属于卵巢生殖细胞肿瘤，为卵巢良性肿瘤；纤维瘤（选项 C）属于卵巢性索间质肿瘤，是较常见的卵巢良性肿瘤；卵泡膜细胞瘤（选项 E）也属于卵巢性索间质肿瘤，绝大多数为良性，少数为恶性；颗粒细胞瘤（选项 D）也属于卵巢性索间质肿瘤，为低度恶性肿瘤；无性细胞瘤（选项 B）属于卵巢生殖细胞肿瘤，为中等恶性的实性肿瘤。因此本题的正确答案为 ACE。

44. ABC 脐带附着于胎膜上，脐带血管通过羊膜与绒毛膜间进入胎盘称为脐带帆状附着，若胎膜上的血管跨过子宫颈内口位于胎先露部前方，称前置血管，易受到宫缩时胎先露压迫或发生破膜时血管断裂。临床表现为胎膜破裂时，发生无痛性阴道流血，同时胎心率不规则甚至消失，胎儿死亡。血涂片找到有核红细胞或幼红细胞，即可作出前置血管破裂的诊断。所以选项 ABC 正确。

45. BCDE 米非司酮配伍前列腺素的适应证：①早期妊娠≤49 日可门诊行药物流产；>49 日应酌情考虑，必要时住院流产。②本人自愿，血或尿 hCG 阳性，超声确诊为宫内妊娠。③人工流产术高危因素者，如瘢痕子宫、哺乳期、宫颈发育不良或严重骨盆畸形。④多次人工流产术史，对手术流产有恐惧和顾虑心理者。所以选项 A 错误。故本题应选 BCDE。

46. ABC 输卵管癌以阴道流血、下腹隐痛、间歇性阴道排液为主要症状，可有附件包块等。所以选项 ABC 正确。

47. ABCD 慢性子宫颈炎多由急性子宫颈炎未治疗或治疗不彻底，病原体隐藏于子宫颈黏膜形成慢性炎症，此种情况多见于分娩、流产或手术损伤子宫颈后，病原体侵入而引起感染。病原体主要为葡萄球菌、链球菌、大肠埃希菌及厌氧菌，其次为性传播疾病的病原体。病理：①慢性子宫颈管黏膜炎；②子宫颈肥大，慢性炎症的长期刺激导致腺体及间质增生，子宫颈深部的腺囊肿也可造成；③子宫颈息肉，是子宫颈管腺体和间质的局限性增生，并向子宫颈外口突出形成。所以选项 ABCD 正确。慢性子宫颈炎以局部治疗为主，根据病变特点采用不同的治疗方法。所以选项 E 错误。故本题应选 ABCD。

48. CE 输卵管异位妊娠时常有突然撕裂样剧痛，自下腹一侧开始向全腹扩散，阴道后穹窿可抽出不凝血液，阴道流血量少，暗红色，可有蜕膜管型排出。黄体囊肿破裂以生育年龄妇女最多见，可有突然下腹疼痛、恶心、呕吐等，查体有贫血貌、脉率快、血压下降；下腹压痛，移动性浊音阳性；妇科检查子宫颈举痛，后穹窿饱满、触痛；阴道后穹窿可抽出不凝的暗红色血液。所以选项 CE 正确。

三、共用题干单选题

49. D 癌细胞的细胞核改变表现为核增大，核浆比例失常；核大小不等，形态不规则；核深染且深浅不一；核膜明显增厚、不规则，染色质分布不均，颗粒变粗或凝聚成团；核分裂异常；核仁增大变多以及出现畸形裸核。根据题干信息，考虑最可能为子宫颈癌。所以选项 D 正确。

50. D 子宫颈和子宫颈管活组织病理学检查是子宫颈癌确诊的依据。可在阴道镜碘试验观察到的可疑部位取活组织作病理检查。所以选项 D 正确。

51. A 经量增多及经期延长为子宫肌瘤最常见的症状，多见于大的肌壁间肌瘤及黏膜下肌瘤。长期经量增多可继发贫血，出现乏力、心悸等症状。肌瘤逐渐增大使子宫超过 3 个月妊娠大小时，可从腹部触及下腹包块。题中患者既往有子宫肌瘤病史，故应特别注意询问月经量。所以选项 A 正确。

52. C 子宫肌瘤患者的体征与肌瘤大小、位置、数目及有无变性相关。较大肌瘤可在下腹部扪及实质性肿块。妇科检查扪及子宫增大，表面不规则单个或多个结节状突起。所以子宫位置与大小是妇科检查的重点。故本题应选 C。

53. C 超声对诊断肌瘤的准确性较高，并能精确定位，准确区分肌壁间肌瘤、黏膜下肌瘤及浆膜下肌瘤。子宫肌瘤超声声像图显示为子宫体积增大，形态不规则等。所以选项 C 正确。

54. D 卵泡膜细胞瘤是有内分泌功能的卵巢实性肿瘤，能分泌雌激素，有女性化作用。常与颗粒细胞瘤合并存在。纯卵泡膜细胞瘤为良性肿瘤，单侧。常合并子宫内膜增生甚至子宫内膜癌。恶性少见。多发生于绝经后，可有腹胀、腹痛、腹部包块，月经过多或闭经、不规则阴道出血及绝经后阴道出血等表现。根据题干信息，考虑患者可能为卵巢卵泡膜细胞瘤。

55. A 患者突然下腹剧痛，拒按，伴恶心、呕吐，右侧附件包块增大，张力大，明显触痛，说明发生恶变，应立即行手术治疗。所以选项 A 正确。

56. A 手术是卵泡膜细胞瘤的首选治疗方式，术式选择取决于患者的年龄、生育状况、肿瘤的病理类型和是否合并子宫病变。有生育要求者可行单纯肿瘤切除或患侧附件切除；绝经前无生育要求者原则上采用卵巢肿瘤剥除术或患侧附件切除；绝经后患者为避免子宫内膜癌等继发病变可行全子宫加双附件切除术；高龄或体弱者可酌情采用创伤较小的卵巢肿瘤剥除或患侧附件切除。题中患者已绝经，最恰当的术式为全子宫切除 + 双附件切除。所以选项 A 正确。

57. C 患者可考虑诊断为原发性痛经。原发性痛经始发时间多发生于青春期，常在初潮后 1 ~ 2 年内发病。疼痛可从月经来潮后或来潮前12小时开始，行经第1日最剧烈，疼痛程度不一，重者呈痉挛性，持续2～3日。主要部位在耻骨上，可牵涉到腰骶部和大腿内侧。有时伴恶心、呕吐、腹泻、头晕、乏力等症状，严重时面色发白，出冷汗，甚至晕厥。原发性痛经不伴有明显的盆腔器质性疾病。

58. B 原发性痛经需与继发性痛经相鉴别。继发性痛经常与盆腔器质性病变有关，如子宫内膜异位症、子宫腺肌症、盆腔炎、黏膜下肌瘤、宫腔粘连、子宫畸形、宫内节育器等。选项B“处女膜不全闭锁”并非与原发性痛经鉴别的疾病，而是属于先天性畸形，在性交时可能会表现为耻骨上疼痛和阴道积血。

59. E 本例患者为青春期少女，最常用治疗方案是痛经时服用前列腺素合成酶抑制剂。前列腺素合成酶抑制剂通过抑制前列腺素合成酶的活性，减少前列腺素产生，防止过强子宫收缩和痉挛，从而减轻或消除痛经。口服避孕药通过抑制排卵减少月经血前列腺素含量，适用于要求避孕的痛经妇女。所以选项E正确。

60. D 胎盘多在胎儿娩出后15分钟内娩出。胎儿娩出后数分钟出现阴道流血，色暗红，应考虑胎盘因素，胎盘部分剥离、嵌顿、胎盘部分粘连或植入、胎盘残留等是引起产后出血的常见原因。

61. E 根据题干信息，产妇胎盘尚未娩出，此时应徒手剥离胎盘后取出。若剥离胎盘困难，切忌强行剥离。

62. C 若胎盘娩出后，阴道流血量仍较多，子宫收缩不佳，可经下腹部直接在宫体肌壁内或肌内注射麦角新碱。所以选项C正确。

63. B 处理后子宫收缩强度改善不明显。产后2小时患者出现头晕乏力、口渴、颜面苍白，血压下降等症状，说明发生失血性休克。为了避免发生DIC，应尽快纠正休克，立即静脉给予林格液1000ml。林格注射液主要起到扩容的作用，对于产后出血的产妇，可以降低产妇出现失血性休克。故患者应立即进行的操作是静脉给予林格液1000ml。

64. C 子宫内膜异位症典型症状为继发性痛经、进行性加重。性交时碰撞或子宫收缩上提而引起疼痛，一般表现为深部性交痛，月经来潮前性交痛最明显。妇科检查可发现子宫后倾固定，直肠子宫陷凹、宫骶韧带或子宫后壁下方可扪及触痛性结节，一侧或双侧附件处触及囊实性包块，活动度差等。结合患者症状体征，考虑可能为子宫内膜异位症。

65. B 症状明显且无生育要求的45岁以下患者应采取保留卵巢功能手术，即切除内异病灶和全子宫，至少保留一侧或部分卵巢。故患者应采取全子宫切除术。患者子宫右侧后方有12cm×10cm×12cm大小、触痛（+）的包块，应行右附件切除术。所以选项B正确。

四、案例分析题

66. ABCD 育龄妇女，停经史明确，有早孕反应，首先需要做尿妊娠试验（选项D）排除有无妊娠；且患者出现相关胃肠道等症状，需要行血常规（选项A）、尿常规（选项B）及便常规（选项C）化验完善检查。所以选项ABCD正确。

67. ABD 患者停经史明确，恶心呕吐严重，尿酮体阳性，不排除妊娠剧吐（选项B）或葡萄胎（选项A）可能。且患者既往有“胃病”史，亦不能排除急性胃炎（选项D）。所以选项ABD正确。

68. BCD 可能妊娠妇女，需要妇科检查（选项D）、B超检查（选项C）辅助诊断，且恶心呕吐严重，不能进食，恐患者离子紊乱，需要行肝肾功能（选项B）

等检查。所以选项 BCD 正确。

69. AE 妊娠剧吐治疗，应保胎，补充能量，对症支持治疗，防治并发症。所以选项 AE 正确。

70. ACDE 该产妇入院原因为“阴道流液 2 小时”，需要进一步检查以明确诊断。有助于明确诊断的检查：①正常阴道 pH 值在4.5～5.5之间，如果 pH 值升高提示可能羊水破裂。所以选项 A 正确。②橘黄色脂肪小粒是胎儿皮肤上的特殊分泌物，在羊水破裂后存在于阴道液中，检查可作为羊水破裂的参考指标之一。所以选项 C 正确。③肛查推胎头可见有羊水流出是一种简单易行的方法，也可以用于判断羊水是否破裂。推胎头时，如发现有黄色透明的液体外溢，则有羊水破裂的可能。所以选项 D 正确。④羊水破裂后，阴道液中会出现羊水池塘样液体，并且羊水中含有羊膜上皮细胞和羊齿状结晶，因此涂片检查可以帮助诊断羊水破裂。所以选项 E 正确。选项 B、F 不适用于本例。因此本题应选 ACDE。

71. A 正常妊娠阴道液 pH 为4.5～5.5，羊水 pH 为7.0～7.5，阴道液 pH≥6.5 支持胎膜早破的诊断。阴道液涂片干燥后镜检有羊齿植物叶状结晶出现为羊水。结合题干信息，考虑患者为宫内孕 38 周胎膜早破。所以选项 A 正确。

72. ABG 足月胎膜早破应评估母胎状况，包括有无胎儿窘迫、绒毛膜羊膜炎、胎盘早剥和脐带脱垂等，故应行血常规（选项 B）、B 超检查（选项 A）和胎心监护（选项 G）。所以选项 ABG 正确。

73. ACEG 根据血常规、超声检查和 NST 的结果，孕妇有轻度感染，羊水指数偏低，NST 有反应，胎儿大小正常。下一步处理可以考虑：①预防性应用抗生素：这种情况很可能是亚临床感染引起的，建议预防性应用抗生素。选项 A 正确。②阴道分娩：如果宫颈已成熟，胎儿大小正常，并且母体没有其他禁忌证，可以尝试阴道分娩。选项 C 正确。③吸氧：可以考虑给予患者吸氧治疗，以增加胎儿氧供。选项 E 正确。④行缩宫素引产：如果经过一定时间观察后宫颈未能扩张或产程进展缓慢，可以考虑行缩宫素引产。选项 G 正确。胎儿大小正常，母体也没有其他明显异常表现，不需要采取剖宫产、期待疗法或大量补液增加羊水等处理措施。所以选项 B、D、F 错误。因此本题应选 ACEG。

74. A 分娩发动前，往往出现一些预示即将临产的症状，如不规律宫缩、胎儿下降感以及阴道少量淡血性分泌物（俗称见红），称为先兆临产。不规律宫缩往往宫缩时不适主要集中于下腹部，子宫颈管不缩短，宫口不扩张；常在夜间出现，清晨消失等。

75. A 产妇宫缩强度可，胎心未见异常，产程进展尚顺利，可密切观察宫缩及胎心音等，暂不给予其他特殊处理。

76. D 患者主要表现为绝经后不规则阴道流血，结合其年龄及妇科检查结果，考虑最可能的诊断是子宫内膜癌。

77. E 诊断性刮宫是诊断宫腔疾病最常采用的方法。其目的是刮取子宫内膜和内膜病灶行活组织检查，作出病理学诊断。常行分段诊刮，以同时了解宫腔和子宫颈的情况。组织学检查是子宫内膜癌的确诊依据。

78. ABCDE 子宫内膜癌的病因不十分清楚。通常将其分两类，Ⅰ型是雌激素依赖型，其发生可能是在无孕激素拮抗的雌激素长期作用下，发生子宫内膜增生、不典型增生，继而癌变。Ⅰ型子宫内膜癌多见，患者较年轻，常伴有肥胖、高血压、糖尿病、不孕或不育及绝经延迟，或伴有无排卵性疾病、功能性卵巢肿瘤、长期服用单一雌激素或他莫昔芬等病史，肿瘤分化较好。Ⅱ型子宫内膜癌是非雌激素依赖型，发病与雌激素无明确关系。多见于老年妇女，肿瘤恶性度高，分化差。大多数子宫内膜癌为散发性，但约有5%与遗传有关。

79. ABCDE 子宫内膜癌的病理类型有内膜样癌、浆液性癌、黏液性癌、透明细胞癌、癌肉瘤。所以选项ABCDE正确。

80. D 子宫内膜癌Ⅰ期，肿瘤仅限于子宫内膜；Ⅱ期，肿瘤侵犯子宫肌层但未侵及浆膜层；Ⅲ期，肿瘤侵犯邻近组织或器官；Ⅳ期，肿瘤已经远处转移。所以根据病理报告，该患者子宫内膜癌的分期为Ⅱ期。因此本题应选D。

81. EF 子宫内膜癌浸润子宫周围组织或压迫神经可引起下腹及腰骶部疼痛，晚期可出现贫血、消瘦、发热、全身衰竭等恶病质症状。所以选项EF符合题意。

82. ABCDEFG 子宫内膜癌应与引起阴道流血的各种疾病相鉴别，如萎缩性阴道炎、子宫黏膜下肌瘤或子宫内膜息肉、内生型子宫颈癌、子宫肉瘤及输卵管癌、围绝经期功能失调性子宫出血。所以所有选项均正确。

83. D 病灶局限于子宫体者的基本术式是筋膜外全子宫切除及双侧附件切除术，但对年轻、无高危因素者，可考虑保留卵巢；对于伴高危因素者应同时行盆腔和腹主动脉旁淋巴结切除，也可以考虑前哨淋巴结绘图活检。病变侵犯子宫颈间质者行改良广泛性子宫切除、双侧附件切除及盆腔和腹主动脉旁淋巴结切除。病变超出子宫者实施肿瘤细胞减灭术。所以选项D正确。

84. E 患者产后出现伤口疼痛、直肠刺激症状，血压下降及贫血貌，提示有失血，但是阴道出血少，因此可以排除子宫收缩不良（选项A）、胎盘残留（选项B）、子宫颈裂伤（选项F）等产后出血原因，无腹痛可以排除子宫破裂（选项D），无发热可以排除产褥感染（选项C），阴道壁血肿可以导致失血、直肠刺激症状，但是阴道流血少，较符合。所以选项E正确。产后循环衰竭（选项G）是指产后腹压突然降低使内脏淤血、产后相对肾上腺皮质功能不足等造成产后血压突然下降，但是无失血及产道损伤，也无引起休克的其他原因，临床少见，不符合该患者表现。

85. ABCD 怀疑患者阴道壁血肿伴失血性休克，要在积极输血、补液（选项C正确）、抗休克治疗的同时，进行会阴的检查，尽快查找、去除病因，同时预防感染（选项B正确）治疗。失血性休克补充血容量除输血外，还要输晶体平衡液及胶体液（选项D正确），不宜输高渗盐水（选项E错误），由于高渗盐水含氯量高，输入可造成高氯血症，加重休克时酸中毒。吸氧（选项A正确）为抗休克的一般治疗。患者不需要进行缩宫素治疗（选项F）。因此本题的正确答案为ABCD。

86. ABCDFG 预防产后阴道壁血肿形成的注意事项：防止急产（选项D），正确处理产程，防止难产，正确掌握后、侧切指征（选项C）及手术助产指征，认真保护会阴（选项G），产后仔细检查软产道（选项B），缝合超过裂口尖端0.5cm（选项F），缝合止血彻底，产后在产房观察2小时（选项A）。所以选项ABCDFG均正确。产程开始应用抗生素可预防感染，但需有相应的使用指征，所以选项E错误。故本题应选ABCDFG。

87. ABDF 产后巨大阴道壁血肿应立即切开清除血肿（选项B正确），缝合超过裂口尖端0.5cm（选项C错误），彻底缝合止血（选项 E 错误），术后可以置橡皮引流（选项 D 正确），术时术后抗炎（选项 F 正确），必要时可以经腹联合阴式清除血肿（选项 A 正确），缝合时注意不要缝扎直肠粘膜（选项 G 错误）。所以 ABDF 正确。

88. BCDE 该患者再次阴道壁血肿形成，可能的原因有：大量失血导致凝血功能异常（选项 C 正确），缝合不彻底，遗留死腔（选项 E 正确），延伸至腹部的血肿未处理（选项 B 正确），需消毒、持续导尿后阴道检查（选项 D 正确），肛查以检查血肿是否达到直肠（选项 A 错误）。膀胱尿潴留可引起宫缩乏力，不是阴道壁血肿再次形成的病因。所以选项 F 错误。因此本题应选 BCDE。

89. ABCDEF 针对该患者，需一般对症处理：如静脉输液，加强抗炎、止血（选项 D 正确）；凝血功能检查，异常者补充凝血因子等（选项 F 正确）；必要时剖腹探查血肿是否延伸至后腹膜（选项 E 正确）；再次清除血肿，彻底缝合（选项 C 正确），术后可以压迫止血，纱布填塞阴道（选项 B 正确）。由于多次会阴操作，术后需加强会阴护理，减少感染几率（选项 A 正确）。所以所有选项均正确。

90. CEF 患者月经规律，多次测 BBT 为双相型，说明患者子宫内膜发育正常，有排卵。故选项 A 和选项 D 可排除。患者曾进行输卵管碘油造影，显示双侧输卵管通畅。故选项 B 可排除。从患者痛经和盆腔炎症试验（如盆腔弥散欠佳等）可以看出，患者可能存在慢性盆腔炎症导致的输卵管和卵巢病变，影响受孕。所以选项 C 正确。由于黄体功能不足，患者不容易受孕。所以选项 E 正确。患者出现未破裂卵泡黄素化综合征，卵泡在排卵后未能正常破裂，导致卵泡内黄体素分泌过多，从而影响受孕。所以选项 F 正确。因此本题应选 CEF。

91. AC 患者未避孕未孕 2 年，符合不孕症；患者继发性痛经、不孕的表现，符合子宫内膜异位症。所以选项 AC 正确。

92. B 腹腔镜检查是目前诊断和早期发现子宫内膜异位症的最佳方法。通过腹腔镜检查，不仅能明确诊断，还能观察病变的程度和范围，进行临床分期；同时在腹腔镜下还能直接进行子宫内膜异位症的治疗。所以选项 B 正确。

93. F 根据描述，患者右侧卵巢有直径 6cm 大小囊性包块，壁厚，色白，内含巧克力样液体，且与子宫右侧壁、阔韧带后叶粘连。这些表现提示患者可能患有子宫内膜异位症并合并卵巢囊肿。因此，适宜的手术方式为“卵巢子宫内膜异位囊肿剥除 + 盆腔子宫内膜异位灶电灼术”。此手术可以同时切除卵巢内部囊肿和子宫内膜异位灶，并保留患者的生育功能。所以选项 F 正确。

94. ABCD 葡萄胎临床表现主要为停经后阴道流血、腹痛、妊娠呕吐出现早且严重；患者体检子宫大于停经月份且软等。早期流产主要为停经后阴道流血和腹痛。以上两者均有停经症状，与题中患者表现不符。所以可排除选项 E、F。子宫肌瘤、子宫内膜癌、子宫内膜息肉、异常子宫出血均有题中症状，故可考虑选择 ABCD。

95. A 首选检查是子宫附件 B 超。超声检查可了解子宫大小、宫腔形状、宫腔内有无赘生物、子宫内膜厚度、肌层有无浸润及深度，可对异常阴道流血的原因作出初步判断，并为选择进一步检查提供参考。所以选项 A 正确。

96. E 诊断性刮宫是常用而有价值的诊断方法，常行分段诊刮。可用于了解子宫内膜变化及其对性激素的反应，证实或排除子宫内膜疾病、子宫颈管癌等。所以选项 E 正确。

97. F 根据分段诊刮报告显示为子宫内膜单纯型增生，推断患者出血的原因为异常子宫出血。所以选项 F 正确。子宫内膜息肉、子宫肌瘤、子宫内膜癌和葡萄胎等都可能导致不同程度的异常出血，但与子宫内膜增生不同。早孕流产也可以引起阴道出血，但在本例中没有关于妊娠的提及。因此，根据给出的信息，最可能的出血原因是子宫内膜增生所致的异常子宫出血。故本题应选 F。

98. E 前置胎盘的典型症状是妊娠晚期或临产时，发生无诱因、无痛性反复阴道流血。患者一般情况与出血量有关，大量出血呈现面色苍白、脉搏增快微弱、血压下降等休克表现。腹部检查可见子宫软，轮廓清楚，无压痛，子宫大小与孕周相符。胎位清楚，胎先露高浮或伴有胎位异常。根据题干信息，考虑患者最可能为前置胎盘。

99. BD 血常规检查有助于了解患者有无贫血情况。B 超检查可清楚显示子宫壁、胎盘、胎先露部及子宫颈的位置，有助于确定前置胎盘类型。所以选项 BD 正确。

100. GH 前置胎盘患者阴道流血期间应减少活动量，注意休息，禁止肛门检查和不必要的阴道检查。应住院绝对卧床休息，一般给予左侧卧位。所以选项 GH 错误。

全真模拟试卷（五）答案解析

一、单选题

1. E　卵子从卵巢排出后进入输卵管内，停留在输卵管壶腹部与峡部的连接处等待受精。

2. C　胎头径线主要有以下4条：①双顶径（BPD）：为两侧顶骨隆突间的距离，是胎头最大横径，临床常用B型超声检测此值以判断胎儿大小，妊娠足月时平均约9.3cm；②枕额径：为鼻根上方至枕骨隆突间的距离，胎头以此径衔接，妊娠足月时平均约11.3cm；③枕下前囟径：又称小斜径，为前囟中央至枕骨隆突下方相连处之间的距离，胎头俯屈后以此径通过产道，妊娠足月时平均约9.5cm；④枕颏径：又称大斜径，为颏骨下方中央至后囟顶部间的距离，妊娠足月时平均约13.3cm。所以选项C错误。

3. C　妊娠期循环系统的生理改变：①心脏。妊娠后期因膈肌升高，心脏向左、向上、向前移位。心脏容量至妊娠末期约增加10%，心率于妊娠晚期休息时每分钟增加10～15次。部分孕妇可闻及心尖区Ⅰ～Ⅱ级柔和吹风样收缩期杂音，第一心音分裂及第三心音，产后逐渐消失。所以选项C错误。心电图因心脏左移出现电轴左偏约15°。所以选项A正确。②心排出量。心排出量增加对维持胎儿生长发育极重要。心排出量自妊娠10周逐渐增加，至妊娠32～34周达高峰。临产后在第二产程心排出量显著增加。所以选项B正确。③血压。妊娠早期及中期血压偏低，妊娠24～26周后血压轻度升高。一般收缩压无变化，舒张压轻度降低，使脉压稍增大。所以选项D正确。④静脉压：妊娠对上肢静脉压无影响。由于下肢、外阴及直肠静脉压增高，加之妊娠期静脉壁扩张，孕妇易发生下肢、外阴静脉曲张和痔。所以选项E正确。因此本题的正确答案为C。

4. E　雌激素和孕激素协同和拮抗作用的表现：①协同作用：孕激素在雌激素作用的基础上，进一步促使女性生殖器和乳房的发育，为妊娠准备条件；②拮抗作用：雌激素促进子宫内膜增生及修复，孕激素则限制子宫内膜增生，并使增生的子宫内膜转化为分泌期。其他拮抗作用表现在子宫收缩、输卵管蠕动、宫颈黏液变化、阴道上皮细胞角化和脱落以及钠和水的潴留与排泄等方面。所以选项E正确。

5. D　受精卵着床必须具备的条件有：①透明带消失；②囊胚细胞滋养细胞分化出合体滋养细胞；③囊胚和子宫内膜同步发育且功能协调；④体内分泌足量的雌激素和孕酮。成功着床需要由黄体分泌的雌、孕激素支持的子宫内膜具有容受性。所以选项D不正确。

6. D　在孕妇妊娠后期，由于胎儿不断生长发育，子宫也会随之不断扩张。但子宫各个部分的增长速度并不相同，其中最慢的部位为子宫颈，其次为子宫下段和子宫体部，而子宫底部增长速度最快。这是由于子宫颈结构较为稳定，且在分娩过程中需要具备一定的耐力和韧性，因此增长速度相对较慢。而子宫底部则负责支撑和承载整个胎儿，相应需要具备更大的容积和弹性，所以增长速度较快。因此本题应选D。

7. E 本例诊断为不全流产，特点是子宫小于停经周数，宫颈口已扩张，宫颈口有妊娠物堵塞及持续性血液流出。不全流产一经确诊，应行刮宫术或钳刮术以清除宫腔内残留组织。阴道大量流血伴休克者，应输血输液，给予抗生素预防感染。所以选项 E 正确。

8. E 在妊娠 30 周前，臀先露大多数都能自行转为头先露，可不予处理。妊娠 30 周后若仍为臀先露应予以矫正。可试胸膝卧位，每日 2～3 次，每次 15 分钟，连做 1 周后复查。胸膝卧位可使胎臀离开盆腔，有助于自然转正。亦可用针灸、激光照射或艾灸至阴穴，1～2 次/日，15～30 分钟/次，1～2 周为一疗程。腹壁较松子宫壁不太敏感者，妊娠 36～37 周后可试外倒转术（ECV），将臀位转为头位。所以选项 E 正确。

9. B 衔接是指胎头双顶径进入骨盆入口平面，胎头颅骨最低点接近或达到坐骨棘水平。所以选项 A 正确。初产妇在预产期前 1～2 周内衔接，经产妇多在临产后才衔接。所以选项 B 错误。胎头呈半俯屈状态进入骨盆入口，以枕额径衔接。所以选项 C 正确。由于枕额径大于骨盆入口前后径，枕左前位胎头矢状缝坐落在骨盆入口右斜径上，枕左前位胎头枕骨在骨盆左前方。所以选项 D、E 正确。因此选项 B 符合题意。

10. C 围绝经期最早的变化是卵巢功能的衰退，继之表现为下丘脑－垂体功能退化。所以选项 A 错误。绝经过渡期早期的特征是雌激素水平波动很大，甚至高于正常卵泡期水平，而卵泡生长发育停止时，雌激素水平下降，因此整个绝经过渡期雌激素不呈逐渐下降趋势。所以选项 E 错误。绝经后，促性腺激素升高。绝经后卵巢主要产生睾酮，雄烯二酮主要来自肾上腺。所以选项 B、D 均错误。绝经后 GnRH 分泌增加，并与 LH 相平衡。所以选项 C 正确。因此本题的正确答案为 C。

11. E 人绒毛膜促性腺激素（hCG）是一种由 α、β 亚基组成的糖蛋白激素，主要由妊娠滋养细胞产生，妊娠、妊娠滋养细胞疾病、生殖细胞肿瘤及其他恶性肿瘤（肺、肾上腺及肝脏肿瘤）均可产生 hCG。hCG 在受精卵着床后 1 日可自母血清中测出，妊娠 8～10 周血清浓度达最高峰，持续 1～2 周后迅速下降，持续至分娩，约于产后 1～2 周内消失。所以选项 E 正确。

12. E 子痫前期治疗原则为休息、镇静、解痉、降压、合理扩容和必要时利尿、密切监测母胎状态、适时终止妊娠。此患者有水肿及心衰的症状，不宜扩容。所以本题应选 E。

13. C 根据描述，患者手术前诊断为卵巢肿瘤无法确定良恶性，手术中发现大网膜和右侧结肠沟有散在粟粒样结节，快速病理提示为“卵巢无性细胞瘤”，为卵巢癌的一种。因此，正确的手术方式是选项 C。“患侧附件切除＋大网膜＋肉眼可见癌灶切除＋盆腔及腹主动脉旁淋巴结清扫”是治疗卵巢癌的标准手术方式，可以切除肿瘤和转移灶，并清扫淋巴结，是最彻底的治疗方式。根据题目描述，手术时仅发现单侧卵巢有肿瘤，因此不必切除对侧附件和子宫。由于恶性卵巢生殖细胞肿瘤多为单侧发病，即使复发也很少累及对侧卵巢和子宫，而且卵巢恶性生殖细胞肿瘤对化疗十分敏感。因此对于希望生育的年轻患者无论期别早晚，只要对侧卵巢和子宫未受肿瘤累及，可考虑行保留生育功能的手术，同时行全面分期手术。因此本题应选 C。

14. C 幼女和青春期少女外阴硬化性苔藓多无明显瘙痒，多数青春期时期可自行消失，治疗的主要目的是缓解症状，可局部应用氢化可的松软膏或黄体酮油膏，服用维生素A、B、C有一定疗效，而丙酸睾酮或甲睾酮会引起男性化的不良反应，不宜应用。如无明显不适也可不予药物治疗。所以选项C符合题意。

15. C 卵巢癌与慢性盆腔炎的鉴别诊断关键在于对患者的病史进行全面的采集。卵巢癌和慢性盆腔炎在临床上很难鉴别，需要仔细观察病情并进行必要的检查。所以选项C正确。妇科检查（选项B）可以帮助医生观察到子宫、卵巢等器官的情况，但是其结果往往不够明确。B型超声检查（选项A）可以提供更多的信息，但也不一定能够完全确定诊断。腹腔镜探查（选项D）和剖腹探查（选项E）虽然可以提供精确的诊断结果，但是属于侵入性检查方法，应该在其他检查无法确定诊断时使用。因此，对患者的病史进行全面采集是非常重要的，可以帮助医生尽早发现病情，确定正确的治疗方案。因此本题应选C。

16. B 妊娠合并梅毒治疗，首选青霉素治疗。若青霉素过敏，首选脱敏和脱敏后青霉素治疗。脱敏无效，可用红霉素、头孢曲松钠或阿奇霉素。所以选项B正确。庆大霉素（选项C）可造成胎儿耳损伤，甚至引起先天性胃血管畸形和多囊肾；多西环素（选项E）可使胎儿短肢畸形和乳牙变色；喹诺酮类（选项D）可致胎儿婴幼儿软骨发育不良。因此本题应选B。

17. D 新生儿Apgar评分法见下表。根据Apgar评分法，该男婴心率96次/分计1分；呼吸浅，不规律计1分；四肢活动好计2分；吸痰时喉部仅有轻度反射计1分；躯干皮肤红润，四肢紫计1分，共6分。

新生儿Apgar评分法

体征	0分	1分	2分
每分钟心率	0	<100次	≥100次
呼吸	0	浅慢，不规则	佳，哭声响亮
肌张力	松弛	四肢稍屈曲	四肢屈曲，活动好
喉反射	无反射	有些动作	咳嗽，恶心
皮肤颜色	全身苍白	身体红，四肢青紫	全身粉红

18. C 黄体功能不全是指卵巢排卵后形成的黄体内分泌功能不足，以致孕激素分泌不足，使子宫内膜分泌转化不足，出现排卵性异常子宫出血，且不利于受精卵着床，可导致不孕或复发性流产。黄体功能不全的患者基础体温呈双相型，但是上升和下降缓慢，上升幅度小于0.3℃，持续时间仅9~10天，有时卵泡期延长。基础体温上升第8天，血孕酮低于10 ng/ml。以往一般以月经第21~22天作内膜活检，内膜时相少于正常2天以上为诊断标准。现在发现部分临床诊断黄体功能不全的患者经腹腔镜检查为未破裂卵泡综合征。因此本病的确诊还应该结合B超和腹腔镜检查。因此本题应选C。

19. B 侵蚀性葡萄胎和绒毛膜癌都是妊娠期妇女常见的恶性肿瘤，但两者有所不同。黄体囊肿并非侵蚀性葡萄胎的诊断特征，所以选项A不正确；绒毛膜癌是一种由滋养层细胞恶性生长形成的肿瘤，因此在子宫标本中不应该出现绒毛结构，只能看到细胞成团排列。所以选项B正确；侵蚀性葡萄胎和绒毛膜癌均可发生肺内转移，所以选项C不正确；两者发病与妊娠有关，但不一定继发于足月产或流产后。所以选项D不正确；葡萄胎清宫后间隔半年以上若仍有滋养层细胞增生，仍可能是侵蚀性葡萄胎。所以选项E不正确。因此本题的正确答案为 B。

20. A 产褥期为分娩结束后至产后 6 周这段时间，产褥期内不宜有性生活，产后 6 周可有排卵，哺乳者应以器具避孕为首选，不哺乳者，可以选用药物避孕，故哺乳期妇女避孕应在产后 6 周。故本题应选 A。

21. C 不哺乳产妇平均 10 周恢复排卵，哺乳者平均在产后 4～6 个月恢复排卵。哺乳期产妇未见月经来潮有受孕可能，原则上哺乳者以工具避孕，不哺乳者可选择药物避孕。所以本题应选 C。

22. D 子宫破裂是指在妊娠晚期或分娩过程中子宫体部或子宫下段发生的破裂。子宫破裂多发生于分娩期，部分发生于妊娠晚期。子宫破裂发生通常是渐进的，多数由先兆子宫破裂进展而成。胎儿窘迫是最常见的临床表现，大多数子宫破裂有胎心异常。原因为子宫手术史、胎儿先露部下降受阻、产程中缩宫素使用不当及难产时助产手术不当。按其破裂程度，分为完全性破裂和不完全性破裂。诊断完全性子宫破裂多无困难，不完全性子宫破裂只有严密观察方能发现。所以选项 D 叙述恰当，故本题应选 D。

23. E 子宫畸形是引起反复流产的重要原因，子宫输卵管碘油造影（HSG）有助诊断。

24. C 围绝经期保健内容：①合理安排生活，重视蛋白质、维生素及微量元素的摄入，保持心情舒畅，注意锻炼身体；②保持外阴部清洁，预防萎缩的生殖器发生感染；防治绝经过渡期月经失调，重视绝经后阴道流血；③行肛提肌锻炼，加强盆底组织的支持力；④每年定期体检，预防妇科肿瘤；⑤防治绝经综合征、骨质疏松、心血管疾病的发生；⑥避孕至月经停止 12 个月以后。选项 C 不属于围绝经期的保健内容，属于老年期保健内容。故本题应选 C。

25. A 宫腔镜检查是一种通过阴道和子宫颈进入子宫进行内窥镜检查的方法。在进行宫腔镜检查前，需要保持阴道清洁，并在月经干净后 7 天内进行检查，以避免感染和准确评估子宫内膜形态。因此，正确答案为 A。在月经期间或其他时间进行宫腔镜检查可能会干扰结果或引起并发症。

二、多选题

26. BCE 基础代谢率在妊娠早期稍下降，在妊娠中期渐增高，在妊娠晚期可增高 15%～20%。所以选项 A 错误。妊娠 12 周前体重常无明显变化。妊娠 13 周起体重开始增长，平均每周增加 350g。所以选项 B 正确。妊娠期胰腺分泌胰岛素增多，但胎盘产生的胰岛素酶、激素等会拮抗胰岛素致其分泌相对不足，故孕妇空腹血糖值略低，或者出现餐后高血糖和高胰岛素血症，有利于对胎儿葡萄糖的供给。妊娠期糖代谢的特点和变化可致妊娠期糖尿病的发生。所以选项 C 正确。妊娠期能量消耗增多，母体脂肪积存多，糖原储备减少。当能量消耗过多时，体内动用大量脂肪，使血中酮体增加，易发生酮血症。所以选项 D 错误。妊娠期孕妇体内需储备足够的蛋白质，除供给胎儿生长发育及子宫、乳房增大的需要外，还为分娩期消耗做准备。所以选项 E 正确。因此本题的正确答案为 BCE。

27. ACDE 青春期是儿童到成人的转变期，是生殖器、内分泌、体格逐渐发育至成熟的阶段。青春期按照顺序先后经历以下阶段，各阶段有重叠。①乳房萌发：是女性第二性征的最初特征。所以选项 C 正确。②肾上腺功能初现：指青春期肾上腺雄激素分泌增加引起阴毛和腋毛的生长。所以选项 A 正确。③生长加速：11～12 岁青春期少女体格生长呈直线加速，月经初潮后生长减缓。所以选项 D 正确。④月经初潮：指女性第一次月经来潮，为青春期的重要标志。此时中枢对雌激素的正反馈机制尚未成熟，即使卵泡发育成熟也不能排卵，故月经周期常不规律，经 5 ~7 年建立规律的周期性排卵后，月经才逐渐正常。所以选项 B 错误。⑤此时期女孩发生较大心理变化，出现性意识，情绪和智力发生明显变化，容易激动，想象力和判断力明显增强。所以选项 E 正确。因此本题的正确答案为 ACDE。

28. ABCE 影响原发性输卵管癌预后的因素有：①临床分期：是重要的影响因素，期别愈晚预后愈差。随期别的提高生存率逐渐下降。②初次术后残存瘤的大小：初次手术后未经顺铂治疗的患者中，肉眼无瘤者的 5 年生存率低于初次手术后用顺铂治疗的患者。③输卵管浸润深度：肿瘤仅侵犯黏膜层者预后好，相反穿透浆膜层则预后差。④辅助治疗：接受了以顺铂为主的化疗患者其生存时间明显高于没有接受化疗者。⑤病理分级：病理分级对预后的影响不如临床分期及其他重要。所以选项 ABCE 正确。选项 D“CA125 术前水平”与原发性输卵管癌预后无关。

29. ADE 基础体温测定是测定排卵的简易可行方法，无排卵性基础体温呈单相型。所以选项 A 正确，选项 C 错误。子宫颈黏液结晶检查，月经前仍可见羊齿叶状结晶表示无排卵，排卵后可见椭圆体。所以选项 B 错误，选项 E 正确。通过测定下次月经前 5 ~9 日血孕酮水平估计有无排卵，孕酮浓度 <3ng/ml 提示无排卵。所以选项 D 正确。故本题的正确答案为 ADE。

30. ABCE Bishop 评分是评价宫颈成熟度的主要方法，宫颈 Bishop 评分 9 分说明宫颈条件成熟，可直接引产。所以选项 A 正确。胎儿估计 2500g 可能存在胎儿发育迟缓，应立即终止妊娠。所以选项 B 正确。胎动 12 小时累计数 10 次，可能存在胎盘储备功能不足，应立即终止妊娠。所以选项 C 正确。AFI 4cm 说明羊水过少，应立即终止妊娠。所以选项 E 正确。生物物理评分 8 分，属于正常，不需要终止妊娠。所以选项 D 错误。因此本题的正确答案为 ABCE。

31. ABC 异常子宫出血的诊断方法包括：①基础体温测定（BBT）有助于判断有无排卵，基础体温呈单相型，提示无排卵。所以 BBT 测定对异常子宫出血的诊断有帮助。故选项 A 正确。②子宫内膜活组织检查可以以明确子宫内膜病理诊断，对异常子宫出血的诊断有帮助。所以选项 B 正确。③根据羊齿植物叶状结晶的出现与否判断有无排卵，月经前仍可见羊齿状结晶表示无排卵。所以宫颈黏液结晶检查对异常子宫出血的诊断有帮助。故选项 C 正确。④宫腔镜检查，有助于发现小型宫腔病变，如小型宫腔息肉、黏膜下子宫肌瘤等，并可在直视下选点活检，增加了该类器质性疾病的检出率。⑤B 超检查。因此本题应选 ABC。

32. CDE 子宫痉挛性狭窄环是指子宫局部平滑肌呈痉挛性收缩，形成环状狭窄，持续不放松。所以选项 A 正确。多因精神紧张、过度疲劳、使用缩宫剂不当、粗暴实施阴道内操作所致。所以选项 B 正确。狭窄环位于胎体狭窄部及子宫上下段交界处如胎儿颈部、腰部，不随宫缩上升。所以选项 D 错误。产妇出现持续性腹痛，烦躁不安，胎心时快时慢，宫颈扩张缓慢，胎先露部下降停滞。所以选项 E 错误。手取胎盘时可在宫颈内口上方直接触到此环。所以选项 C 错误。因此本题的正确答案为 CDE。

33. BCE 原发性输卵管癌早期无症状，体征多不典型，易被忽视或延误诊断。所以选项A错误。临床上常表现为阴道排液、腹痛和盆腔包块，即所谓的输卵管癌"三联征"。所以选项B正确。原发性输卵管癌约60%发生在绝经后妇女。所以选项C正确。血清CA125检测对诊断、疗效检测及估计预后有一定意义。所以选项D错误。腹腔镜检查可见输卵管增粗，外观似输卵管积水，呈茄子形态，有时可见到赘生物。可用于明确诊断。所以选项E正确。因此本题的正确答案为BCE。

34. ACDE 常用的调整月经周期方法包括：①雌、孕激素序贯疗法：即人工周期，为模拟自然月经周期中卵巢内分泌变化，将雌、孕激素序贯应用，使子宫内膜发生相应变化，引起周期性脱落；②雌、孕激素合并应用：雌激素使子宫内膜再生修复，孕激素用以限制雌激素引起的内膜增生程度；③雄激素调经：一般用甲睾酮。所以选项ACDE正确。

35. ABC 子宫内膜异位症常合并子宫腺肌病。月经异常和不孕是子宫内膜异位症最常见的临床表现。

36. BD 恶性肿瘤表现为肿块的比较多，如果是实性肿块，可能是恶性的。所以选项A正确。腹膜浆液瘤预后较好。所以选项B错误。巨大卵巢肿瘤应与大量腹腔积液鉴别。腹腔积液检查时腹水为蛙状腹，有移动性浊音，超声检查及CT、MRI有助于鉴别诊断。而巨大卵巢囊肿平卧时腹部中间隆起，叩诊浊音，腹部两侧鼓音，无移动性浊音。所以选项C正确。卵泡膜细胞瘤多为良性肿瘤。所以选项D错误，选项E正确。因此本题应选BD。

37. ABCD 产程过程中一旦发现严重的胎位异常如胎头呈高直后位、前不均倾位（选项A）、额先露及颏后位（选项C），应停止阴道试产，立即行剖宫产术结束分娩。肩先露（选项B）应行择期剖宫产术。臀先露择期剖宫产手术指征为：狭窄骨盆、瘢痕子宫、胎儿体重大于3500g（选项D）、脐带脱垂、妊娠合并症、胎儿窘迫、胎儿生长受限、有难产史、完全和不完全臀先露等。枕先露原则上应尽量阴道试产。所以本题的正确答案为ABCD。

38. ACDE 对子宫颈呈糜烂样改变、有接触性出血且反复药物治疗无效者，可试用物理治疗。慢性子宫颈炎物理治疗注意事项：①治疗前，应常规行子宫颈癌筛查；②有急性生殖道炎症列为禁忌（选项B错误）；③治疗时间应选在月经干净后3～7日内进行（选项A正确）；④物理治疗后有阴道分泌物增多，甚至有大量水样排液（选项D正确），术后1～2周脱痂时可有少许出血（选项E正确）；⑤在创面尚未愈合期间（4～8周）禁盆浴、性交和阴道冲洗；⑥物理治疗有引起术后出血，子宫颈狭窄，不孕，感染的可能，治疗后应定期复查（选项C正确），观察创面愈合情况直到痊愈，同时注意有无子宫颈管狭窄。所以本题应选ACDE。

39. ABCD 心脏病妊娠风险低且心功能Ⅰ级者通常可耐受经阴道分娩。胎儿不大、胎位正常、宫颈条件良好者，可考虑在严密监护下经阴道分娩。分娩过程中需心电监护，避免产程过长；有条件者可用分娩镇痛。分娩过程中需要心电监护，严密监测患者的自觉症状、心肺情况。所以选项ABCD正确。选项E中，心脏病妊娠风险分级高但心功能Ⅱ级者，也考虑择期剖宫产。所以选项E错误。因此本题应选ABCD。

40. ABCE 阴道壁自内向外由黏膜、肌层和纤维组织膜构成。黏膜层由非角化复层鳞状上皮覆盖，无腺体，淡红色，有许多横行皱襞，有较大伸展性，阴道上端1/3黏膜受性激素影响有周期性变化。阴道壁富有静脉丛，损伤后易出血或形成血肿。正常情况下，每个女性在月经周期均会存在白带，是由于阴道脱落的上皮细胞或阴道上皮黏膜腺体分泌的液体形成。所以选项D错误。故本题的正确答案为ABCE。

41. ACDE 协调性宫缩乏力又称低张性子宫收缩乏力，其特点为子宫收缩节律性、对称性和极性均正常，仅收缩力弱，压力较低，宫缩<2次/10分钟，持续时间短，间歇期较长。宫缩高峰时，子宫没有隆起，按压时有凹陷。多为原发性宫缩乏力，对胎儿的影响并不大。胎儿出现宫内窘迫较晚。所以选项ACDE正确。

42. AD 月经量增多及经期延长是子宫肌瘤最常见的症状，多见于大的肌壁间肌瘤及黏膜下肌瘤，肌瘤使宫腔增大，子宫内膜面积增加并影响子宫收缩，此外肌瘤可能使肿瘤附近的静脉受挤压，导致子宫内膜静脉丛充血与扩张，从而引起经量增多、经期延长。黏膜下肌瘤伴坏死感染时，可有不规则阴道流血或血样脓性排液。红色变性多见于妊娠期或产褥期，患者可有剧烈腹痛伴恶心、呕吐、发热，白细胞计数升高等。所以选项AD叙述错误。

43. ACD 卵巢良性肿瘤根据患者年龄、生育要求及对侧卵巢情况决定手术范围。所以选项A正确。年轻、肿瘤为单侧者应行患侧卵巢肿瘤切除或患侧卵巢输卵管切除术，双侧卵巢肿瘤者应行肿瘤切除术。所以选项B错误。绝经后妇女可行患侧输卵管卵巢切除术或全子宫及双侧输卵管卵巢切除术。所以选项C正确。术中切除肿瘤组织应剖检，判断肿瘤良、恶性，必要时行冰冻切片组织学检查。所以选项E错误。疑恶性肿瘤者，术中应尽可能完整取出，防止囊壁破裂导致癌细胞种植于腹腔。所以选项D正确。巨大良性囊性肿瘤可先穿刺放液，待体积缩小后取出，穿刺前须保护穿刺周围组织，以防被囊液污染。放液速度应缓慢，以免腹压骤降发生休克。因此本题的正确答案为ACD。

44. ABC 继发性外阴色素减退疾病，伴发于各种慢性外阴病变，包括糖尿病外阴炎、外阴阴道假丝酵母菌病、外阴擦伤、外阴湿疣等。所以选项ABC正确。

45. ABCE 子宫肌瘤是女性生殖器最常见的良性肿瘤，由平滑肌及结缔组织组成。多无明显症状，仅在体检时发现。肌瘤好发于生育期，青春期前少见，绝经后萎缩或消退，提示其发生可能与女性激素相关。研究证实肌瘤组织局部对雌激素的高敏感性是肌瘤发生的重要因素之一，孕激素有促进肌瘤有丝分裂、刺激肌瘤生长的作用。子宫肌瘤肉瘤样变较少见，多见于绝经后子宫肌瘤伴疼痛和出血的患者。所以选项ABCE正确，选项D错误。因此本题应选ABCE。

46. ABCE 男性型骨盆或类人猿骨盆常伴中骨盆狭窄，阻碍胎头内旋转，易发生持续性枕后位。所以选项A正确。胎头与骨盆大小不相称时，妨碍胎头内旋转，使持续性枕后位的发生率增加。所以选项B正确。持续性枕后位的胎头常于临产后才衔接，如头盆稍有不称，则可不衔接，使潜伏期延长。所以选项C正确。当宫颈口开全后，胎头下降受阻或延缓，故持续性枕后位常致第二产程延长。所以选项D错误。肛门检查可了解骨盆后部情况，协助确定胎方位。枕后位时盆腔后部空虚。所以选项E正确。所以本题应选ABCE。

47. ABCD 腹腔镜的并发症：（1）出血性损伤：①腹膜后大血管损伤：妇科腹腔镜手术穿刺部位邻近后腹膜腹主动脉、

下腔静脉和髂血管，损伤这些血管可危及患者生命。一旦发生应立即开腹止血，修补血管。②腹壁血管损伤：多发生于第2或第3穿刺部位，可在穿刺过程中使用腹腔镜透视法避开腹壁血管。若损伤，应及时发现并进行缝合或电凝止血。③手术野出血：是手术性腹腔镜手术中最常见的并发症，特别是在子宫切除或重度子宫内膜异位症手术中容易发生。手术者应熟悉手术操作和解剖，熟练掌握各种腹腔镜手术的能源设备及器械的使用方法。（2）脏器损伤：主要指与内生殖器官邻近脏器损伤，如膀胱、输尿管及肠管损伤，多因周围组织粘连导致解剖结构异常、电器械使用不当或手术操作不熟练等所致。若损伤应及时修补，以免发生并发症。（3）与气腹相关的并发症：包括皮下气肿、气胸等。皮下气肿一般无需特殊处理，多可自行吸收。气胸较少见，若术中一旦发生，应立即停止充气，穿刺套管停在原处排出胸腔内气体，症状严重者需行胸腔闭式引流。部分患者术后出现上腹部不适及肩痛，是 CO_2 对膈肌刺激所致，术后数日内可自然消失。（4）其他：如切口疝、腹壁穿刺部位种植子宫内膜异位症或卵巢癌、术后感染等。所以选项ABCD正确，选项E错误。

48. ABCE 甾体激素避孕药的禁忌证和慎用情况包括：①严重心血管疾病、血栓性疾病不宜应用，如高血压病、冠状动脉粥样硬化性心脏病、静脉栓塞等；②急、慢性肝炎或肾炎；③部分恶性肿瘤、癌前病变；④内分泌疾病：如糖尿病、甲状腺功能亢进症；⑤哺乳期不宜使用复方口服避孕药；⑥年龄>35岁的吸烟妇女服用避孕药，增加心血管疾病发病率，不宜长期服用；⑦精神病患者；⑧有严重偏头痛，反复发作者。子宫颈炎患者可以使用甾体激素避孕药。所以本题的正确答案为ABCE。

三、共用题干单选题

49. D 患者年龄较大，需考虑恶性病变，应肿物活检送病理。

50. A 题中肿瘤最大径线>2cm或间质浸润>1.0mm，局限于外阴，无淋巴结转移，可诊断为ⅠB期。ⅠB期单侧病变可行局部广泛切除术或改良广泛外阴切除术及单侧腹股沟淋巴结评估（前哨淋巴结绘图活检或单侧腹股沟/股淋巴结切除术）；中线部位病变行局部广泛切除术或改良广泛外阴切除术及双侧腹股沟/股淋巴结评估（前哨淋巴结绘图活检或双侧腹股沟/股淋巴结切除术）。ⅠA期可行外阴局部扩大切除术，术后随访。所以本题应选A。

51. B 患者女性，停经33周，出现皮肤瘙痒并且出现黄疸，ALT轻度升高，TBIL和DBIL均明显升高，HBsAg和HBsAb均为阴性，根据这些临床资料可以初步诊断为妊娠期肝内胆汁淤积症（ICP）。所以选项B正确。HELLP综合征（选项A）主要表现为血小板减少、异常肝功能和溶血性贫血，该患者未见血小板减少和溶血性贫血的表现。妊娠合并病毒性肝炎（选项C）通常会导致HBsAg阳性，但该患者HBsAg阴性。妊娠期急性脂肪肝（选项D）可能伴有黄疸和肝功能异常，但不太常见，而且该患者没有出现其他明显的肝功能异常症状。家族性黄疸（选项E）通常是由基因突变引起的，与妊娠无关，因此不是最可能的诊断。所以本题应选B。

52. A 妊娠期肝内胆汁淤积症（ICP）早期诊断依赖于血清胆汁酸测定，可升高至正常值的10～100倍。空腹血清总胆汁酸（TBA）≥10μmol/L伴皮肤瘙痒是ICP诊断的主要依据。

53. C 妊娠期肝内胆汁淤积症的治疗

目标是缓解瘙痒症状，改善肝功能，降低血胆汁酸水平，延长孕周，改善妊娠结局。所以不包括选项C。

54. B 卵巢肿瘤蒂扭转是妇科常见的急腹症，多在突然改变体位或向同一方向连续转动后发生。典型症状为突发一侧下腹剧痛，伴恶心、呕吐甚至休克。双合诊可触及压痛、张力较大肿块，以蒂部最明显，伴有肌紧张。结合题干信息，初步考虑患者为卵巢肿瘤蒂扭转。

55. D 超声检查简便实用，卵巢肿瘤蒂扭转时可显示一侧附件低回声区、边缘清晰、有条索状蒂，有助于诊断和鉴别诊断。

56. C 卵巢肿瘤蒂扭转确诊后应立即手术，根据年龄决定尝试复位后保留附件还是直接切除。

57. A 患者最可能的诊断是先兆流产。先兆流产表现为妊娠28周前先出现少量阴道流血，无妊娠物排出，随后出现阵发性下腹痛或腰背痛。子宫大小与停经周数相符，宫颈口未开，胎膜未破，妊娠产物未排出；经休息及治疗可继续妊娠或可发展为难免流产。

58. B 难免流产是在先兆流产基础上，阴道流血量增多，阵发性下腹痛加剧，或出现阴道流液（胎膜破裂）。妇科检查子宫颈口已扩张，有时可见胚胎组织或羊膜囊堵塞于子宫颈口内，子宫大小与停经周数基本相符或略小。患者表现符合上述特点，考虑为难免流产。

59. D 难免流产一旦确诊，应尽早使胚胎及胎盘组织完全排出。当胎儿及胎盘排出后检查是否完全，必要时刮宫。应用抗生素预防感染。所以选项D正确。

60. E 前庭大腺位于大阴唇后部，腺管向内侧开口于阴道前庭后方小阴唇与处女膜之间的沟内。正常情况下不能触及此腺，病原体浸入可引起炎症，因腺管口闭塞，可形成囊肿或脓肿。本例已形成脓肿。前庭大腺炎加重后，前庭大腺脓肿形成并增大，疼痛剧烈，行走不便，脓肿成熟时局部可触及波动感。少数患者可有发热等全身症状，腹股沟淋巴结呈不同程度增大。所以患者最可能诊断为前庭大腺脓肿。因此选项E正确。前庭大腺囊肿（选项D）通常位于小阴唇内侧，而非大阴唇后。炎症急性期后，脓液被吸收，腺体内的液体被黏液代替，成为前庭大腺囊肿。因此本题应选E。

61. D 根据题干信息，患者为前庭大腺脓肿，需尽早切开引流，以缓解疼痛。切口应选择在波动感明显处，尽量靠低位以便引流通畅，原则上在内侧黏膜面切开，并放置引流条，脓液可送细菌培养。注意选择敏感的抗生素控制急性炎症。所以选项D正确。

62. E 急性炎症发作时，应卧床休息（选项B），保持外阴部清洁、干燥（选项C）。经常更换内裤，避免局部摩擦。可取前庭大腺开口处分泌物作细菌培养，确定病原体（选项D）。常选择使用喹诺酮或头孢菌素与甲硝唑联合抗感染。也可口服清热、解毒中药，或局部坐浴（选项A）。所以选项ABCD均正确。前庭大腺脓肿一般不做囊肿剥除术。所以选项E符合题意。

63～65. A、E、C 因育龄期女性，无诱因的频繁呕吐，首先考虑是否为早孕反应，因此询问停经史尤为重要。早孕期的各类检查，胃镜没有必要，且孕妇慎行。妊娠期呕吐的临床表现中，呕吐严重时会出现尿比重升高。

四、案例分析题

66. ABDEF 子宫颈尖锐湿疣（选项C）表现为外阴瘙痒，灼痛或性交后疼痛。

病灶初为散在或呈簇状增生的粉色或白色小乳头状疣，细而柔软指样突起。病灶增大后融合呈鸡冠状、菜花状或桑椹状。题中无相关叙述，故可排除选项C。患者白带增多1年，性交后出血3日，且妇科检查发现子宫颈中度糜烂样改变，有接触性出血。这些表现都可以提示子宫颈癌（选项A）的可能性。妇科检查发现子宫颈中度糜烂样改变，可能与子宫颈炎（选项B）相关。子宫颈上皮内瘤变（选项D）是一种早期病变，常见于青年女性。如果在妇科检查中发现子宫颈有糜烂、颜色异常等异常表现，则需要考虑此类病变的可能性。虽然子宫颈淋巴瘤（选项E）罕见，但也不能完全排除该疾病的可能性，需要进一步检查以明确诊断。子宫颈结核（选项F）可侵犯生殖系统，引起不规则月经、白带异常、盆腔炎症等症状，也需要注意鉴别。因此，可能的诊断为ABDEF。

67. B 阴道镜可以直接观察宫颈、阴道等部位，便于对病变进行评估和诊断；同时结合子宫颈细胞学检查，可以更准确地判断宫颈糜烂、癌前病变等情况。所以“阴道镜+子宫颈细胞学检查”是首选的检查方法。故选项B正确。宫腔镜（选项A）主要用于检查子宫内膜和输卵管，对于宫颈糜烂等病变的诊断作用有限。子宫颈锥形切除（选项C）是一种治疗手段，适用于某些宫颈病变如宫颈上皮内瘤变等。但在病变性质不明确的情况下，无需进行锥形切除。根据患者的病史和妇科检查结果，疱疹病毒感染的可能性较低，因此疱疹病毒检查（选项D）不是首选的检查。白带增多的原因可能与阴道感染有关，但目前尚无明显感染症状，无需进行阴道分泌物培养（选项E）。子宫颈管诊刮术（选项F）一般用于流产后清宫、不明原因的异常阴道出血等情况，对于本例的诊断并不适用。因此本题应选B。

68. BE 阴道镜下子宫颈多点活检是常用的检查方法，用于评估细胞学异常的程度和性质。如果活检显示低级别病变（LSIL），则通常建议监测和随访，而如果显示高级别病变（HSIL），则可能需要进一步的治疗。所以选项B正确。不典型鳞状上皮（ASC－US）可能由各种原因引起，其中包括人乳头瘤病毒（HPV）感染。因此，在下一步检查中，HPV检查可以用于确定是否存在高危型别的HPV感染，从而进一步评估患者是否需要进行活检或其他治疗。所以选项E正确。重复阴道镜+子宫颈细胞学检查（选项A）可用于监测病情变化，但不能提供更具体的病理信息。子宫颈锥形切除（选项C）作为治疗手段，一般仅在活检结果显示高度疑似癌前病变时才会被考虑。疱疹病毒检查（选项D）对于发现异常细胞并没有太大帮助。子宫颈管诊刮术（选项F）一般用于诊断子宫内膜癌等其他妇科疾病，而不是ASC－US。因此本题应选BE。

69. B 患者考虑为慢性子宫颈炎。对持续性子宫颈管黏膜炎症，需了解有无沙眼衣原体及淋病奈瑟菌的再次感染、性伴侣是否已进行治疗、阴道微生物群失调是否持续存在，针对病因给予治疗。对病原体不清者，尚无有效治疗方法。对子宫颈呈糜烂样改变、有接触性出血且反复药物治疗无效者，可试用物理治疗。所以选项B正确。

70. BE 根据题干信息，不排除患者有子痫前期的可能。孕妇出现双下肢水肿、头痛、头晕以及呕吐等症状，可能与高血压相关。孕妇若有高血压病史，可能存在妊娠期高血压、子痫前期或子痫等并发症的风险。孕妇在孕期出现水肿，可能与肾脏功能异常有关。肾炎是一种可能引起水肿的疾病，尤其是在孕期。了解孕妇的肾炎病史有助于评估孕期肾脏疾病的风险。

所以根据提供的病史，最应该询问该患者的高血压病史和肾炎病史。所以选项 BE 正确。其他选项根据提供的病史信息目前没有明确的指示。

71. ABCEF 应进一步进行的检查包括：心电图检查（选项 A）（评估患者是否存在心血管系统的异常或疾病，如高血压、左心室肥厚等），血常规（选项 B）（可以排除感染等原因），尿蛋白测定（选项 C）（评估肾功能和妊娠期高血压疾病可能性），化验肝、肾功能（选项 E）（评估肝肾功能情况及可能的妊娠期高血压并发症），超声了解胎儿、羊水及胎盘情况（选项 F）（评估胎儿生长情况，羊水量，胎盘情况等）。胸片（选项 D）与病情无关，故不需进行检查。因此本题应选 ABCEF。

72. CDF 超声提示胎儿双顶径 7.4cm，股骨长 5.8cm，腹围 23.7cm，说明胎儿生长受限。所以选项 C 正确。患者尿蛋白（++），蛋白总量 45g/L，红细胞比容 0.33 等均为肾脏损害表现。羊水指数超过 8cm 也提示存在妊娠并发症。这些都是子痫前期的典型症状和体征。因此，该患者的诊断应为重度子痫前期。选项 D 正确。题中患者的蛋白总量为 45g/L，低于 60g/L，可诊断为低蛋白血症。所以选项 F 正确。所以选项 CDF 正确。

73. B 硫酸镁是子痫治疗的一线药物，也是重度子痫前期预防子痫发作的关键药物。可用于：①控制子痫抽搐及防止再抽搐；②预防重度子痫前期发展成为子痫；③重度子痫前期患者临产前用药，预防产时子痫或产后子痫。所以选项 B 正确。

74. BDE 血清镁离子有效治疗浓度为 1.8～3.0mmol/L，超过 3.5mmol/L 可能出现中毒症状。首先为膝反射消失，随后出现全身肌张力减退及呼吸抑制，严重者心搏突然停止。使用硫酸镁时必备条件：①膝腱反射必须存在；②呼吸≥16 次/分；③尿量≥400ml/24 小时，或≥25ml/小时。所以选项 BDE 正确。

75. D 根据题干信息，提示患者硫酸镁中毒的可能性较大。发生镁离子中毒时，应停用硫酸镁并静脉缓慢推注（5～10 分钟）10% 葡萄糖酸钙 10ml。所以选项 D 正确。

76. E 完全性葡萄胎以停经后阴道流血最常见，还可表现为子宫异常增大、变软，腹痛，妊娠呕吐，子痫前期征象，卵巢黄素化囊肿和甲状腺功能亢进征象。B 超示子宫增大，宫腔充满弥漫分布的光点和小囊样回声区，无孕囊，或无胎体及胎心。根据题干信息，可考虑为完全性葡萄胎。

77. E 完全性葡萄胎时镜下见可确认的胚胎或胎儿组织缺失、绒毛水肿、弥漫性滋养细胞增生和种植部位滋养细胞呈弥漫和显著的异型性。

78. C 葡萄胎诊断一经成立，应及时清除子宫腔内容物，一般选用吸刮术，其具有手术时间短、出血少、不易发生子宫穿孔等优点。

79. A 侵蚀性葡萄胎继发于葡萄胎妊娠，可经血行播散转移至肺及其他器官。结合患者表现及 X 线检查结果，考虑最可能为侵蚀性葡萄胎。

80. D 坐骨结节间径反映骨盆出口横径的长度，正常平均约为 9cm。患者髂棘间径、骶耻外径测量正常，坐骨结节间径较短，应考虑为骨盆出口狭窄。

81. D 先兆子宫破裂主要见于产程长、有梗阻性难产因素的产妇。表现为子宫呈强直性或痉挛性收缩过强，产妇烦躁不安，呼吸、心率加快，下腹剧痛难忍。随产程进展，子宫下段压痛明显等。结合患者症状及体征，考虑为先兆子宫破裂的可能性大。

82. D 先兆子宫破裂时应立即抑制子宫收缩，肌内注射哌替啶 100mg，或静脉全身麻醉，尽快行剖宫产术。

83. ABCDEF 完全性子宫破裂是指子宫肌壁全层破裂，宫腔与腹腔相通。常发生于瞬间，产妇突感下腹一阵撕裂样剧痛，子宫收缩骤然停止。腹痛稍缓和后，因羊水、血液进入腹腔刺激腹膜，出现全腹持续性疼痛，并伴有低血容量休克的征象。全腹压痛明显、有反跳痛，腹壁下可清楚扪及胎体，子宫位于侧方，胎心胎动消失。阴道检查可有鲜血流出，量可多可少。拨露或下降中的胎先露部消失（胎儿进入腹腔内），曾扩张的宫口可回缩。子宫前壁破裂时裂口可向前延伸致膀胱破裂。

84. ACDE 先兆子宫破裂常见于产程长、有梗阻性难产因素的产妇，病理性缩复环形成、下腹部压痛、胎心率改变及血尿是先兆子宫破裂的 4 个征象。所以选项 ACDE 正确。选项 B 和 F 都不是先兆子宫破裂的表现。子宫下段痉挛性狭窄环通常是由于胎头不能下降，导致子宫下段痉挛性收缩所致；宫口开全也不是先兆子宫破裂的表现，而是分娩进展的一个重要标志。因此本题应选 ACDE。

85. AB 羊水过多需考虑：胎儿畸形、多胎妊娠、巨大儿、胎盘脐带病变、母儿血型不合、特发性羊水过多、孕妇患病如糖尿病、妊娠高血压疾病、重度贫血等。该孕妇羊水偏多，未见明显畸形，可排除胎儿畸形（选项 F）和多胎妊娠，胎儿大于妊娠周数，妊娠期糖尿病（选项 A）的可能性大。母儿 Rh 血型不合（选项 B），胎儿免疫性水肿、胎盘绒毛水肿影响液体交换可导致羊水过多。所以选项 AB 正确。

86. D 妊娠期有多饮、多食、多尿的三多症状，本次妊娠并发羊水过多或巨大胎儿者，应警惕合并糖尿病的可能。患者不排除糖尿病，故应行空腹血糖测定，必要时 OGTT 以确诊。其余选项不是妊娠期糖尿病的确诊检查。

87. ABCDFG 患者两次空腹血糖在 5.1mmol/L 以上，可确诊为妊娠期糖尿病。妊娠期糖尿病不主张使用口服降糖药物控制血糖，可采用合理饮食控制和适当运动、必要时使用胰岛素控制血糖，并监测血糖。妊娠期糖尿病易并发妊娠期高血压疾病，应监测血压，加强胎儿监护如胎儿发育、胎盘功能监测等。所以选项 E 错误。正确答案为 ABCDFG。

88. BG 患者采用饮食及运动控制血糖不理想，餐后 2 小时血糖 8.6mmol/L，尿酮体（++），应考虑应用胰岛素（选项 C），同时血糖轮廓实验（选项 F）并密切监测尿酮体（选项 A），胎盘功能监测（选项 E），同时继续控制饮食（选项 D），因为孕妇，不宜加大运动量（选项 G 错误）。所以本题应选 BG。

89. ABCD 患者血糖控制不理想，出现恶心，呕吐，意识模糊等症状，可诊断为妊娠期酮症酸中毒。妊娠期酮症酸中毒在监测血气、血糖、电解质并相应治疗的同时，应用小剂量胰岛素滴注，血糖若高于 13.9mmol/L，普通胰岛素加入生理盐水中滴注，血糖≤13.9mmol/L，可普通胰岛素加入 5% 葡萄糖盐水中滴注。所以选项 ABCD 正确。

90. ACDE 妊娠期糖尿病易出现胎儿畸形，新生儿易并发新生儿低血糖和新生儿呼吸窘迫综合症（NRDS），故出生后应检查有无胎儿畸形尤其是心血管畸形和神经系统畸形，急查新生儿血糖并预防新生儿低血糖，早期发现 NRDS。所以选项 ACDE 正确。

91. BDE 患者处于妊娠期，主要表现为头痛、视物不清，伴恶心、呕吐，查体见血压高、水肿，神经系统检查无定位性体征及病理反射，不排除妊娠期高血压疾病的可能。为明确诊断，应做眼底检查、尿常规及脑 CT 等检查。所以选项 BDE 正确。

92. A 患者妊娠 37 周出现高血压（收缩压 ≥ 160mmHg 和/或舒张压 ≥ 110mmHg）、蛋白尿，视网膜小动脉痉挛、头痛、视觉障碍等，考虑为重度子痫前期。突然发生剧烈抽搐，符合子痫的临床特征。综合考虑为产前子痫。所以选项 A 正确。

93. D 硫酸镁是治疗子痫及预防复发的首选药物。存在硫酸镁应用禁忌或硫酸镁治疗无效时，可考虑应用地西泮、苯妥英钠或冬眠合剂控制抽搐。所以选项 D 正确。

94. B 对于子痫患者，一旦抽搐控制后即可考虑终止妊娠。患者妊娠 37 周，子宫颈条件不成熟，短期不能经阴道分娩，可考虑行剖宫产。所以选项 B 正确。

95. AC 妊娠期高血压疾病，往往可发生肾功能损害、胎盘早剥、胎儿宫内生长受限、胎儿窘迫等严重并发症。胎心率变化是胎儿窘迫的重要征象，题干中胎儿的胎心率明显增快，考虑存在急性胎儿窘迫。胎盘早剥典型临床表现是阴道流血、腹痛，可伴子宫张力增高和子宫压痛，尤以胎盘剥离处最明显。早期通常以胎心率异常为首发变化，宫缩间歇期子宫呈高张状态，胎位触诊不清，严重时子宫呈板状，压痛明显，胎心率改变或消失。

96. C 疼痛是子宫内膜异位症的主要症状，典型症状为继发性痛经、进行性加重。典型盆腔子宫内膜异位症双合诊检查时，可发现子宫后倾固定，直肠子宫陷凹、宫骶韧带或子宫后壁下方可扪及触痛性结节，一侧或双侧附件处触及囊实性包块，活动度差。结合患者症状及检查，可考虑为子宫内膜异位症。

97. AB 易与子宫内膜异位症相混淆的疾病：①卵巢恶性肿瘤，有症状时多呈持续性腹痛、腹胀，病情发展快，一般情况差。超声示包块为混合性或实性。腹腔镜检查或剖腹探查可鉴别。②盆腔炎性包块，多有急性或反复发作的盆腔感染史，疼痛无周期性，平时有下腹部隐痛，可伴发热和白细胞增高等，抗生素治疗有效。③子宫腺肌病，痛经症状与内异症相似，但多位于下腹正中且更剧烈，子宫多呈均匀性增大，质硬。经期检查时子宫触痛明显。④直肠癌：盆腔子宫内膜异位症病情严重时，可侵犯直肠导致直肠狭窄，伴大便坠胀，甚至大便带血，需与直肠癌相鉴别。所以选项 AB 正确。

98. E 腹腔镜检查是目前国际公认的子宫内膜异位症诊断的最佳方法，对在腹腔镜下见到大体病理所述的典型病灶或可疑病变进行活组织检查即可确诊。

99. C 治疗子宫内膜异位症的根本目的是“缩减和去除病灶，减轻和控制疼痛，治疗和促进生育，预防和减少复发”。药物治疗适用于有慢性盆腔痛、经期痛经症状明显、有生育要求及无卵巢囊肿形成患者。对较大的卵巢内膜异位囊肿，特别是卵巢包块性质未明者，宜采用手术治疗。结合题干信息，该患者最佳治疗方案为手术 + 药物治疗。

100. ABDEF 进入宫腔内的手术，缝合子宫壁时避免缝线穿过子宫内膜层，手术结束后应用生理盐水冲洗腹壁切口。月经前禁作输卵管通畅试验，以免将内膜碎屑推入腹腔。子宫颈及阴道手术不宜在经前进行，以避免经血中内膜碎片种植于手术创面，应在月经干净后 3 ~ 7 日内进行。人工流产吸宫术时，宫腔内负压不宜过高，避免突然将吸管拔出。进入宫腔内的经腹手术，应用纱布垫保护好子宫切口周围术野。所以选项 C 错误，其余选项均正确。

全真模拟试卷（六）答案解析

一、单选题

1. C 衔接时，由于枕额径大于骨盆入口前后径，胎头矢状缝坐落在骨盆入口右斜径上，胎头枕骨在骨盆左前方。所以选项A正确。下降贯穿于分娩全过程，并与其他动作同时进行。所以选项B、D正确。下降动作呈间歇性，宫缩时胎头下降，间歇时胎头又稍退缩。所以选项C错误。初产妇胎头下降速度较经产妇慢。当胎头继续下降至骨盆底时，处于半俯屈状态的胎头遇到肛提肌阻力，进一步俯屈，使胎儿下颏更加接近胸部，使胎头衔接时的枕额径变为枕下前囟径，有利于胎头继续下降。所以选项E正确。因此本题应选C。

2. D 阴道黏膜和宫颈阴道部充血呈紫蓝色。黑加征是早期妊娠特有的变化，早期表现为胚胎着床处局部较软，妊娠6~8周时，双合诊检查子宫峡部极软，感觉宫颈与宫体之间似不相连。

3. E 伴随着妊娠进展，子宫动脉及子宫胎盘血管床阻力越来越低。

4. E 非妊娠期血肌酐的实验室正常范围为88~177μmol/L，妊娠晚期降至53~70.7μmol/L，若超过88.1μmol/L表示肾功能受损。所以选项E符合题意。

5. A 根据病史和临床表现，患者可诊断为妊娠剧吐，典型表现为妊娠6周左右出现恶心、呕吐并随妊娠进展逐渐加重，至妊娠8周左右发展为持续性呕吐，不能进食，导致孕妇脱水、电解质紊乱甚至酸中毒。孕妇体重下降，明显消瘦、极度疲乏、口唇干裂、皮肤干燥、眼球凹陷及尿量减少等。如果病情无好转，体温持续超过38℃，卧床时心率每分钟超过120次，持续黄疸或蛋白尿，伴发Wernicke脑病，应考虑终止妊娠。所以选项A正确。鼓励正常进食（选项B）、肌注黄体酮保胎（选项C）或应用多巴胺升压（选项D）都不是最佳选择。而静脉补充氨基酸和脂肪乳（选项E）可能无法解决根本问题。因此，选项A是最恰当的处理方式。

6. A 头位产钳助产的必要条件之一是宫口开全，在尚未进入第二产程时不能用产钳助产。所以选项A错误。

7. A 胎儿窘迫时出现的病理生理现象包括：早期急性缺氧表现为胎心加速、肠蠕动亢进、代谢性酸中毒和胎儿呼吸运动增加。其中，胎心加速是最常见的表现，其次是代谢性酸中毒和胎儿呼吸运动增加。胎儿窘迫时肠蠕动亢进，肛门括约肌松弛，胎粪排出。所以选项A符合题意。

8. D 晚期子宫颈癌蔓延至全盆腔，并向两侧浸润达骨盆壁，子宫、输卵管和卵巢均受侵被固定，整个盆腔呈硬块状，宛如被冰冻一样，故称冰冻骨盆。急性盆腔结缔组织炎亦可有“冰冻骨盆”表现。

9. C 胎盘早剥的主要病理变化是底蜕膜出血，形成血肿，使胎盘自附着处剥离。

10. E 产妇孕38周胎儿已成熟，不必给予地塞米松。本例诊断为重度子痫前期。治疗原则：休息、镇静、解痉、降压、合理扩容、必要时利尿（本例有剧烈头痛伴喷射性呕吐，提示有颅内高压，应予利尿）、密切监测母胎状态及适时终止妊娠。所以本题应选E。

11. E 生殖道细胞学检查涂片包括阴道脱落细胞涂片、子宫颈刮片、子宫颈刷片、宫腔吸片。不包括子宫内膜诊刮片。所以选项 E 正确。

12. E 该患者血清催乳激素为 200ng/ml 明显升高（ >100ng/ml 应考虑垂体腺瘤的存在），并出现头痛、眼花和视觉障碍等垂体肿瘤压迫症状，应高度怀疑垂体肿瘤，应首先行垂体 CT 或 MRI 检查，明确诊断。

13. D 患者最可能的诊断是急性盆腔腹膜炎。患者产后出现产褥感染，炎症扩散至子宫浆膜层，形成盆腔腹膜炎，继而发展成弥漫性腹膜炎，出现全身中毒症状，如高热、恶心、呕吐、腹胀，检查时下腹部有明显压痛、反跳痛，可有腹肌紧张。

14. E 多囊卵巢综合征患者因长期无排卵，子宫内膜单纯受雌激素的刺激，子宫内膜癌的发生率增高，因此应给予促排卵药物、口服避孕药、孕激素等方法预防子宫内膜癌的发生。

15. E 腹股沟淋巴结阳性，考虑外阴癌Ⅲ期，可行外阴广泛切除及双侧腹股沟淋巴结清扫术，腹股沟深淋巴结阳性者加扫盆腔淋巴结。所以选项 E 正确。

16. A 鳞状细胞癌是外阴恶性肿瘤中最常见的病理类型，其次为恶性黑色素瘤、基底细胞癌、前庭大腺癌、疣状癌、肉瘤等。恶性程度以恶性黑色素瘤和肉瘤较高，腺癌、鳞癌次之，基底细胞癌恶性程度最低。

17. D 患者产后 1 周体温波动于 37 ~ 38℃，提示存在感染。产后出血不多，但查体发现宫底轻压痛，恶露为血性、量多、有臭味，提示存在子宫内膜炎，血性恶露多由宫腔内来。此外，胎膜早破 12 小时、会阴切口已愈合等因素也增加了感染的风险。所以本题应选 D。早期乳腺炎通常在产后 3 ~4 周内发生，患侧乳房肿胀、红肿、疼痛明显，伴有发热和全身不适等症状。本例中两乳微胀，无肿块，不符合早期乳腺炎（选项 A）的表现。会阴切口感染（选项 B）或阴道炎（选项 C）也可以导致发热和局部不适，但本例中会阴切口已愈合，且其它检查结果更支持子宫内膜炎的诊断。附件炎通常需要较长时间的病程才会出现发热、下腹痛等症状，本例只有产后 1 周，与附件炎（选项 E）不太符合。因此，本题最可能的诊断是选项 D。

18. D 卵巢性闭经：雌、孕激素试验呈阳性，所以选项 A 错误。垂体性闭经：主要病变在垂体，腺垂体器质性病变或功能失调可影响促性腺激素的分泌，继而影响卵巢功能而引起闭经，所以选项 B、C 均不正确。子宫性闭经：由于子宫内膜受破坏或对卵巢激素不能产生正常的反应而出现闭经。雌、孕激素序贯试验适用于孕激素试验阴性的闭经者，无撤药性出血者为阴性，应重复一次试验，若仍无出血，可诊断为子宫性闭经。所以选项 D 正确。因此本题应选 D。

19. D 清宫术后盆腔感染常引起输卵管性不孕。故应首要进行子宫输卵管造影检查。

20. A 基础体温测定是一种简单、无创伤、经济的排卵监测方法。双相型体温变化提示排卵可能。所以选项 A 正确。超声检查（选项 B）也可以监测排卵，但需要专业医生进行操作，并不如基础体温测定方便和经济。宫颈评分（选项 C）主要用于评估人工授精和试管婴儿技术中宫颈松弛程度；腹腔镜检查（选项 D）则属于有创的手术检查；内分泌测定（选项 E）则需要抽取血液样本进行检测，都没有基础体温测定简单、方便。因此本题应选 A。

21. A 恶性肿瘤、癌前病变、子宫病变或乳房肿块者禁忌药物避孕，所以选项

B 错误。宫颈中度糜烂、宫颈口松弛不适宜使用宫内节育器，所以选项 D 错误。安全期避孕和体外排精避孕效果不确切，所以选项 C、E 错误。阴茎套避孕效果确切，还可以防止性传播疾病，所以本题应选 A。

22. E 子宫平滑肌有自主节律活动，完全切除其神经后仍能有节律性收缩，还能完成分娩活动。所以选项 E 错误。

23. A 该例患者有葡萄胎病史，根据诊刮病理报告只见增生活跃的滋养细胞，而无绒毛结构，符合绒毛膜癌。

24. C 短效避孕药主要作用是抑制排卵，同时还能增加宫颈黏液的黏稠度，所以选项 B、D 正确。近年来的新药抑制子宫内膜增殖变化，使子宫内膜分泌不良，不适合受精卵着床，故选项 A、E 正确。低剂量孕激素或外用杀精剂可以杀死精子或影响精子功能，阻碍受精，所以选项 C 错误。因此本题应选 C。

25. D 胎儿镜检查是一种在母体内通过腹部切口或阴道切口进行的手术，用于检查胎儿是否有先天性畸形。胎儿镜检查的最佳时间是在妊娠 15 ~ 17 周，因为这个时候胎儿已经发育到足够大，可以对其外形进行评估，但仍然可以进行治疗以纠正任何异常。此外，通过胎儿镜检查还可以进行羊水穿刺等其他检查和治疗。

二、多选题

26. ABD 骨盆以耻骨联合上缘、髂耻缘及骶岬上缘的连线为界，可分为假骨盆和真骨盆两部分。所以选项 A 正确。真骨盆又称小骨盆，是胎儿娩出的骨产道。所以选项 B 正确。假骨盆与分娩无直接关系，但其某些径线的长短关系到真骨盆的大小，测量假骨盆的径线可作为了解真骨盆情况的参考。所以选项 C 错误。骨盆腔的中轴为骨盆轴，为连接骨盆腔各平面中点的假想曲线，分娩时胎儿沿此轴娩出。所以选项 D 正确。女型骨盆坐骨棘间径≥10cm。所以选项 E 错误。因此本题应选 ABD。

27. ACD 宫口开全胎先露部已达坐骨棘平面以下 3cm 者，应尽快助产经阴道娩出胎儿，主要是对症治疗和病因治疗，视孕周、胎儿成熟度和窘迫的严重程度决定处理方式，并选择适当的时机与方式终止妊娠。故发生在第二产程即可等待自然分娩是错误的。所以选项 E 错误。所以选项 E 错误。高渗糖配合维生素 C 目前也不主张在胎儿窘迫时使用，会加重酸中毒，所以 B 是错误的，其余三个选项均正确。

28. ABD 处理心脏病妊娠的重要举措之一是及时发现早期心力衰竭，以便采取相应治疗措施。所以选项 B 正确。妊娠晚期心力衰竭，原则是待心衰控制后再行产科处理；严重心力衰竭若经内科各种治疗均未奏效，继续发展必将导致母儿死亡时，也可一边控制心力衰竭一边紧急剖宫产。所以选项 A 正确。心功能Ⅲ级以上的患者妊娠可能会加重母亲和胎儿的风险，应该避免妊娠或控制好病情后再考虑妊娠。所以选项 D 正确。妊娠 28 周后行剖宫术及妊娠 28 周前引产均不是合理的处理。所以选项 C、E 均错误。因此本题的正确答案为 ABD。

29. ABCE 产褥早期血液仍处于高凝状态。血纤维蛋白原、凝血酶、凝血酶原于产后 2 ~ 4 周内降至正常。所以选项 A、B 均正确。血红蛋白水平于产后 1 周左右回升。白细胞总数于产褥早期较高，一般 1 ~ 2 周恢复正常。所以选项 C 正确。淋巴细胞稍减少，中性粒细胞增多，血小板数增多。红细胞沉降率于产后 3 ~ 4 周降至正常。所以选项 D 错误。子宫胎盘血循环终止且子宫缩复，大量血液从子宫涌入产妇体循环，加之妊娠期潴留的组织间液回吸收，产后72小时内，产妇循环血量增加15%～25%。所以选项E正确。因此本题的正确答案为ABCE。

30. BCE 孕妇在产褥期体温多数正常。产后24小时内可略升高，一般≤38℃。产后3～4日出现“泌乳热”，体温不超过38℃，持续4～16小时体温即下降。所以选项A错误。产后宫缩痛可于产后1～2日出现，持续2～3日自然消失，多见于经产妇。所以选项B正确。孕妇在产后1周内皮肤排泄功能旺盛，排出大量汗液，以夜间睡眠和初醒时更明显，不属病态。所以选项C正确。正常情况下，产后血性恶露约持续3～4天，逐渐转为浆液恶露，约10日左右变为白色恶露。所以选项D错误。若子宫复旧不全，可出现恶露量增加，持续时间延长。所以选项E正确。因此本题应选BCE。

31. DE 输卵管通气术（选项D）是检查输卵管是否通畅。性交后试验（选项E）是检测精子对宫颈黏液穿透性和相容性的试验。选项D和选项E均不属于女性卵巢功能的检查方法。所以本题应选DE。

32. ABDE 导致女性不孕的因素有：输卵管因素、排卵障碍、子宫因素、宫颈病变、阴道因素、子宫内膜异位症以及先天发育畸形。所以选项ABDE正确。选项C“性功能障碍”是男方不育因素。

33. DE 妊娠期羊水量逐渐增加，妊娠38周约1000ml，此后羊水量逐渐减少。至妊娠40周羊水量约800ml。过期妊娠羊水量明显减少，可减少至300ml以下。所以选项A正确，选项D、E均错误。妊娠任何时期，羊水量超过2000ml者，称为羊水过多。羊水过少是指妊娠晚期羊水量少于300ml者。所以选项B、C均正确。故本题应选DE。

34. ACDE 妊娠28～33^{+6}周出现胎膜早破，无继续妊娠禁忌，其处理包括：①保持外阴清洁，避免不必要的肛查和阴道检查，监测体温、宫缩、母胎心率、阴道流液量和性状，复查血常规、羊水量、胎心监护和超声检查等，确定有无绒毛膜羊膜炎、胎儿窘迫和胎盘早剥等并发症；②促胎肺成熟：妊娠<35周者应给予地塞米松或倍他米松肌内注射；③及时预防性应用抗生素，可有效延长孕周，减少绒毛膜羊膜炎和新生儿感染的发生率；④妊娠<34周者，建议给予宫缩抑制剂48小时，配合完成糖皮质激素的促胎肺成熟治疗并宫内转运至有新生儿ICU的医院；⑤胎儿神经系统的保护：妊娠<32周前早产风险者，给予硫酸镁静脉滴注，预防早产儿脑瘫。所以选项ACDE正确，选项B错误。

35. ABDE 脐带先露时，经产妇、胎膜未破、宫缩良好者，应取头低臀高位，密切观察胎心率，等待胎头衔接，宫口逐渐扩张，胎心持续良好者，可经阴道分娩。初产妇或足先露、肩先露者，应行剖宫产术。所以选项ABDE正确。

36. ABC 绝经综合征的临床表现包括：①近期症状表现：月经紊乱、血管舒缩症状、自主神经失调症状和精神神经症状；②远期症状表现：泌尿生殖器绝经后综合征、骨质疏松、代谢异常和心血管系统变化、阿尔茨海默病以及皮肤和毛发改变。所以选项ABC符合题意。

37. CE 经产道单纯疱疹病毒感染的新生儿，病变常为全身扩散，新生儿病死率达70%以上。多于生后4～7日发病，表现为发热、出血倾向、吸乳能力差、黄疸、水疱疹、肝大等，多于10～14日内死亡，幸存者多遗留有中枢神经系统后遗症。所以选项CE错误。

38. ABC 子宫内膜异位症常发生的部位是卵巢（选项A）、子宫直肠凹陷的腹膜（选项 B）和子宫骶骨韧带（选项 C），同时也可能出现在其他部位。子宫内膜异位症是一种常见的妇科疾病，其病因目前尚不清楚，但可能与子宫内膜组织通过输卵管流向盆腔，然后在盆腔内生长扩散有关。当子宫内膜组织异位到其他部位时，也会像在子宫内膜内一样受到周期性激素的影响而出现类似月经来潮的出血，从而引发疼痛、不孕等问题。因此，正确答案为 A、B、C。

40. ABCD 在卵巢性闭经的情况下，由于卵巢功能受到影响，体内激素水平会发生变化，具体表现如下：①促卵泡激素（FSH）增高：由于卵巢功能减退，导致 FSH 分泌过多，试图刺激卵巢产生更多的雌激素；②雌激素及孕激素值降低：卵巢功能减退也使得雌激素和孕激素水平下降，导致周期紊乱、阴道干燥等症状；③部分患者雄激素水平增高：由于卵巢功能的下降，导致雌激素合成减少，使得雄激素相对过多，出现脱发、粉刺等症状。④LH 在卵巢性闭经的情况下，一般不会显著降低，而是随着 FSH 的升高而有所增加，所以选项 B 正确，选项 E 错误。因此，选项 A、B、C、D 是卵巢性闭经时体内激素的改变。

41. BD 物理治疗慢性子宫颈炎的原理是以各种物理方法将子宫颈糜烂样改变面单层柱状上皮破坏，使其坏死脱落后，为新生的复层鳞状上皮覆盖，所以选项 B 错误。临床常用的方法有激光、冷冻、红外线凝结及微波等。所以选项 A 正确。治疗前，应常规做子宫颈刮片行细胞学检查，行子宫颈癌筛查。所以选项 C 正确。治疗时间应选在月经干净后 3 ~7 日内进行，所以选项 E 正确。对子宫颈呈糜烂样改变、有接触性出血且反复药物治疗无效者，可试用物理治疗，有急性生殖道炎症列为禁忌。所以选项 D 错误。所以本题应选 BD。

42. ABCD 正常白带呈白色稀糊状或蛋清样，黏稠、量少，无腥臭味，称为生理性白带。生殖道炎症或发生癌变时，白带量显著增多且有性状改变，称为病理性白带。脓性白带黏稠，多有臭味，为细菌感染所致；可见于淋病奈瑟菌阴道炎、急性子宫颈炎及子宫颈管炎。阴道癌或子宫颈癌并发感染、宫腔积脓或阴道内异物残留等也可导致脓性白带。血性白带应考虑子宫体癌、子宫颈癌、子宫内膜癌、子宫颈息肉、子宫颈炎或子宫黏膜下肌瘤等。结合题干信息，考虑患者可能为急性阴道炎、子宫积脓、子宫颈癌和子宫体癌。所以选项 ABCD 正确。

43. ABCD 急性子宫颈炎由淋病奈瑟菌及沙眼衣原体引起者，主要见于性传播疾病的高危人群。大部分患者无症状。有症状者主要表现为阴道分泌物增多，呈黏液脓性，阴道分泌物刺激可引起外阴瘙痒及灼热感。此外，可出现经间期出血、性交后出血等症状。若合并尿路感染，可出现尿急、尿频、尿痛等膀胱刺激症状。妇科检查见子宫颈充血、水肿、黏膜外翻，有黏液脓性分泌物附着甚至从子宫颈管流出，子宫颈管黏膜质脆，容易诱发出血。若为淋病奈瑟菌感染，可侵袭尿道移行上皮，因尿道旁腺、前庭大腺受累，可见尿道口、阴道口黏膜充血，水肿以及多量脓性分泌物。所以选项ABCD 正确。

44. ABCD 女性生殖器官发育异常是指女性生殖器官在胚胎期发育形成过程中，若受到某些内在或外来因素干扰，均可导致发育异常，且常合并泌尿系统畸形。常见的有处女膜闭锁、阴道发育异常（先天性无阴道、阴道闭锁、阴道横隔、阴道纵隔和阴道斜隔）、子宫颈及子宫发育异常等。所以选项 ABCD 均正确。选项 E“真两性畸形”属于性腺发育异常。因此本题应选 ABCD。

45. ABCD 亚甲蓝试验的目的是鉴别尿瘘部位，试验时将 3 个棉球逐一放在阴道顶端、中 1/3 处和远端，方法是将 300ml 稀释亚甲蓝溶液经尿道注入膀胱，然后逐一取出棉球判断瘘孔位置。见到有蓝色液体经阴道壁小孔溢出为膀胱阴道瘘；蓝色液体自子宫颈外口流出为膀胱子宫颈瘘或膀胱子宫瘘；海绵无色或黄染提示可能输尿管阴道瘘。所以选项 ABCD 正确，选项 E 错误。

46. CD 正常妊娠后期时，可有心尖部左移，心浊音界稍扩大。部分孕妇的心尖区及肺动脉瓣区可闻及柔和的吹风样收缩期杂音，第一心音分裂及第三心音，产后逐渐消失，结合题干信息，患者可能为正常妊娠改变。所以选项 C 正确。妊娠期高血压疾病多发生在妊娠 20 周以后，临床表现以高血压、蛋白尿为特征，并伴有全身多脏器的损害；严重时出现抽搐、昏迷，脑出血、心力衰竭、弥散性血管内凝血等，甚至死亡。该患者存在水肿、尿蛋白阳性，血压高，不排除妊娠期高血压疾病的可能。所以选项 D 正确。因此本题应选 CD。

47. ABC 男性不育因素包括：①精液异常：先天或后天原因所致精液异常，表现为少、弱精子症、无精子症、精子发育停滞、畸形精子症和单纯性精浆异常等；②男性性功能障碍：指器质性或心理性原因引起的勃起功能障碍、不射精或逆行射精，或性唤起障碍所致的性交频率不足等；③其他：如免疫因素等。所以选项 ABC 正确。

48. ABE 外阴硬化性苔藓以外阴、肛周皮肤变薄、色素减退呈白色病变为主要特征。可发生于任何年龄，但以 40 岁左右妇女多见，其次为幼女。所以选项 ABE 正确。

三、共用题干单选题

49. D 患者子宫稍大，肌壁有短线回声，这些结果与子宫腺肌病的特征相符。子宫腺肌病是一种常见的妇科疾病，特征是子宫肌层内有腺体组织生长。患者双附件增厚且 B 超显示双附件非纯囊肿，这些结果与双卵巢子宫内膜异位囊肿相符。子宫内膜异位囊肿是一种妇科疾病，其中子宫内膜组织生长在子宫以外的位置，形成囊肿。所以选项 D 正确。

50. C 因患者未孕，治疗采用保留生育功能手术治疗加内分泌治疗为宜

51. B 宫底部触及圆而硬有浮球感是胎头，胎头在上面，说明是臀位。

52. C 胎心在胎背部听诊最清楚，该孕妇是臀位，所以胎心应该在脐左（或右）上方。

53. E 臀位的剖宫产指征为：狭窄骨盆、软产道异常、胎儿体重大于 3500g、脐带脱垂、妊娠合并症、胎儿窘迫、高龄初产、有难产史、胎膜早破及不完全臀先露等。所以应根据孕妇的情况综合考虑。

54. C 左侧卵巢囊实性肿块 8cm，囊壁较厚、活动、无触痛，可诊断为畸胎瘤。

55 ~ 56. E、B 早孕合并卵巢囊肿，发现于早期妊娠者可等待至妊娠 12 周后手术，以免引起流产；发现于妊娠晚期者，可等待至妊娠足月行剖宫产，同时切除肿瘤。

57. C 根据患者病史及分娩过程，考虑为产褥感染的可能性大。确定病原体可以通过宫腔分泌物、脓肿穿刺物、后穹窿穿刺物作细菌培养和药物敏感试验，必要时需作血培养和厌氧菌培养。

58. E 需氧链球菌可以寄生在阴道中，也可通过医务人员或产妇其他部位感染而进入生殖道，以 β 溶血性链球菌致病

性最强。临床特点为发热早，寒战，体温>38℃，心率快，腹胀，子宫复旧不良，子宫或附件区触痛，甚至并发脓毒血症。根据患者表现，考虑最可能为溶血性链球菌感染。

59. C 一旦诊断产褥感染，原则上应给予广谱足量、有效抗生素，并根据感染的病原体调整抗生素治疗方案。对脓肿形成或宫内残留感染组织者，应积极进行感染灶的处理。

60. A 羊水栓塞临床表现有：（1）前驱症状：如呼吸急促、胸痛、憋气、寒战、呛咳、头晕、乏力、心慌、恶心、呕吐、麻木、针刺样感觉、焦虑、烦躁和濒死感，胎心减速，胎心基线变异消失等。（2）心肺功能衰竭和休克：出现突发呼吸困难和（或）发绀、心动过速、低血压、抽搐、意识丧失或昏迷、突发血氧饱和度下降、心电图 ST 段改变及右心受损和肺底部湿啰音等。严重者可猝死。（3）凝血功能障碍：出现以子宫出血为主的全身出血倾向，如切口渗血、全身皮肤黏膜出血、针眼渗血、血尿、消化道大出血等。（4）脏器受损：全身脏器均可受损，除心肺功能衰竭及凝血功能障碍外，中枢神经系统和肾脏是最常见受损的器官。所以选项 A 正确。

61. A 羊水栓塞的处理原则是维持生命体征和保护器官功能。措施包括增加氧合、血流动力学支持、抗过敏、纠正凝血功能障碍、全面监测、产科合理处理和器官功能受损的对症支持治疗。面罩吸氧可增加氧合，磷酸二酯酶－5 抑制剂和罂粟碱针对血流动力学支持。故治疗方案对症，治疗后症状逐渐缓解。因此选项 A 正确。

62. D 典型羊水栓塞以骤然出现的低氧血症、低血压（血压与失血量不符合）和凝血功能障碍为特征。凝血功能障碍时主要出现以子宫出血为主的全身出血倾向。根据患者胎盘胎膜娩出后阴道流血量大，血不凝，考虑最可能为 DIC。所以选项 D 正确。

63. E 产后出现羊水栓塞，出现凝血功能障碍时，保守治疗无效时，应输新鲜血同时切除子宫。所以选项 E 正确。

64. E 术时未吸出胚胎及胎盘绒毛，考虑漏吸，所以选项 A 不符合题意。羊水栓塞偶尔发生在人流产钳刮术，是因宫颈损伤、胎盘剥离使血窦开放，造成羊水栓塞，所以选项 B 不符合题意。术后阴道流血超过 10 日，血量过多应考虑为吸宫不全，所以选项 C 不符合题意。器械进入宫腔探不到宫底部时，提示子宫穿孔，所以 D 不符合题意。人工流产的术后并发症之一为人工流产综合反应，多发生在术中，受术者出现心动过缓、心律不齐、血压下降、面色苍白、头昏、胸闷、大汗淋漓，严重者甚至出现昏厥、抽搐等迷走神经兴奋的症状。所以选项 E 符合题意。

65. B 人工流产综合反应与受术者的情绪、身体状况及手术操作有关。发现症状应立即停止操作，严密监测生命体征变化，皮下或静脉注射阿托品 0.5～1mg，必要时开放静脉通路。所以选项 B 正确。

四、案例分析题

66. C 在妇科检查中，多囊卵巢综合征最常见的阳性体征是双侧卵巢均匀性增大。通常情况下，卵巢增大比较对称，可达到 3～4 倍于正常大小。此外，还可能出现子宫增大、阴道壁增厚、黏液性分泌物增多等症状。所以选项 C 正确。

67. CFG 多囊卵巢综合征主要表现：①月经失调：为最主要症状。大多为继发性闭经，闭经前常有月经稀发或过少。也可表现为不规则子宫出血，月经周期、经期、经量无规律性。所以选项 B、E 均错误，选项 C 正确。②不孕：生育期妇女因排卵障碍导致不孕。所以选项 F 正确。③多毛、痤疮：是高雄激素血症最常见的表现。④肥胖以及黑棘皮症。所以选项 G 正确。此外，多囊卵巢综合征还可能伴随进行性痛经、规则子宫出血等症状，但这些症状相对较少见。所以选项 A、D 错误。因此本题应选 CFG。

68. B 抗雌激素疗法不适用于多囊卵巢综合征的治疗。所以选项 B 符合题意。多囊卵巢综合征常见的治疗措施包括：①抗雄激素疗法（选项 A）：通过抑制雄激素的合成和作用，减少毛发增多、痤疮等症状。②促排卵治疗（选项 C）：为想要怀孕的女性提供帮助，通过口服或注射药物促进卵泡发育和排卵。③卵巢楔形切除术（选项 D）：仅在极度情况下，如出现恶性肿瘤或存在大量血管、神经侵入时考虑手术治疗。④hMG - hCG 疗法（选项 E）：适用于女性排卵障碍引起的不孕症。⑤孕激素治疗（选项 F）：用于调节月经周期和改善子宫内膜的生长，改善不孕症。⑥卵巢打孔（选项 G）：适用于排卵障碍引起的不孕症。因此本题应选 B。

69. ACDEF 多囊卵巢综合征行腹腔镜检查，可见卵巢增大（选项 A），包膜增厚（选项 D），表面光滑，呈灰白色（选项 E），有新生血管（选项 C）。包膜下显露多个不成熟卵泡，无排卵征象（排卵孔、血体或黄体）（选项 F）。所以选项 ACDEF 正确。

70. BCFHI 多囊卵巢综合征内分泌测定表现：血清雄激素水平升高（选项 H 正确）；血清 FSH 正常或偏低，LH 升高（选项 C 正确），但无排卵前 LH 峰值出现，LH/FSH 升高或正常（选项 F 正确）；雌酮（E_1）升高（选项 B 正确），雌二醇（E_2）正常或轻度升高；尿 -17 酮类固醇正常或轻度升高；PRL 可轻度增高（选项 I 正确）。所以选项 BCFHI 正确。

71. C 根据患者的症状和 B 超检查结果，考虑到左侧盆腔包块、大量积液等情况，可能的诊断为输卵管妊娠破裂。在妊娠早期，输卵管妊娠常常没有典型的临床表现，但当发生破裂时可以出现突发性腹痛、阴道流血等症状。此外，输卵管妊娠还可引起盆腔大量积液等特殊的 B 超表现。在这种情况下，最有价值的病史是末次月经时间。由于输卵管妊娠多发生于月经周期 5 周以内，因此通过询问末次月经时间可以初步确定是否存在怀孕可能，并提示诊断方向。所以选项 C 正确。其他选项对该疾病的诊断和鉴别诊断作用较小。

72. BDF 为明确诊断，可行的检查有腹腔镜检查、血 hCG 检查和阴道后穹窿穿刺。①通过腹腔镜检查可以直接观察到盆腔内器官的情况，包括子宫、卵巢、输卵管等，对于判断输卵管是否破裂具有一定的帮助。②尿或血 hCG 测定对早期诊断异位妊娠至关重要。③阴道后穹窿是诊断输卵管妊娠最敏感的部位之一，可抽取内含物进行化验，比如测定 hCG 水平。所以选项 BDF 正确。其他选项中，子宫镜检查（选项 A）可以观察子宫内膜的情况，但对于诊断输卵管妊娠破裂的作用较小；X 线检查（选项 C）对于妊娠诊断有一定的意义，但不能确定是否存在输卵管妊娠，并且有放射线伤害的风险；血常规检查（选项 E）一般无明显特异性改变。

73. BE 根据第 71 题解析可知，可能的诊断是左侧输卵管妊娠和黄体破裂。故选项 BE 正确。

74. D 输卵管妊娠破裂的治疗以手术治疗为主，根据患者情况可选择腹腔镜或剖腹探查。输卵管妊娠手术通常在腹腔镜下完成，除非生命体征不稳定，需要快速进腹止血并完成手术。所以选项 D 正确。

75. D 输卵管间质部妊娠，应争取在破裂前手术，避免可能威胁生命的大量出血。手术应作子宫角部楔形切除及患侧输卵管切除，必要时切除子宫。所以选项 D 正确。

76. E 早产指妊娠达到 28 周但不足 37 周分娩者。早产临产需符合下列条件：①出现规则宫缩（20 分钟≥4 次，或 60 分钟≥8 次），伴有子宫颈的进行性改变；②子宫颈扩张 1cm 以上；③子宫颈容受≥80%。根据题干信息，考虑患者为早产临产。

77. ABCDEFG 引起早产的常见原因：（1）胎膜完整早产：①宫腔过度扩张：如双胎或多胎妊娠、羊水过多等；②母胎应激反应：孕妇精神、心理压力过大引起；③宫内感染：感染途径最常见为下生殖道的病原体经宫颈管逆行而上。母体全身感染病原体也可通过胎盘侵及胎儿、或盆腔感染病原体经输卵管进入宫腔。（2）未足月胎膜早破早产：与有未足月胎膜早破史、体重指数（BMI）<19.8kg/m^2、营养不良、吸烟、宫颈功能不全、子宫畸形、宫内感染、细菌性阴道病、子宫过度膨胀、辅助生殖技术受孕等有关。（3）治疗性早产：由于母体或胎儿的健康原因不允许继续妊娠，在未足 37 周时采取引产或剖宫产终止妊娠。

78. BCDEF 超声检测子宫颈扩张及子宫颈内口有无开大，首先经阴道测量，因为这是目前早产预测中最具可靠性、敏感性和特异性的方法。所以选项 B 正确。怀疑前置胎盘、胎膜早破、生殖道感染，宜选择经会阴或经腹超声测量，因为这些情况可能会影响阴道测量的准确性，需要根据具体情况采用不同的超声测量方法。所以选项 C 正确。子宫颈长度>3.0cm 是排除早产发生较可靠的指标，因为正常孕妇子宫颈长度在 20 周以上应大于 3.0cm，如果子宫颈长度足够长，则相对来说早产风险较低。所以选项 D 正确。漏斗状子宫颈内口，可能是暂时的，伴有子宫颈长度的缩短才有临床预测意义，因为单纯的漏斗状子宫颈内口并不能诊断为早产，必须结合子宫颈长度的缩短等因素才能确定早产的风险。所以选项 E 正确。阴道后穹窿分泌物检测胎儿纤维连接蛋白，其阴性预测价值更大，因为胎儿纤维连接蛋白是早产的生物标志物之一，如果阴性则相对来说早产风险较低。所以选项 F 正确。选项 A 存在一定问题，因为单纯观察子宫收缩情况不能确定是否发生早产，也有可能是假性宫缩，因此不是最可靠的方法。所以本题的答案为 BCDEF。

79. ABCDE 硝苯地平（选项 D）为钙通道阻滞剂，可选择性减少慢通道 Ca^{2+} 内流、干扰细胞内 Ca^{2+} 浓度、抑制子宫收缩。β 肾上腺素能受体激动剂抑制宫缩的效果肯定，但在兴奋 β_2 受体的同时也兴奋 β_1 受体，其副作用较明显，常用利托君（选项 A）。阿托西班（选项 B）是一种缩宫素的类似物，其抗早产的效果与利托君相似。硫酸镁有较好抑制子宫收缩的作用。前列腺素合成酶抑制剂能抑制前列腺素合成酶，减少前列腺素合成或抑制前列腺素释放，从而抑制宫缩，仅在妊娠 32 周前短期选用，常用吲哚美辛（选项 E）。硫酸镁（选项 C）中，高浓度的 Mg^{2+} 直接作用于子宫平滑肌细胞，拮抗 Ca^{2+} 对子宫收缩活性，有较好抑制子宫收缩的作用。硫酸镁可以降低妊娠 32 周前早产儿的脑瘫风险和严重程度。所以选项 ABCDE 正确。

80. C 预防早产措施包括定期产前检查、指导孕期卫生、积极治疗泌尿道、生殖道感染、孕晚期节制性生活，以免胎膜早破，切实加强对高危妊娠的管理，积极治疗妊娠合并症及预防并发症的发生，预防胎膜早破及亚临床感染。宫颈内口松弛者，应于妊娠 14 ~ 18 周行宫颈内口环扎术，对于先兆早产的患者，应积极治疗，包括一般治疗以休息为主，药物治疗主要是以抑制宫缩为主。所以选项 C 错误。

81. CE 体格检查有助于发现与疾病有关的重要体征。应避免于经期做妇科检查，若为阴道异常流血则应检查。患者主要表现为阴道不规则出血和下腹隐痛，头颅 CT 对明确患者病情无太大意义，暂不考虑。所以本题应选 CE。

82. CDF 妇科检查显示阴道有少量陈旧性血，子宫经产、稍大，偏软，活动无压痛，左附件未及异常，右侧未及明显包块，稍压痛。根据这些表现，诊断可能为附件炎、异位妊娠、先兆流产。右侧稍有压痛，提示可能为附件炎。考虑到有阴道出血和右侧稍有压痛情况，需要进一步排除是否为异位妊娠造成的问题。由于有少量阴道出血，以及经产期间子宫稍大、偏软，需要注意是否存在先兆流产的可能。所以选项 CDF 正确。异常子宫出血（选项 A）可引起阴道出血，但本题中未提及子宫内膜增厚或息肉等异常情况。子宫内膜炎（选项 B）通常伴随有发热等感染症状，而本题中未提及。黄体破裂（选项 E）通常引起一侧下腹部剧烈疼痛，而本题中未提及。阑尾炎（选项 G）是由阑尾发生炎症引起的疾病，通常会出现右下腹疼痛、压痛和反跳痛等症状，而本题中提示有右侧稍有压痛。所以可排除选项 ABG。因此本题应选 CDF。

83. BD 根据患者血 β - hCG 阳性及 B 超结果，考虑患者最可能为输卵管妊娠。后陷凹可见积液，提示可能为腹腔内出血。应行后穹窿穿刺。所以选项 B 正确。异位妊娠的手术治疗适用于生命体征不稳定或有腹腔内出血征象者；异位妊娠有进展者（如血 hCG > 3000U/L 或持续升高、有胎心搏动、附件区大包块等）；随诊不可靠者；药物治疗禁忌证或无效者；持续性异位妊娠者。输卵管妊娠手术通常在腹腔镜下完成。所以选项 D 正确。因此本题应选 BD。

84. B 有正常性生活，女性未经避孕 1 年未妊娠者，称为不孕症。未避孕而从未妊娠者称为原发性不孕；曾有过妊娠而后未避孕连续 1 年未妊娠者称为继发性不孕。所以选项 B 正确。

85. ACF 该患者存在不孕史，但未进行过进一步的不孕症检查，因此需要对不孕症进行全面评估，包括卵巢功能、卵泡生长和发育情况以及输卵管通畅情况等方面的检查。本例中，需要进行女性激素水平、盆腔 B 超及子宫输卵管造影等相关检查以明确诊断，其他选项与不孕症无关，因此不必进行。因此，本题的答案为 ACF。

86. CD 双侧输卵管伞端不通，应行腹腔镜下双侧输卵管造口术，术后予输卵管通液治疗。患者属于输卵管因素导致的不孕症，可行体外受精 - 胚胎移植术，提高受孕率。所以选项 CD 正确。

87. AEG 多囊卵巢综合征以长期无排卵及高雄激素血症为特征。临床表现为闭经、不孕、多毛、肥胖和双侧卵巢呈多囊性增大的综合征，与患者表现不符。故可排除选项 A。痛经指行经前后或月经期出现下腹部疼痛、坠胀，伴有腰酸或其他不适；症状严重者影响生活和工作；原发性痛经在青春期多见，常在初潮后 1 ~ 2 年内发病。与患者表现不符。故可排除选项 E。子宫腺肌病继发性痛经明显，可有月经增多，子宫多呈均匀增大。题中没有此项叙述，故可排除选项 G。故本题应选 AEG。

88. BD 宫腔镜检查、盆腔 CT 和腹腔镜检查等都是比较侵入性的检查，费用较高，需要进行麻醉或局部麻醉等操作，不作为首选的辅助检查。所以可排除选项ACF。而盆腔B超和血CA125测定则是常规的辅助检查手段，价格相对较低，且不需要特殊准备或麻醉，因此较为方便经济。盆腔B超可以清晰地观察到卵巢肿块的大小、形态和内部结构等情况，有助于进一步明确诊断；血CA125测定是一种常规的肿瘤标记物检查手段，在卵巢癌的筛查和诊断中具有一定的参考价值。所以选项B和选项D正确。内分泌激素测定可以帮助了解患者的内分泌情况，但对本例的诊断并不是首选的检查手段。所以排除选项E。因此本题正确答案为BD。

89. AC 患者选择的治疗方法包括：①术后随访观察：如果患者的肿块为良性肿瘤，且大小较小、没有异常的恶变迹象，医生可考虑手术后随访观察。②腹腔镜切除囊性肿块，送快速病理：这是目前较为主流的治疗方案之一。腹腔镜手术可以通过微小切口来切除卵巢囊肿，对患者的身体损害较小。切除后，可将组织标本送至病理科进行快速病理检查，以确定病变的性质。所以选项AC正确。其他治疗方案（如口服避孕药、GnRH－a治疗、腹腔镜切除右卵巢或经腹切除右附件等）并不适合本例情况，因为这些方法主要用于月经前期综合征、内分泌失调、卵巢功能异常等非肿瘤疾病，对于肿块较大且存在压痛的患者来说并不适用。因此本题应选AC。

90. ABF 子宫内膜异位囊肿是一种常见的妇科疾病，手术切除后预后通常较好。然而，由于该病容易复发，因此需要对患者进行3～6个月随访观察，以便及时发现和处理复发的情况。所以选项A正确。在月经来潮期间，患者应尽量避免剧烈运动和过度劳累，以免创面感染或其他并发症的发生。侧俯卧位休息可以缓解疼痛和不适。所以选项B正确。如果患者打算结婚并生育，应尽早向医生咨询，并进行全面的检查和评估，以了解自身的生育状况，并制定合理的生育计划。所以选项F正确。选项C、D、E的治疗方法均与子宫内膜异位囊肿无关，不适用于本题。因此本题应选ABF。

91. E 侵蚀性葡萄胎全部继发于葡萄胎妊娠，临床表现为葡萄胎排空术后出现阴道不规则流血，妇科检查发现阴道转移结节、子宫增大、宫旁肿块、卵巢黄素囊肿持续存在等，当子宫病灶穿破浆膜层时可引起急性腹痛及腹腔内出血症状。根据题干信息，考虑患者最可能为侵蚀性葡萄胎并发子宫穿孔。所以选项E正确。

92. F 葡萄胎患者清宫后必须定期随访，以便尽早发现滋养细胞肿瘤并及时处理。该患者可能在葡萄胎清宫后未定期随访，造成了现在的严重后果。所以选项F正确。

93. BF 由于患者的具体情况尚不明确，因此不能轻易地给予化疗。如果判断不当，可能会造成更大的伤害。所以选项B错误。“诊刮”指的是诊断性刮宫，通常用于女性不明原因阴道流血时进行病因诊断，一般不属于紧急处理范畴。所以选项F错误。因此本题应选BF。

94. ACDE 侵蚀性葡萄胎的大体检查可见子宫肌层内有大小不等的水泡状组织，宫腔内可以没有原发病灶。当病灶接近子宫浆膜层时，子宫表面可见紫蓝色结节。病灶也可穿透子宫浆膜层或侵入阔韧带内。镜下可见水泡状组织侵入肌层，有绒毛结构及滋养细胞增生和异型性。但绒毛结构也可退化，仅见绒毛阴影。

95. C 侵蚀性葡萄胎最主要的转移途径是血行转移，一般最常见的转移部位是发生在肺部，可以出现胸痛，咳嗽，咯血以及呼吸困难的症状，其次出现阴道转移、盆腔转移等。所以选项 C 正确。

96. B 子宫脱垂轻症者可有一般腰骶部疼痛或下坠感，走、负重、久蹲后症状加重，休息可减轻。Ⅱ度以上的患者常有尿频、尿急、甚至排尿困难，有的需取跪卧位或用手送回膨出的膀胱方能小便。通过病史和检查不难诊断。病史中有肿物脱出，还需进一步检查脱垂程度及有无张力性尿失禁。Ⅱ度轻型为子宫颈已脱出口外，但宫体仍在内。重型为子宫颈及部分宫体已脱出于口外。该患者“宫颈外口及部分子宫脱出阴道口外”为子宫脱垂Ⅱ度重型。

97. B 患者年老体弱不能耐受较大手术，应选择阴道纵隔形成术（又称 Le Fort 手术）。将阴道前后壁各切除相等大小的黏膜瓣，然后将阴道前后壁剥离创面相对缝合以部分封闭阴道。

98. B 分娩损伤是子宫脱垂的主要原因。在分娩过程尤其是经助产手术者，骨盆底组织极度，甚至部分筋膜包括宫颈至韧带及各组肌肉纤维受损。分娩过后有一个康复过程，如果产后较早参加体力劳动，尤其是重体力劳动，势必使已极度撑胀的盆底组织难以恢复正常张力。此外，在分娩过程，骨盆底及会阴部组织有较重裂伤，未曾缝合或虽缝合但愈合不理想，引起子宫脱垂，且多伴有膀胱或（及）直肠膨出。

99. ABDF 根据症状及体征，一般不难诊断。阴道检查时令患者向下屏气，如果子宫颈达坐骨棘水平以下，或露于阴道口外，诊断即可确立。检查时须注意下列各项：①子宫是否脱垂，脱垂程度如何。②子宫脱垂是否并发子宫颈延长，抑或仅有子宫颈延长而无脱垂。③有无膀胱膨出或尿道膨出。④有无直肠膨出或直肠子宫陷凹疝。⑤会阴裂伤情况，肛提肌解剖情况，肌肉收缩张力。⑥有无膀胱炎、局部溃烂及输尿管积水。⑦患者体质情况，有无长期引起腹压增加的因素存在。

100. D 子宫脱垂患者存在压力性尿失禁，一般是选用 α 肾上腺素受体激动剂，如米多君等。目的是增加尿道括约肌张力。米多君 2.5mg，每日 2～3 次口服。